Casos Clínicos

ENDOCRINOLOGIA HOSPITALAR

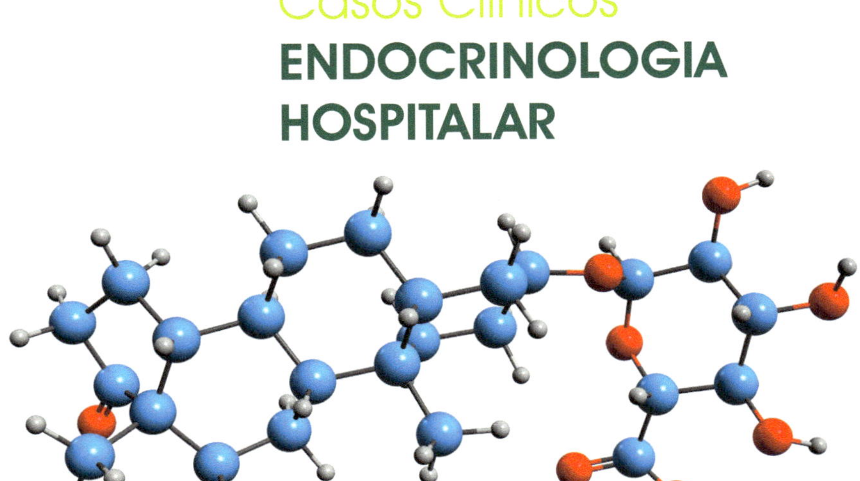

Casos Clínicos

ENDOCRINOLOGIA HOSPITALAR

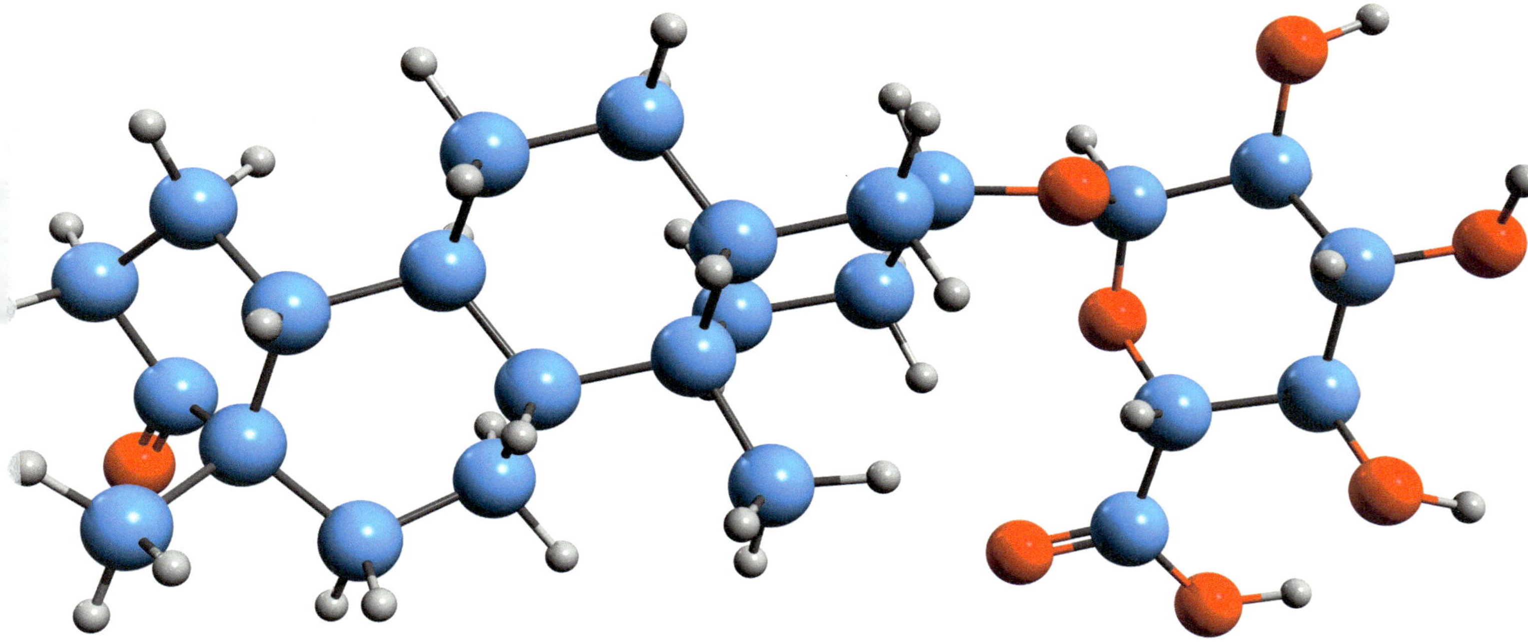

Denise Momesso
Paloma Nehab Hess
Joana Rodrigues Dantas
Julia Magarão Costa

2025

editora dos Editores

CONTEÚDO ORIGINAL

Casos Clínicos: Endocrinologia Hospitalar

Arte da Capa, diagramação e produção editorial:
Futura *(rogerio@futuraeditoracao.com)*

Revisão: Rosário Marinho

Impresso no Brasil
Printed in Brazil
1ª impressão – 2025

ISBN: 978-65-6103-076-2

Editora dos Editores
São Paulo: Rua Marquês de Itu,408 - sala 104
Centro.
(11) 2538-3117
Rio de Janeiro: Rua Visconde de Pirajá, 547 - sala 1121
Ipanema.
www.editoradoseditores.com.br

Atendimento
Interativo
(11) 98308-0227

Este livro foi criteriosamente selecionado e aprovado por um Editor científico da área em que se inclui. A Editora dos Editores assume o compromisso de delegar a decisão da publicação de seus livros a professores e formadores de opinião com notório saber em suas respectivas áreas de atuação profissional e acadêmica, sem a interferência de seus controladores e gestores, cujo objetivo é lhe entregar o melhor conteúdo para sua formação e atualização profissional.

Desejamos-lhe uma boa leitura!

Dados Internacionais de Catalogação na Publicação (CIP)
(Câmara Brasileira do Livro, SP, Brasil)

Casos clínicos : endocrinologia hospitalar/[editores] Denise Momesso...[et al]. – São Paulo : Editora dos Editores, 2025.

Outros editores: Paloma Nehab Hess, Joana Rodrigues Dantas, Julia Magarão Costa.
Vários colaboradores.
Bibliografia
ISBN 978-65-6103-076-2

1. Endocrinologia 2. Medicina - Estudo de casos. I. Momesso, Denise. II. Hess, Paloma Nehab. III. Dantas, Joana Rodrigues. IV. Costa, Julia Magarão.

25-267410 CDD-616.4

Índices para catálogo sistemático:
1. Endocrinologia hospitalar : Medicina 616.4
Eliete Marques da Silva - Bibliotecária - CRB-8/9380

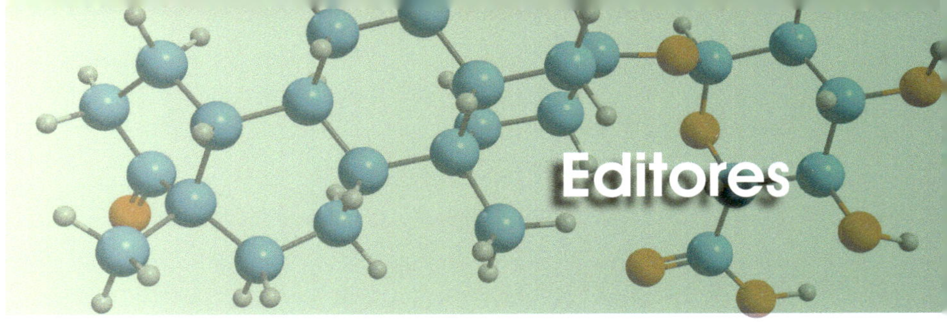

Editores

Denise Momesso

Coordenadora da Endocrinologia e Programa de Controle Glicêmico da Clínica São Vicente - Rio de Janeiro, Rede D'or - São Luiz.

Professora de Endocrinologia da Universidade Federal do Estado do Rio de Janeiro (UniRio).

Coordenadora do Departamento Nacional de complicações agudas e controle glicêmico hospitalar da Sociedade Brasileira de Diabetes (SBD) - Biênio 2024-2025.

Doutora e Mestre em Endocrinologia pela Universidade Federal do Rio de Janeiro (UFRJ).

Título de Especialista em Endocrinologia pela Sociedade Brasileira de Endocrinologia e Metabologia (SBEM).

Título de Especialista em Nutrologia pela Associação Brasileira de Nutrologia (ABRAN).

Thyroid Research Fellow Memorial Sloan Kettering Cancer Center, New York- 2013.

Clerkship Texas Diabetes Institute - University of Texas Health Science Center - 2012.

Coordenadora da Endocrinologia e Programa de Controle Glicêmico e Diabetes - Hospital Pró-Cardíaco Rio de Janeiro (2012- 2024).

Coordenadora da Endocrinologia e Programa de Controle Glicêmico e Diabetes Hospital Samaritano Rio de Janeiro (2018- 2023).

Paloma Nehab Hess

Coordenadora da Endocrinologia e do Programa de Controle Glicêmico e Diabetes do Hospital Pró-Cardíaco Rio de Janeiro.

Médica do Serviço de Diabetes do Instituto Estadual de Diabetes e Endocrinologia Luiz Capriglione - IEDE.

Membro da diretoria da Sociedade Brasileira de Diabetes Regional Rio de Janeiro (SBD- RJ).

Membro da diretoria da Sociedade Brasileira de Endocrinologia e Metabologia Regional Rio de Janeiro (SBEM- RJ).

Título de Especialista em Endocrinologia e Metabologia pela Sociedade Brasileira de Endocrinologia e Metabologia (SBEM).

Joana Rodrigues Dantas

Médica Endocrinologista e do Programa de Controle Glicêmico e Diabetes do Hospital Pró-Cardíaco, Rio de Janeiro.

Médica do Serviço de Nutrologia do Hospital Universitário Clementino Fraga Filho, Universidade Federal do Rio de Janeiro (HUCFF/UFRJ).

Médica endocrinologista do Programa de Cirurgia Bariátrica da UFRJ - PROCIBA.

Presidente da Sociedade Brasileira de Diabetes Regional Rio de Janeiro - Biênio 2024-2025.

Doutorado e Mestrado em Nutrologia pela Universidade Federal do Rio de Janeiro (UFRJ).

Título de Especialista em Endocrinologia pela Sociedade Brasileira de Endocrinologia e Metabologia (SBEM).

Julia Magarão Costa

Médica Endocrinologista e do Programa de Controle Glicêmico e Diabetes do Hospital Pró-Cardíaco, Rio de Janeiro.

Mestre em Endocrinologia e Metabologia pela Universidade Federal do Rio de Janeiro (UFRJ).

Título de Especialista em Endocrinologia e Metabologia pela Sociedade Brasileira de Endocrinologia e Metabologia (SBEM).

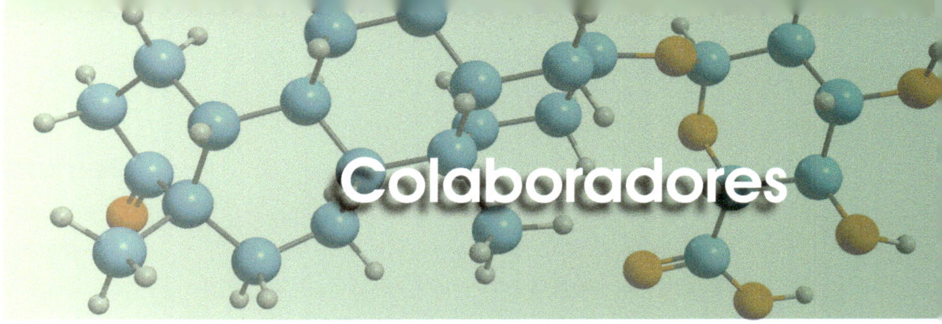

Colaboradores

Alexandre Bandeira

Especialista em Cardiologia pela SBC.

Rotina Médica da Unidade Semi-Intensiva do Hospital Pró-Cardíaco, Rio de Janeiro.

Residência Médica em Cardiologia pela SCMRJ.

Pós-Graduado em Cardiologia pela Enfermaria 6ª de Cardiologia da Santa Casa de Misericórdia do Rio de Janeiro (SCMRJ).

Alexandre Siciliano Colafranceschi

Cirurgião Cardíaco.

Membro Titular da Academia Nacional de Medicina.

Professor Adjunto da Universidade Federal do Estado do Rio de Janeiro (UNIRIO) e Membro Titular da Sociedade Brasileira de Cirurgia Cardiovascular e da Sociedade Brasileira de Cardiologia.

Coordenador do Programa de Transplante Cardíaco Instituto Nacional de Cardiologia (INC).

Diretor Médico Hospital Pró-Cardíaco 2019-2022.

Mestrado na Escola de Saúde Pública da Universidade de Harvard.

Fellowship em Cirurgia Cardiovascular e Endovascular na Cleveland Clinic Foundation, Título de Doutor em Ciências pela Universidade Federal de São Paulo.

Aline Barbosa Moraes

Professora Adjunta do Departamento de Medicina Clínica da Universidade Federal Fluminense (UFF).

Mestre e Doutora em Endocrinologia pela Universidade Federal do Rio de Janeiro (UFRJ).

Pesquisadora e Colaboradora do Grupo de Pesquisa em Doenças Adrenais da UFRJ.

Amarino Carvalho de Oliveira Junior

Médico Radiologista dos Hospitais Pró-Cardíaco e Samaritano Botafogo.

Faculdade de Ciências Médicas da Universidade do Estado do Rio de Janeiro (FCM,UERJ) (Medicina Interna, Radiologia e Diagnóstico por Imagem).

Fellowship no Centre Hospitalier et Universitaire de Grenoble, France.

Titular do Colégio Brasileiro de Radiologia.

Membro titular da Sociedade de Radiologia do Rio de Janeiro.

Membro da Radiological Society of North America (RSNA) e da Society of Cardiovascular Magnetic Resonance (SCMR).

Ana Amaral Ferreira Dutra

Especialista em Cardiologia pela Sociedade Brasileira de Cardiologia.

Mestrado em Ciências Cardiovasculares pelo Instituto Nacional de Cardiologia (INC).

Rotina da Unidade Coronária do INC.

Coordenadora da Unidade de Emergência do Hospital Pró-Cardíaco.

Ana Beatriz Winter Tavares

Professora Associada de Endocrinologia, Departamento de Medicina Interna, Faculdade de Ciências. Médicas da Universidade do Estado do Rio de Janeiro (UERJ).

Secretária executiva da Sociedade Brasileira de Endocrinologia e Metabologia Regional Rio de Janeiro (SBEM/RJ) (2022/23 e 2023/24).

Ana Carolina Nader

Chefe Serviço de Endocrinologia Hospital Federal dos Servidores do Estado do Rio de Janeiro (HFSE RJ).

Professora da Faculdade de Medicina Universidade Estácio de Sá, Instituto de Educação Médica(UNESA- IDOMED).

Ana Gabriela Guerreiro Nobre Lebourg

Residente de Endocrinologia, Hospital Universitário Pedro Ernesto, Universidade do Estado do Rio de Janeiro (UERJ).

Serviço de Atendimento Integral ao Portador de Obesidade (SAI-Ob), Hospital Universitário Pedro Ernesto – UERJ.

André Volschan

Coordenador de Ensino e Pesquisa do Hospital Pró-Cardíaco.

Professor da Pós-Graduação de Cardiologia da PUC Rio.

Mestrado em Cardiologia pela Universidade do Estado do Rio de Janeiro (UERJ).

Doutorado em Ciências Médicas pela UERJ.

Andrea Faria Dutra Fragoso Perozo

Médica e Endocrinologista pela Universidade Federal do Rio de Janeiro (UFRJ).

Título de especialista em endocrinologia pela Sociedade Brasileira de Endocrinologia e Metabologia (SBEM).

Mestre em Endocrinologia com tema Diagnóstico da Insuficiência Adrenal, pelo Ambulatório de doenças das adrenais – UFRJ.

Andrea Ferreira Haddad

Mestrado em Clínica Médica pela Universidade Federal do Rio de Janeiro (UFRJ).

Título de Especialista em Cardiologia pela Sociedade Brasileira de Cardiologia (SBC).

Pós-Graduação em cardiologia, Santa Casa de Misericórdia.

Pós-Graduação em pesquisa clínica Hospital Pró-Cardíaco.

Residência médica em Cardiologia na Santa Casa de Misericórdia, Rio de Janeiro.

Residência médica em Terapia Intensiva no Hospital Universitário Sul Fluminense (HUSF).

Augusto Cesar Santomauro Junior

Médico Assistente e Preceptor da Equipe de Endocrinologia e Metabologia do Hospital Beneficência Portuguesa de São Paulo.

Médico do Ambulatório de Especialidades e Professor Assistente da Disciplina de Endocrinologia e Metabologia da Faculdade de Medicina do ABC.

Investigador Principal de Estudos clínicos na Área de Diabetes, Dislipidemia e Obesidade.

Bernardo Silva de Oliveira Farias

Residência em Clínica Médica pela Universidade Federal do Rio de Janeiro (UFRJ).

Residente de Endocrinologia na UFRJ.

Bianca Ayres Puppin

Título de Especialista pela Sociedade Brasileira de Endocrinologia e Metabologia (SBEM).

Título de Especialista em Endocrinologia pela Sociedade Brasileira de Endocrinologia e Metabologia (SBEM).

Pós-Graduação em Nutrologia pela Associação Brasileira de Nutrologia (ABRAN).

Residência em endocrinologia pelo Instituto Estadual de Diabetes e Endocrinologia Luiz Capriglione.

Bruna Pedrosa

Residente de Endocrinologia, Hospital Universitário Pedro Ernesto, Universidade do Estado do Rio de Janeiro (HUPE, UERJ).

Serviço de Atendimento Integral ao Portador de Obesidade (SAI-Ob), HUPE, UERJ.

Bruno Marques

Cirurgião Cardiovascular.

Membro da Sociedade Brasileira de Cirurgia Cardiovascular.

Camila Vicente dos Santos

Título de Especialista em Endocrinologia pela Sociedade Brasileira de Endocrinologia e Metabologia (SBEM).
Mestre em Endocrinologia pela Universidade Federal do Rio de Janeiro (UFRJ).
Endocrinologista do Hospital Universitário Antônio Pedro.
Endocrinologista da PMERJ.
Membro da diretoria da regional Rio de Janeiro da Sociedade Brasileira de Diabetes.

Camille Castro

Médica formada pela Universidade Federal do Rio de Janeiro (UFRJ).

Residência em Clínica Médica pela Universidade Federal do Rio de Janeiro (UERJ).

Residência em Endocrinologia e Metabologia pela Universidade Federal do Rio de Janeiro (UFRJ).

Título de Especialista em Endocrinologia e Metabologia pela Sociedade Brasileira de Endocrinologia e Metabologia (SBEM).

Carlos Gil

Oncologista torácico.

Diretor Médico (CMO) Grupo Oncoclínicas.

Presidente do Instituto Oncoclínicas.

Doutorado em Oncologia Experimental.

Carlos José Andrade

Oncologista Clínico Instituto Nacional do Câncer (INCA) e Américas Oncologia.

Mestrado em Gestão de Tecnologias em Saúde, Universidade do Estado do Rio de Janeiro (UERJ).

MBA Saúde COPPEAD

Coordenador da Câmara Técnica de Incorporação de Tecnologias em Saúde - INCA.

Idealizador do Programa Plenamente INCA.

Fundador da Lila Tecnologias em Saúde.

Carolina da Rocha Aloan

Médica graduada pela Faculdade de Medicina Souza Marques. Residência de Clínica Médica pelo Hospital Universitário Clementino Fraga Filho (HUCFF) da Universidade Federal do Rio de Janeiro (UFRJ).

Residente de Endocrinologia e Metabologia do Hospital Universitário Clementino Fraga Filho (HUCFF) da UERJ.

Celso Coelho Filho

Médico Intensivista Titulado pela Associação de Medicina Intensiva Brasileira (AMIB).

Médico da Rotina da Unidade de terapia intensiva do Hospital Pró-Cardíaco.

César Vilela

Coordenador da Emergência e da Clínica Médica do Hospital Samaritano Rio de Janeiro.

Christhiane Fialho Gonsalves

Mestre e Doutoranda em Endocrinologia pela Universidade Federal do Rio de Janeiro (UFRJ).

Médica do Serviço de Neuroendocrinologia do Instituto Estadual do Cérebro Paulo Niemeyer.

Cintia Marques dos Santos Silva

Professora Adjunta do Departamento de Medicina Clínica Endocrinologia/Semiologia da Universidade Federal Fluminense (UFF).

Mestre e Doutora em Endocrinologia pela Universidade Federal do Rio de Janeiro (UFRJ).

Médica Endocrinologia da Marinha do Brasil (Policlínica Naval de Niterói).

Claudio Domenico Sahione Schettino

Cardiologista do Hospital Pró-Cardíaco.

Doutor e Mestre em Cardiologia pela Universidade Federal do Rio de Janeiro (UFRJ).

Membro da Academia de Medicina do Rio de Janeiro.

Claudio Tinoco Mesquita

Professor Associado do Departamento de Radiologia da Universidade Federal Fluminense.

Coordenador do Setor de Medicina Nuclear do Hospital Pró-Cardíaco.

Responsável Técnico Serviço Medicina Nuclear do Hospital Vitória/Samaritano Barra.

Membro Titular da Academia de Medicina do Estado do Rio de Janeiro.

Daniel Barreto Kendler

Professor Adjunto da Faculdade de Ciências Médicas/ Universidade do Estado do Rio de Janeiro (UERJ).

Coordenador do Ambulatório de Gônadas da Policlínica Piquet Carneiro - UERJ.

Doutor e Mestre em Endocrinologia e Metabologia pela Universidade do Estado do Rio de Janeiro (UFRJ).

Presidente Sociedade Brasileira de Diabetes Regional RJ 2022-2023.

Daniel Xavier de Brito Setta

Médico Cardiologista.

Diretor Científico do Departamento de Doença Arterial Coronariana da Sociedade de cardiologia do Rio de Janeiro (Socerj).

Rotina Médica do Hospital Pró-Cardíaco e Hospital Universitário Pedro Ernesto/Universidade do Estado do Rio de Janeiro (UERJ).

Debora Leitão Gama

Graduação em Enfermagem.

Pós-Graduação em Gestão de Qualidade na Saúde.

Pós-Graduação em Terapia Intensiva.

Gestão de Qualidade e Segurança do Paciente no Hospital Pró-Cardíaco e Condução de Acreditação Hospitalar e Certificações de Programas Clínicos na metodologia JCI (*Joint Commission International*).

Debora Mazioly

Mestre em Enfermagem, Área de Concentração em "Enfermagem, Saúde e Sociedade".

Especialista em Enfermagem Intensiva de Alta Complexidade.

Graduada em Enfermagem, Bacharelado e Licenciatura.

Membro do Grupo de Pesquisa TECCONSAE (Tecnologias e Concepções para a Sistematização da Assistência de Enfermagem) da EEAN/UFRJ.

Enfermeira da Educação Corporativa e Coordenadora do Centro de Simulação Realística do Hospital Pró- Cardíaco.

Instrutora do Centro de Treinamento Berkeley. Experiência na área de enfermagem intensivista, com ênfase em atendimento de emergência e assistência de enfermagem ao cliente crítico; e no ensino em saúde e enfermagem a partir do uso da simulação clínica enquanto metodologia ativa.

Elaine Maria dos Santos Gomes

Chefe do Serviço de Endocrinologia do Hospital Central da Aeronáutica (HCA).

Médica do Serviço de Endocrinologia do Hospital Universitário Gaffrée e Guinle (HUGG).

Membro da Comissão Científica da SBEM - RJ (2023-2024).

Mestre em Endocrinologia pela Universidade Federal do Rio de Janeiro (UFRJ).

Título de Especialista em Endocrinologia e Metabologia pela Sociedade Brasileira de Endocrinologia (SBEM).

Residência Médica em Endocrinologia e Metabologia pela Universidade Federal do Rio de Janeiro (UFRJ).

Elisa Baranski Lamback

Mestre e Doutoranda em Endocrinologia pela Universidade do Estado do Rio de Janeiro (UFRJ).

Médica do Serviço de Neuroendocrinologia do Instituto Estadual do Cérebro Paulo Niemeyer.

Emerson Cestari Marino

Médico Endocrinologista e Metabologista.

Coordenador do Serviço de Controle de Glicemia Hospitalar do Hospital Nossa Senhora das Graças - Curitiba, PR.

Preceptor dos Ambulatórios de DM1 e Tecnologias, Pós-Alta, de Andrologia e Transgeneridade e de Oncoendocrinologia do Centro de Diabetes Curitiba.

Felipe Hemerly Villela Pedras

Médico Nuclear.

Diretor Técnico da Clínica de Medicina Nuclear Villela Pedras, Rio de Janeiro, Brasil.

Título de Especialista em Medicina Nuclear pelo Colégio Brasileiro de Radiologia.

Residência em Medicina Nuclear, Universidade Estadual de Campinas (UNICAMP).

Gestão de Saúde pela Fundação Dom Cabral.

Médico do Setor de PETCT no Grupo Fleury/RJ 2008-2019.

Clerkship Mayo Clinic, Rochester, Minnesota.

Clerkship MD Anderson Cancer Center, Houston, Texas.

Felipe Saddy

MD, MSc, PhD.

Médico Intensivista titulado pela Associação de Medicina Intensiva Brasileira .

Mestrado e Doutorado pela Universidade do Estado do Rio de Janeiro (UFRJ).

Coordenador da Unidade de Terapia Intensiva do Hospital Pró-Cardíaco.

Fernanda Accioly de Andrade

Médica endocrinologista do Instituto Nacional do Câncer (INCA).

Endocrinologista Hospital Samaritano Botafogo.

Coordenadora Programa de Controle Glicêmico do Hospital Samaritano Botafogo, Rio de Janeiro.

Mestre em Endocrinologia pela Universidade Federal do Estado do Rio de Janeiro.

Fernanda Vaisman

Médica Endocrinologista do Instituto Nacional do Câncer (INCA), Rio de Janeiro.

Doutora e Mestre em Endocrinologia pela Universidade Federal do Rio de Janeiro.

Fernanda Vieira Ramalho de Azevedo

Médica endocrinologista do Serviço de Endocrinologia do Hospital Universitário Pedro Ernesto, Universidade do Estado do Rio de Janeiro (UERJ).

Fernando Oswaldo Dias Rangel

Doutor em Cardiologia pela Universidade Federal do Rio de Janeiro (UFRJ) (2005).

Mestre em Cardiologia pela UFRJ (1995).

Especialista em Cardiologia (SBC).

Especialista em Terapia Intensiva(AMIB).

Fellow of the American College of Cardiology (2009).

Fellow of the European Society of Cardiology.

Membro Titular da Academia de Medicina do Rio de Janeiro.

Coordenador das Unidades Cardiointensiva e Semi-Intensiva Térreo do Hospital Pró-Cardíaco.

Coordenador do Programa de Residência Médica em Cardiologia do Hospital Pró-Cardíaco.

Coordenador da Pós-Graduação em Cardiologia do Instituto Nacional de Cardiologia.

Coordenador da Pós-Graduação em Cardiologia da PUC-RJ.

Flavia Lucia Conceição

Professora Associada de Endocrinologia da Faculdade de Medicina da UFRJ.

Diretora Adjunta de Graduação da Faculdade de Medicina da UFRJ.

Ex-presidente SBEMRJ.

Coordenadora da Câmara Técnica de Endocrinologia do CREMERJ.

Flavia Regina Pinho Barbosa

Endocrinologista da Universidade Federal do Estado do Rio de Janeiro (UniRio).

Especialista em Endocrinologia titulada pela SBEM.

Doutora e Mestre em Endocrinologia pela Universidade Federal do Rio de Janeiro.

Flavio Eduardo Nácul

Doutor em Medicina pela Universidade do Estado do Rio de Janeiro (UERJ).

Fellowship em Medicina Intensiva pela Lahey Clinic & Tufts University, Boston- EUA.

Fellowship em pesquisa pelo Friedrich Schiller University, Jena-Alemanha.

Título de Especialista em Terapia Intensiva pela Associação Brasileira de Medicina Intensiva (MIB).

Unidade de Terapia Intensiva (UTI) do Hospital Universitário da Universidade Federal do Rio de Janeiro (UFRJ)

Unidade Semi-intensiva do Hospital Pró-Cardíaco, Rio de Janeiro, RJ.

UTI do Hospital Federal de Ipanema, Rio de Janeiro, RJ.

Diretor Científico da AMIB.

Giovanna Aparecida Balarini Lima

Médica Endocrinologista.

Mestre e Doutora em Medicina: Endocrinologia pela Universidade Federal do Rio de Janeiro (UFRJ).

Professora Associada do Departamento de Medicina Clínica da Faculdade de Medicina da Universidade Federal Fluminense (UFF).

Giselle Fernandes Taboada

Professora Associada do Departamento de Medicina Clínica da Faculdade de Medicina da Universidade Federal Fluminense (UFF).

Professora Adjunta da Disciplina de Clínica Médica da Faculdade de Medicina da Universidade Estácio de Sá-IDOMED.

Chefe do Serviço de Endocrinologia e Metabologia do Hospital Universitário Antônio Pedro-UFF.

Membro da Diretoria da Sociedade Brasileira de Endocrinologia Regional Rio de Janeiro.

Guilherme Suarez Pompeo

Mestrando em Ciências Cardiovasculares com Foco em Endocardite Infecciosa pelo Instituto Nacional de Cardiologia (INC).

Cardiologista pelo INC.

Clínica Médica pela Universidade Estadual de Campinas (UNICAMP).

Rotina Médica da Unidade de Emergência Hospital Pró-Cardíaco.

Gestor Médico Protocolo Sepse Hospital Pró-Cardíaco.

Membro da Sociedade Brasileira de Cardiologia.

Igor Silva Mançano

Médico Endocrinologista.

Título de Especialista em Endocrinologia e Metabologia pela Sociedade Brasileira de Endocrinologia e Metabologia (SBEM).

Mestrando em Neurologia pela Universidade Federal do Estado do Rio de Janeiro (UNIRIO).

Inês Carolina Siqueira Freitas

Médica pela Universidade do Sul de Santa Catarina (UNISUL).

Clínica Médica pela Irmandade Santa Casa de Alegrete (ISCA).

Médica Residente de Endocrinologia e Metabologia na Universidade Federal do Estado do Rio de Janeiro (UNIRIO).

Jessica de Araújo da Fonseca Fernandes

Graduada em medicina pela Universidade Federal Fluminense (UFF).

Cardiologista do Hospital Pró-Cardíaco.

Fellowship em eletrofisiologia e arritmias cardíacas.

Jessica Valeria Izquierdo Vásquez

Médica pela Universidade Católica de Cuenca (Equador).

Pós-Graduanda em Endocrinologia e Metabologia na Universidade Federal do Estado do Rio de Janeiro (UNIRIO).

João Luiz Ferreira Costa

Médico Intensivista Nefrologista.

Coordenador Nefrologia Hospital Pró-Cardíaco, Rio de Janeiro, desde 1992.

Professor Adjunto Clínica Médica UniRio, 1988-2019.

Coordenador Gestão Nefrologia Rede D'Or - Hospitais Oeste D'Or e Bangu, 2022-2024.

Médico Associado NefroClínicas, RJ, 2022.

Subsecretário Municipal de Saúde do Rio de Janeiro, Área Hospitalar, 2009-2015.

Coordenador Rotina, CTI do Hospital Pró-Cardiaco, 1989-2009.

Médico Militar Nefrologista Corpo de Saúde da Marinha do Brasil, Hospital Naval Marcílio Dias, 1983.

João Regis Ivar Carneiro

Professor Adjunto de Nutrologia, Faculdade de Medicina, Universidade Federal do Rio de Janeiro (UFRJ).

Coordenador do PROCIBA, Programa de Cirurgia Bariátrica da UFRJ.

João Vicente Libonato da Cunha

Especialista em Cardiologia pela Sociedade Brasileira de Cardiologia (SBC).

Especialista em Terapia Intensiva pela Associação de Medicina Intensiva Brasileira(AMIB).

Médico do Hospital Pró-Cardíaco.

Jorge Eduardo da Silva Soares Pinto

Professor Associado de Clínica Médica, Faculdade de Ciências Médicas, UERJ.

Serviço de Atendimento Integral ao Portador de Obesidade (SAI-Ob), Hospital Universitário Pedro Ernesto, UERJ.

Médico do Serviço de Nutrologia e Diabetes – Hospital Universitário Clementino Fraga Filho, UFRJ.

Jorge Sabino

Coordenador da Clínica Médica do Hospital Pró-Cardíaco, Rio de Janeiro.

Especialista em Clínica Médica pela Universidade Federal do Rio de Janeiro UFRJ.

Especialista em Terapia Intensiva pela Associação de Medicina Intensiva do Brasil (AMIB).

Julia Gabriella Martins

Residência em Endocrinologia pela Universidade Federal do Rio de Janeiro.

Residência em Clínica Médica pela UNIRIO.

Juliana de Seixas Corrêa

Chefe da Comissão de Controle de Infecção Hospitalar (CCIH) do Hospital Pró-Cardíaco.

Chefe da CCIH e Infectologia do Hospital da Força Aérea do Galeão.

MBA em Controle de Infecção Hospitalar.

Residência em Infectologia pela Universidade Federal do Rio de Janeiro (UFRJ).

Faculdade de Medicina pela UFRJ.

Laura Lino Passos Machado

Título de Especialista pela Sociedade Brasileira de Cardiologia (SBC).

Médica das Unidades Pós-Operatório 2 e Cardiointensiva do Hospital Pró-Cardíaco, Rio de Janeiro.

Médica da Unidade Cardiointensiva do Hospital São Lucas, Rio de Janeiro.

Leandra Negretto

Residência de Endocrinologia pelo Hospital Geral de Goiânia (HGG).

Residência de Clínica Médica pelo Hospital das Clínicas da Universidade Federal de Goiás (HC UFG).

Mestrado e Doutorado em Ciências da Saúde pela UFG.

Professora de Medicina da Unifan.

Membro do Departamento de Complicações Agudas e Controle Glicêmico Hospitalar da Sociedade Brasileira de Diabetes.

Membro do Corpo Clínico do Hospital Israelita Albert Einstein de Goiânia.

Leandro Kasuki

Mestre e Doutor em Endocrinologia pela UFRJ.

Pesquisador do Centro de Pesquisa em Neuroendocrinologia do HUCFF/UFRJ.

Médico do Serviço de Neuroendocrinologia do Instituto Estadual do Cérebro Paulo Niemeyer e do Serviço de Endocrinologia do Hospital Federal de Bonsucesso.

Presidente do Departamento de Neuroendocrinologia da Sociedade Brasileira de Endocrinologia e Metabologia (SBEM), biênio 2023/24.

Lenita Zajdenverg

Médica Endocrinologista.

Professora Associada do Departamento de Clínica Médica/ Disciplina de Nutrologia da Universidade Federal do Rio de Janeiro (UFRJ).

Chefe do serviço de Nutrologia do Hospital Universitário Clementino Fraga Filho da UFRJ.

Coordenadora da Unidade de Doenças Endócrino Metabólicas da Maternidade-Escola da UFRJ.

Membro do comitê central editorial das diretrizes e coordenadora do departamento de gestação da Sociedade Brasileira de Diabetes.

Leonardo Guimarães Rangel

Coordenador da cirurgia de cabeça e pescoço da Universidade do Estado do Rio de Janeiro Coordenador do curso de ablação de nódulo Tireoidianos UERJ.

Coordenador do Programa de Cirurgia Robótica e Endoscópica da UERJ.

Membro do Comitê de Novas Tecnologias da Academia Americana de Cabeça e Pescoço.

Membro da Academia Americana de Tireoide, Comitê Organizador da Reunião Anual.

Membro da Associação Norte Americana de Tireoidologia Intervencionista, Comitê Científico.

Membro da Sociedade Brasileira de Cirurgia Endócrina, Diretor Científico.

Leonardo Vieira Neto

Professor Adjunto do Departamento de Clínica Médica da Faculdade de Medicina da Universidade Federal do Rio de Janeiro.

Médico Endocrinologista do Hospital Universitário Clementino Fraga Filho da Universidade Federal do Rio de Janeiro.

Lívia Itajahy de Oliveira de Souza

Médica do Serviço de Endocrinologia Hospital Municipal Ronaldo Gazolla.

Mestre em Nutrologia pela Universidade Federal do Rio de Janeiro (UFRJ).

Título de Especialista em Endocrinologia e Metabologia pela Sociedade Brasileira de Endocrinologia e Metabologia (SBEM).

Lucille Annie Carstens

Residência em Endocrinologia e Metabologia, Universidade Federal do Rio de Janeiro.

Residência em Clínica Médica, Hospital Adventista Silvestre, RJ.

Médica de Família, FMP.

Mestrado em Ensino na Saúde, Universidade Federal Fluminense.

Luiz Antonio de Almeida Campos

Graduação, UFRJ, 1982.

Mestrado em Cardiologia, UERJ, 1991.

Especialista em Cardiologia (SBC) e em Terapia Intensiva (AMIB).

Fellow do American College of Cardiology (ACC) e da European Society of Cardiology (ESC).

Gerente de Relacionamento Médico do Hospital Pró-Cardíaco.

Luiz Guilherme Kraemer de Aguiar

Professor Associado de Endocrinologia, Departamento de Medicina Interna, Faculdade de Ciências Médicas da Universidade Federal do Estado do Rio de Janeiro (UERJ).

Marcelle Snaider Briller

Coordenadora do Serviço de Endocrinologia do Hospital Rios D´or.

Formada em Medicina pela Universidade Federal do Rio de Janeiro (UERJ).

Residência em Clínica Médica pelo Hospital Universitário Clementino Fraga Filho, UFRJ.

Residência em Endocrinologia pela Universidade Federal Fluminense (UFF).

Mestre em Clínica Médica na Área de Endocrinologia pela Universidade Federal do Rio de Janeiro (UFRJ).

Membro Associada da Sociedade Brasileira de Endocrinologia e Metabologia (SEBEM).

Marcelo Cruzick de Sousa

Médico Endocrinologista da Rede D'Or, Rio de Janeiro.

Mestre em Endocrinologia pela Universidade Federal do Rio de Janeiro (UFRJ).

Supervisor da UTI Hemato-Oncológica do Hospital Quinta D'or, Rio de Janeiro.

Supervisor da Unidade de Emergência do Hospital Rio Barra, Rio de Janeiro.

Título de Especialista em Medicina Intensiva pela Associação de Medicina Intensiva Brasileira (AMIB/ AMB).

Pós-Graduação *latu senso* gestão em saúde Instituto Israelita Albert Einstein, Rio de Janeiro.

Residência em Endocrinologia e Metabologia pela Universidade Federal do Estado do Rio de Janeiro (UniRio).

Marcelo Ramalho

Anestesiologista cardiovascular, SBA.

Certificado em Advanced Perioperative Transesophageal Exam, NBE.

Instrutor do curso ETI, SBA.

Responsável pela anestesia para transplante cardíaco e assistência circulatória do Heartcenter/Hospital Pró-Cardíaco.

Marcia Helena da Costa

Chefe do Serviço de Endocrinologia e Professora Associada da Universidade Federal do Estado do Rio de Janeiro (UNIRIO)

Doutora em Endocrinologia pela USP com doutorado sanduiche pela Universidade de Montreal

Médica do Serviço de Metabologia do IEDE (2009-2018).

Márcio Balieiro Pinto Máximo

Mestre pela Universidade Federal do Rio de Janeiro (UFRJ).

Membro Titular do Colégio Brasileiro de Cirurgiões.

Membro Titular da Sociedade Brasileira de Cirurgia Bariátrica e Metabólica e do Colégio Brasileiro de Cirurgiões.

Membro da International Federation for the Surgery of Obesity and Metabolic Disorders (IFSO).

Proctor de Cirurgia Robótica.

Cirurgião Geral do Hospital Federal de Bonsucesso, RJ.

Marcos Tadashi Kakitani Toyoshima

Residência Médica em Clínica Médica e Endocrinologia e Metabologia pelo Hospital das Clínicas da Faculdade de Medicina da USP (HCFMUSP).

Doutorado em Ciências pelo HCFMUSP.

Postdoctoral fellow em Endocrinologia na Emory University, Atlanta, EUA.

Médico Endocrinologista no Instituto do Câncer do Estado de São Paulo (ICESP/ HCFMUSP) e do Check-Up do Hospital Sírio Libanês.

Marcus Miranda dos Santos Oliveira

Médico da Unidade de Doenças Endócrino-Metabólicas da Maternidade Escola de Laranjeiras, UFRJ.

Mestre em Nutrologia pela Universidade Federal do Rio de Janeiro (UFRJ).

Título de Especialista em Endocrinologia e Metabologia pela Sociedade Brasileira de Endocrinologia e Metabologia (SBEM)

Marcus Vinicius Leitão de Souza

Professor Adjunto do Departamento de Clínica Médica Hospital Clementino Fraga Filho Faculdade de Medicina da UFRJ.

Professor da Pós-Graduação de Endocrinologia do Hospital Clementino Fraga Filho, UFRJ.

Mestre e Doutor em Endocrinologia pela UFRJ.

Maria Caroline Alves Coelho

Professora Endocrinologia UERJ.

Mestre e Doutora Endocrinologia pela UFRJ.

Coordenadora Ambulatório Doenças Osteometabólicas da UERJ.

Coordenadora do Programa de Prevenção de Refratura da UERJ.

Melanie Rodacki

Professora da Universidade Federal do Rio de Janeiro.

Mestre e Doutora (PhD) pela Universidade Federal do Rio de Janeiro.

Research Fellow Joslin Diabetes Center- Harvard Medical School.

Natalia Monte Faissol

Médica Graduada pela Faculdade de Medicina Souza Marques.

Residência de Genética Médica pelo Instituto Nacional de Saúde da Mulher, da Criança e do Adolescente Fernandes Figueira da FIOCRUZ.

Natália Treistman

Mestre em Endocrinologia pela Universidade Federal do Rio de Janeiro (UFRJ).

Fellow em Endocrinologia com Ênfase em Oncologia pelo Instituto Nacional do Câncer (INCA).

Médica do Serviço de Endocrinologia do Hospital Universitário Clementino Fraga Filho (HUCFF).

Serviço de Atendimento Integral ao Portador de Obesidade (SAI-Ob), Hospital Universitário Pedro Ernesto, UERJ.

Patricia Azevedo Ferreira

Coordenadora do serviço de fisioterapia do Hospital Pró-Cardíaco.

Membro do Centro de Ética em Pesquisa do Hospital Pró-Cardíaco.

Docente na Pós-Graduação do Hospital São Lucas Copacabana (DASA).

Pós-Graduação em Fisioterapia Intensiva pela Sociedade Brasileira de Terapia Intensiva (SOBRATI).

MBA Executivo em Gestão em Saúde pela Fundação Getúlio Vargas (FGV).

Mestranda em Pesquisa Clínica no INI Fiocruz.

Patrícia Pereira da Silva

Médica pela Universidade Federal do Rio de Janeiro (UFRJ).

Pós-Graduanda em Endocrinologia e Metabologia na Universidade Federal do Estado do Rio de Janeiro (UNIRIO).

Patricia Tavares da Silva Candido

Professora Assistente e Coordenadora do Curso da Faculdade de Medicina de Petrópolis.

Médica Responsável pelo Serviço de Endocrinopatias na Gestação do Hospital de Ensino Alcides Carneiro, Petrópolis, RJ.

Mestrado em Ensino em Ciências da Saúde, Universidade Federal de São Paulo.

Residência Médica em Endocrinologia e Metabologia pelo Instituto Estadual Luiz Capriglione (IEDE).

Residência Médica em Clínica Médica pelo Hospital Federal de Bonsucesso.

Paula Marcillac Garcia

Residência em Clínica Médica, Hospital Pedro Ernesto, UERJ. Residência em Endocrinologia e Metabologia, Hospital Universitário Clementino Fraga Filho, UFRJ.

Paulo Lacativa

Mestre e Doutor em Endocrinologia pela UFRJ.

Professor da UERJ (2005-2013).

Presidente da Sociedade Brasileira de Endocrinologia e Metabologia do RJ (2023-2024).

CEO da Biozeus.

Paulo Roberto Falcão Leal

Professor Assistente de Cirurgia Geral, Faculdade de Ciências Médicas, Universidade Federal do Estado do Rio de Janeiro (UERJ).

Pedro Eder Portari Filho

Professor Adjunto do Departamento de Cirurgia da Escola de Medicina e Cirurgia.

Coordenador do Setor de Cirurgia Endócrina do Hospital Universitário Gaffrée e Guinle UNIRIO/EBSERH.

Presidente do Colégio Brasileiro de Cirurgiões.

Pedro Henrique Esteves Gonçalves

Cirurgião de Cabeça e Pescoço, UERJ.

Membro Titular da Sociedade Brasileira de Cirurgia de Cabeça e Pescoço.

Pedro Paulo Martins Raimundo

Médico pela Universidade Federal do Mato Grosso do Sul (UFMS).

Residência de Clínica Médica pela Fundação de Ensino e Pesquisa em Ciências de Saúde / ESCS - DF.

Residente de Endocrinologia e Metabologia na Universidade Federal do Estado do Rio de Janeiro (UNIRIO).

Ricardo Mourilhe Rocha

Professor Adjunto de Cardiologia da UERJ e Coordenador da Disciplina de Cardiologia da UERJ.

Coordenador da Cardiologia do Complexo Américas,Vitória e Samaritano Barra.

Doutor em Ciências Médicas e Mestre em Cardiologia pela Universidade do Estado do Rio de Janeiro (UERJ).

Coordenador da Clínica de Insuficiência Cardíaca e Cardiomiopatias do Hospital Universitário Pedro Ernesto / UERJ.

Fellow of American College of Cardiology.

Fellow of European Society of Cardiology.

Título de Especialista em Cardiologia pela SBC/AMB.

Título de Especialista em Terapia Intensiva pela AMIB/AMB.

Roberta Santiago Vitorino

Enfermeira do Ambulatório Hospital Federal Servidores do Estado HFSE.

Enfermeira Educadora em Diabetes.

Enfermeira Coordenadora do Programa de Diabetes Hospital Pró-Cardíaco 2018-2020.

Coordenadora da Terapia Intensiva do Hospital Pró-Cardíaco 2020-2022.

Roberto Gamarski

Mestre em Cardiologia.

Especialista em Geriatria pela Sociedade Brasileira de Geriatria e Gerontologia (SBGG) e em Cardiologia pela Sociedade Brasileira de Cardiologia (SBC).

Médico do Hospital Pró-Cardíaco e do Hospital Clementino Fraga Filho da Universidade federal do Rio de Janeiro (UFRJ).

Rodrigo do Rego Barros de Lucena Washington

Doutorando do Programa de Pós-Graduação em Fisiopatologia Clínica e Experimental (Fisclinex) da Faculdade de Ciências Médicas da UERJ.

Médico Endocrinologista do Serviço de Atendimento Integral ao Portador de Obesidade, UERJ.

Rodrigo Mousinho

Especialista em Cardiologia pela Sociedade Brasileira de Cardiologia (SBC).

Especialista em Terapia Intensiva pela Associação de Medicina Intensiva Braileiroa (AMIB).

Especialista em Medicina de Emergência pela ABRAMEDE.

Rotina médica da Unidade de Emergência do Hospital Pró-Cardíaco.

Rodrigo Souza

Coordenador Médico, Hapvida Notredame Intermédica.

Médico do Serviço de Diabetes do Instituto Estadual de Diabetes e Endocrinologia Luiz Capriglione, IEDE.

Preceptor de Residência Médica e Pós-Graduação, IEDE/PUC.

Médico (Clínica Médica) do Serviço de Obstetrícia da Maternidade Leila Diniz.

Rosana Farina

Médica Rotina Unidade Clínica Hospital Pró-Cardíaco.

Pós-Graduada em Geriatria.

Título de Especialista em Terapia Intensiva.

Residência e Especialista em Clínica Médica.

Samantha Sabino de Oliveira

Fisioterapeuta, Rotina do Hospital Pró-Cardíaco.

Pós-Graduada em Neurociências e Mestre em Atividade Física e Saúde pela Universidade Federal do Rio de Janeiro.

Sonia Cristina Rodrigues Simões

Enfermeira Graduada pela Universidade Federal do Rio de Janeiro, Escola de Enfermagem Anna Nery.

Enfermeira Assistencial da UTI do Hospital Pró-Cardíaco.

Enfermeira Navegadora Banco de Dados,Epimed, Hospital Pró-Cardíaco.

Suely Rodrigues dos Santos

Mestrado em Endocrinologia IEDE/ PUC-RJ.

Doutorado em Genética EPM-UNIFESP.

Médica do Ambulatório de Genética Médica do HUGG / EBSERH.

Responsável pelo Laboratório de Citogenética de 1998-2023, DGBM-IB, UNIRIO.

Tatiana de Jesus Pereira

Nutricionista Clínica e de Precisão.

Bacharel em Nutrição de UNIRIO, RJ.

Pós-Graduada em Gestão em Nutrição Clínica pelo IPCE, SP.

Nutricionista com Formação em Modulação Intestinal.

Thiago do Souto da Silva Sá

Especialista em Cardiologia e Eletrofisiologia pelo Instituto Nacional de Cardiologia.

Médico Rotina da Unidade de Internação do Pró-Cardíaco.

Médico do Serviço de Holter do Hospital Pró-Cardíaco, Rede DASA e Clínica Diagnóstica do Leblon.

Valério Silva de Carvalho Junior

Graduação pela Faculdade de Medicina da Universidade Federal de Juiz de Fora.

Residência em Clínica Médica no HUPE, UERJ.

Residência em Neurologia no HUPE, UERJ.

Médico Neurologista do Hospital Pró-Cardíaco.

Médico Neurologista do Instituto Nacional de Cardiologia.

Mestrando do Programa de Pós-Graduação em Telessaúde e Saúde Digital da UERJ.

Victor Hugo Bernard Padovani Victorio

Pós-Graduado em Fisioterapia em UTI Adulto.

Especialista em Fisioterapia UTI Adulto pela Assobrafir.

Fisioterapeuta rotina do CTI do Hospital Pró-Cardíaco.

Dedicatória

Aos meus pais, Luiz e Bernadete, pela minha vida. Ao Felipe, meu amor, pelo apoio constante. Aos meus filhos Luca e Alice, por me mostrarem o que é essencial. Aos mestres: Rubens Carmo Costa e Filho, pelo incentivo à endocrinologia hospitalar; Mário Vaisman, pelos ensinamentos e orientações; Adolpho Milech, por me motivar a ser endocrinologista; Rosane Kupfer, pelos incentivos constantes. (Denise Momesso)

Aos meus pais, meus maiores incentivadores, por todas as lições que moldaram minha vida e meu caminho até aqui. Às minhas amadas filhas, que me inspiram diariamente a ser sempre melhor. Aos meus irmãos, por estarem sempre ao meu lado. E aos meus amigos, pela amizade, pela parceria e por me mostrarem, a cada momento, que o verdadeiro sucesso se constrói junto. Gratidão a todos pelos passos dados ao meu lado. (Paloma Nehab Hess)

À minha família, em especial ao meu companheiro nessa jornada, Ricardo, e às minhas filhas, Ana Luisa e Giovana, pelo apoio incondicional. Aos meus grandes mestres, pelo ensinamento que moldou meu caminho; e aos pacientes, que diariamente me ensinam sobre empatia, resiliência e a essência do cuidado. (Joana Rodrigues Dantas)

Para Evandro, meu pai, que foi quem me ensinou a estudar. (Julia Magarão Costa)

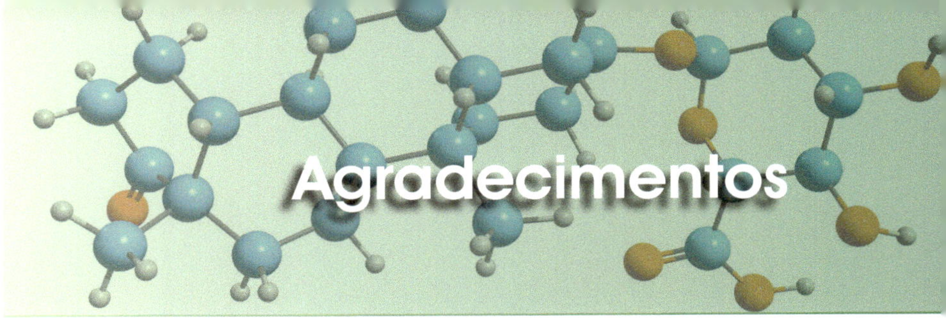

Agradecimentos

Agradecemos aos nossos colaboradores pela generosidade de compartilhar seus conhecimentos e contribuir para o aperfeiçoamento da endocrinologia hospitalar.

Agradecemos aos colegas médicos, enfermeiros, nutricionistas, fisioterapeutas, psicólogos, fonoaudiólogos e farmacêuticos pela parceria diária no cuidado aos pacientes hospitalizados.

Agradecimento especial à enfermeira Roberta Vitorino pelo seu pioneirismo na educação em diabetes e por representar a importância da enfermagem no hospital.

Por fim, agradecemos aos pacientes por confiarem no nosso trabalho, propiciando aprendizados e muitas satisfações.

Prefácio

Eu tenho o prazer e privilégio de apresentar o livro *Casos Clínicos: Endocrinologia Hospitalar* assinado por Denise Momesso, Paloma Hess, Joana Dantas, Julia Magarão Costa e 102 colaboradores.

O livro apresenta 115 casos clínicos – cuidadosamente selecionados nas áreas de diabetes, controle glicêmico hospitalar, tireoide, paratireoide, metabolismo ósseo, neuroendocrinologia, insuficiência adrenal e obesidade – apresentados com o objetivo de estimular o raciocínio clínico do leitor e seguidos por comentários baseados em sólidas e recentes evidências científicas.

Denise, Paloma, Joana e Julia estão de parabéns por publicar uma obra de leitura agradável e alto nível científico. Ele certamente será muito útil para um melhor entendimento dos cenários clínicos mais comuns da endocrinologia hospitalar e como um importante instrumento na difícil tarefa de cuidar dos pacientes com qualidade, ética e humanidade.

Boa leitura!

Flavio E. Nacul

Apresentação

O livro de *Casos Clínicos: Endocrinologia Hospitalar* foi elaborado por entusiastas no cuidado do paciente hospitalizado e pretente reforçar a importância da Endocrinologia Hospitalar.

As patologias endócrinas e metabólicas são usuais no hospital, podendo se apresentar como a causa principal da internação ou mais usualmente acometer indivíduos hospitalizados por outras causas, atuando como fator agravante de morbimortalidade. Entretanto, são frequentemente subdiagnosticadas e o manejo adequado permanece um desafio. Evidências crescentes indicam que abordagem apropriada está relacionada a melhores desfechos, redução de complicações e tempo de internação. Dessa forma, é importante que os profissionais de saúde sejam adequadamente capacitados.

Este livro foi elaborado com base em casos clínicos reais conduzidos pelos próprios colaboradores, proporciando uma abordagem prática e objetiva fundamentada nas melhores evidências científicas disponíveis na atualidade. Todos os colaboradores do livro são profissionais de referência com grande expertise clínica e científica.

O livro foi organizado em áreas da endocrinologia, englobando os principais cenários clínicos encontrados para prática da Endocrinologia Hospitalar. Contempla temas em diabetes, controle glicêmico hospitalar, tireoide, hipófise, adrenais, metabolismo ósseo e obesidade.

Esperamos que a leitura seja produtiva e promova melhoria no cuidado aos pacientes hospitalizados.

Obrigada!

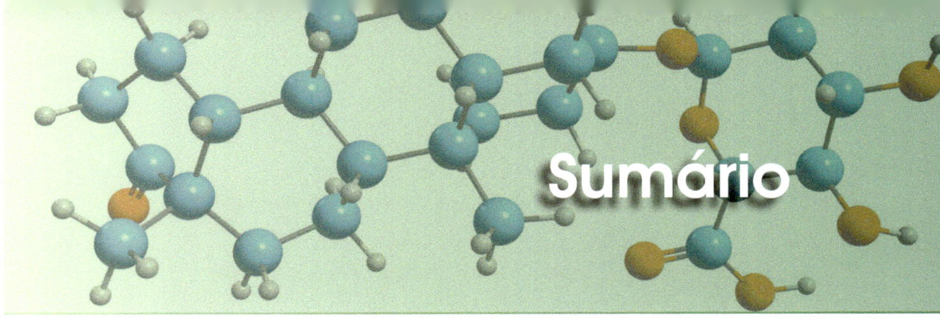

Sumário

Parte 1 – Diabetes e controle glicêmico hospitalar

Parte 2 – Tireoide

Parte 3 – Paratireoide e Metabolismo Ósseo

Parte 4 – Neuroendocrinologia

Parte 5 – Adrenal

Pate 6 – Obesidade

Parte 1

Diabetes e controle glicêmico hospitalar

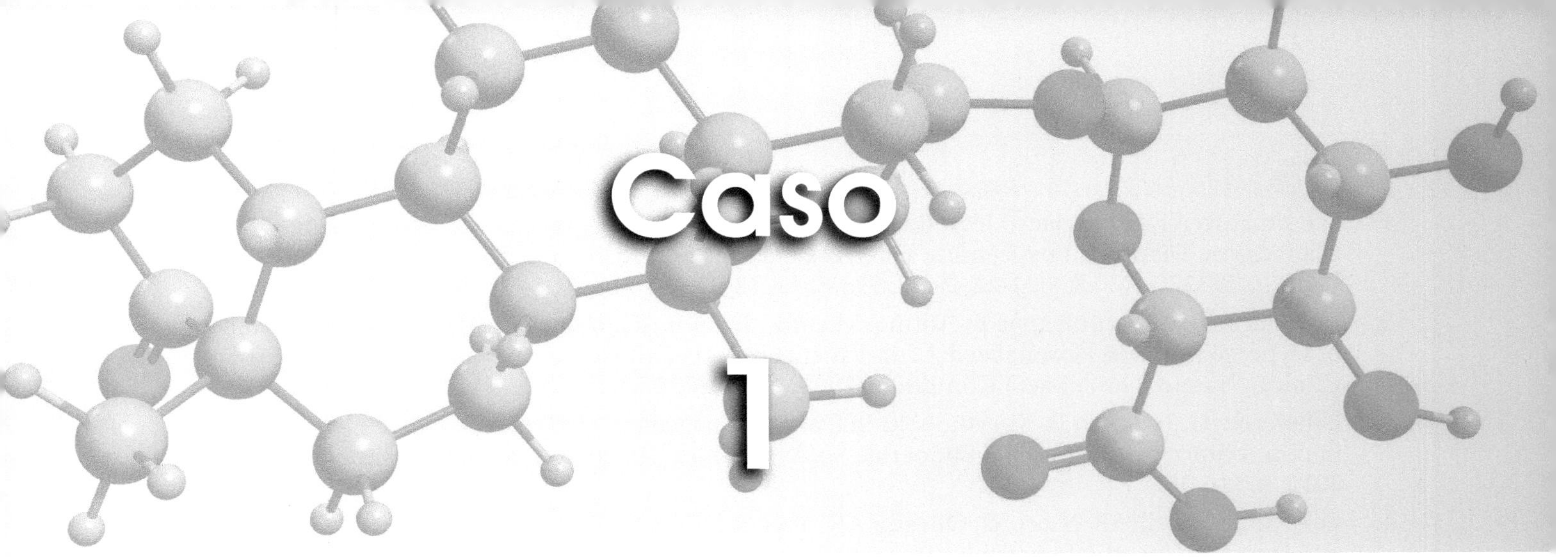

Caso 1

Denise Momesso, Fernanda Accioly de Andrade e César Vilela

Monitorização de glicemia no hospital

J.S.F., 60 anos, sexo masculino, admitido na emergência com síndrome gripal, mal-estar, tosse e febre 38°C iniciados há 2 dias horas. Apresenta insuficiência cardíaca com fração de ejeção preservada, doença arterial coronariana, hipertensão e dislipidemia; em uso de empaglifozina, rosuvastatina, espironolactona, candesartana. Ao exame, acordado, colaborativo, sem sinais de esforço respiratório, boa saturação de oxigênio em ar ambiente e com estabilidade hemodinâmica. Painel viral positivo para COVID-19, sem critérios de gravidade e sem indicação de internação.

Há indicação de monitorização de glicemia capilar neste caso?

Comentários

A glicemia deve ser avaliada no pronto atendimento em todos os pacientes com diabetes e/ ou com situações clínicas que causem alterações glicêmicas: fase aguda de doenças, hiperglicemia de estresse (infecção, sepse, síndrome coronariana aguda, acidente vascular encefálico, insuficiência renal, disfunção hepática); uso de medicações com potencial de causar hiperglicemia (corticoides, imunossupressores, antipsicóticos); nutrição enteral ou parenteral; jejum prolongado. O uso de inibidores de SGLT2 pode estar associado à cetoacidose euglicêmica, mesmo em indivíduos sem diabetes, logo sugere-se dosagem de glicemia capilar e cetonemia capilar ou cetonúria no pronto atendimento.

Neste caso, existe indicação de dosagem de glicemia capilar, apesar da ausência do diagnóstico de diabetes e da indicação de internação. Em caso de hiperglicemia, o indivíduo deve ser orientado a investigar ambulatorialmente o diagnóstico de diabetes.

Nos pacientes com indicação de hospitalização, recomenda-se a dosagem de glicemia em todos os adultos, independentemente do diagnóstico de diabetes. Alterações glicêmicas durante internação, principalmente em indivíduos sem diabetes, estão associadas ao aumento de complicações e tempo de internação. Ademais, o diagnóstico de diabetes é desconhecido em muitos adultos hospitalizados por condições clínicas ou cirúrgicas.

Literatura Recomendada

1. Santomauro AT, Santomauro Jr A, Raduan RA, Bertoluci M. Diagnóstico e Tratamento da Cetoacidose Diabética Euglicêmica. Diretriz Oficial da Sociedade Brasileira de Diabetes (2023). DOI: 10.29327/557753.2022-22, ISBN: 978-85-5722-906-8.
2. Korytkowski MT, Muniyappa R, Antinori-Lent K, Donihi AC, Drincic AT, Hirsch IB, et al. Management of Hyperglycemia in Hospitalized Adult Patients in Non-Critical Care Settings: An Endocrine Society Clinical Practice Guideline. J Clin Endocrinol Metab. 2022;107(8):2101-2128.
3. Umpierrez G, Hellman R, Korythowski MT, et al. Management of Hyperglycemia in hospitalized patients in non- critical care setting: na Endocrine Society Clinical Practice Guideline. J Clin Endocrinol Metab 2012; 97: 16-38.
4. Leite SA, Locatelli SB, Niece SP, Oliveira AR, Tockus D, Tosin T. Impact of hyperglycemia on morbidity and mortality, length of hospitalization and rates of re-hospitalization in a general hospital setting in Brazil. Diabetol Metab Syndr. 2010;2: 49.
5. American Diabetes Association Professional Practice Committee; 16. Diabetes Care in the Hospital: *Standards of Care in Diabetes—2024. Diabetes Care* 2024; 47 (Supplement_1): S295-S306.

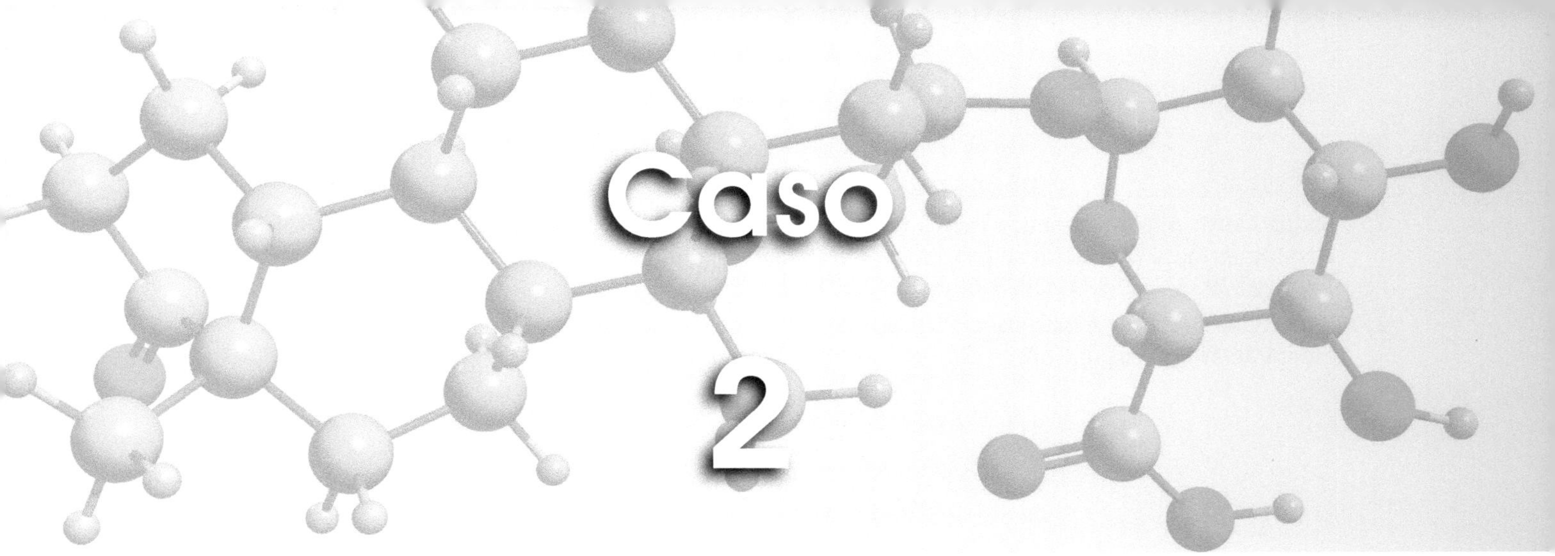

Caso 2

Denise Momesso, Ana Amaral Ferreira Dutra e Rodrigo Mousinho

Hiperglicemia no pronto atendimento

M.F.S., 73 anos, sexo masculino, admitido na emergência com tosse, coriza, mal-estar, febre 38°C e dispneia. Comorbidades: *diabetes mellitus* em uso domiciliar de metformina 1 g/dia, empaglifozina 25 mg, linagliptina 5 mg; doença arterial coronariana com inserção de *stent* por angioplastia percutânea há dois anos; hipertensão arterial sistêmica; dislipidemia.

Exame físico: sonolento, anictério, acianótico, Tax 38,6°C, PA = 90 × 60 mmHg, FC = 120 bpm, FR = 24 irpm, $SatO_2$ = 90% ar ambiente. AR: taquipneico, MVUA com crepitações em terço inferior de hemitórax direito. Restante do exame clínico sem alterações. Investigação diagnóstica evidenciou pneumonia comunitária. Teste COVID negativo. Iniciada antibioticoterapia e hidratação venosa.

Como deve ser manejo da glicemia neste cenário?

Comentários

Quadro clínico compatível com sepse pulmonar sem critérios de gravidade em paciente com diabetes.

No atendimento inicial da emergência deve ser realizada glicemia capilar nos pacientes com diabetes e/ ou quadros infecciosos, uma vez que hiperglicemia é comum nesse cenário. Nos pacientes com hiperglicemia > 200 mg/dL se faz necessária a investigação de cetoacidose (CAD). Da mesma forma, em pacientes admitidos na emergência em uso de inibidores de SGLT2 é importante afastar a presença de cetoacidose euglicêmica. A presença de cetonas pode ser avaliada através da cetonemia capilar ou de cetonúria. A cetonemia capilar é prioritariamente recomendada por apresentar maior acurácia do que a cetonúria, e pelas facilidades de realização à beira do leito e do resultado imediato.

O paciente realizou glicemia capilar com resultado 320 mg/dL e cetonemia capilar negativa (menor ou igual a 0,5 mmol/L). Foram suspensos os antidiabéticos e iniciado protocolo institucional do Hospital Pró-Cardíaco de insulina ultrarrápida de acordo com glicemia, sendo preconizado o esquema para pacientes em dieta zero, monitorização a cada quatro horas: glicemia entre 200 mg/dL e 250 mg/dL aplicar duas unidades; entre 250 mg/dL e 300 mg/dL aplicar três unidades, ≥ 300 mg/dL aplicar quatro unidades.

Literatura Recomendada

1. Santomauro AT, Santomauro Jr AC, Pessanha AB, Raduan RA, Marino EC, Lamounier RN. Diagnóstico e tratamento da Cetoacidose Diabética. Diretriz Oficial da Sociedade Brasileira de Diabetes (2023). DOI: 10.29327/5238993.2023-6, ISBN: 978-85-5722-906-8.
2. American Diabetes Association Professional Practice Committee; 16. Diabetes Care in the Hospital: *Standards of Care in Diabetes—2024. Diabetes Care* 2024; 47 (Supplement_1): S295-S306.

Caso 3

Denise Momesso

Abertura do quadro de diabetes

J.M.S., 18 anos, sexo feminino, procurou pronto atendimento com queixas de mal-estar, náuseas, vômitos e dor abdominal difusa iniciadas há cinco dias. Nega comorbidades ou uso de medicações. Relata ter sido atendida por duas vezes em diferentes hospitais nos últimos dois dias, tendo tido diagnóstico de gastroenterite aguda e liberada com sintomáticos, porém sem melhora clínica. Ao exame, apresenta os seguintes dados positivos: emagrecida, hipohidratada (+ 3/4), hipocorada (+ 1/4), anictérica, acianótica, PA: 120 × 80 mmHg, FC: 130 bpm, abdome inocente com discreta dor à palpação. Exames laboratoriais com os seguintes dados alterados: leucócitos 14.500/ mm^3 quatro bastões, proteína C reativa ultrassensível 0,1 mg/dL, glicemia 444 mg/dL e gasometria com acidose metabólica. Foi instituído tratamento para cetoacidose diabética (CAD) moderada a grave com insulina intravenosa (IV), hidratação IV e reposição eletrolítica conforme protocolo institucional. Após 12 horas de tratamento clínico intensivo, houve resolução da acidose, glicemia de 220 mg/dL, queda de leucócitos para 9050/mm^3. Tendo em vista a presença de critérios clínicos de resolução de CAD, foi iniciada insulina glargina por via subcutânea (SC) e suspensa da insulina IV após duas horas de aplicação da insulina SC.

Comentários

Quadro clínico compatível com cetoacidose diabética na abertura do quadro de *diabetes mellitus* de provável etiologia autoimune (tipo 1). A realização de glicemia capilar teria identificado hiperglicemia e propiciado a suspeição clínica de CAD no momento dos atendimentos. Tendo em vista a inexistência de diagnóstico prévio de diabetes e presença de sintomas inespecíficos em paciente jovem sem comorbidades, não houve suspeita clínica de CAD, as glicemias não foram avaliadas e a paciente havia sido liberada anteriormente com diagnóstico de gastroenterite aguda. Ademais, não foi realizada glicemia capilar em nenhum dos atendimentos. A glicemia elevada foi identificada em exames laboratoriais que demandam tempo e não são solicitados em todos os atendimentos clínicos nas unidades de pronto atendimento. Casos como esse não são infrequentes e corroboram a importância de se realizar glicemia capilar em todos os pacientes atendidos em unidade de internação com quadros clínicos agudos e/ou uso de medicações com potencial de alterar glicemias e/ou pré-operatório de cirurgia maiores.

Literatura Recomendada

1. Korytkowski MT, Muniyappa R, Antinori-Lent K, Donihi AC, Drincic AT, Hirsch IB, et al. Management of Hyperglycemia in Hospitalized Adult Patients in Non-Critical Care Settings: An Endocrine Society Clinical Practice Guideline. J Clin Endocrinol Metab. 2022;107(8):2101-2128.
2. Umpierrez G, Hellman R, Korythowski MT, et al. Management of Hyperglycemia in hospitalized patients in non-critical care setting: an Endocrine Society Clinical Practice Guideline. J Clin Endocrinol Metab 2012; 97: 16-38.
3. Santomauro AT, Santomauro Jr AC, Pessanha AB, Raduan RA, Marino E.C., Lamounier RN. Diagnóstico e tratamento da Cetoacidose Diabética. Diretriz Oficial da Sociedade Brasileira de Diabetes (2023). DOI: 10.29327/5238993.2023-6, ISBN: 978-85-5722-906-8.

Caso 4

Bernardo Silva Oliveira Farias e Joana R. Dantas

Cetoacidose diabética leve

Paciente masculino, 17 anos, com história de *diabetes mellitus* tipo 1 (DM1) desde os 5 anos de idade, em uso das insulinas glargina e asparte, sem outras comorbidades, foi a um acampamento com amigos, onde iniciou, no segundo dia, um quadro de náuseas, vômitos e dor abdominal intensa. Refere não ter aplicado as insulinas corretamente na viagem. Na emergência, o paciente estava desidratado 2+/4, taquipneico, mas sem alterações do nível de consciência ou dos sinais vitais (PA 108×64 mmHg; FC 88 bpm; Tax 36,5°C e FR 26 irpm). Abdome flácido, peristáltico, doloroso à palpação difusamente, sem irritação peritoneal. Glicemia capilar da admissão 453 mg/dL, confirmado na glicemia sérica. Cetonemia *point of care* de 4 mmol/L (negativo ≤ 0,5 mmol/L). Gasometria venosa: pH 7,22 e bicarbonato 16,2 mEq/L. Os demais exames não demonstraram sinais de infecção ou alterações hidroeletrolíticas, potássio sérico 4,3 mEq/L. EAS com cetonúria 3+/4, sem piúria, nitrito negativo. Rx de tórax normal.

Diante do quadro, qual é a suspeita diagnóstica e como conduzir o caso?

Comentários

Trata-se de um paciente com DM1 com omissão de doses de insulina, com quadro clínico de dor abdominal associado a náuseas e vômitos; excluindo outras patologias abdominais, deve ser sempre considerada a hipótese de cetoacidose diabética (CAD). Diante dessa suspeita, a cetonemia *point of care*, quando disponível, junto com a gasometria, devem ser prontamente realizadas para a definição diagnóstica e de gravidade. Cetonemia igual ou superior a 3 mmol/L sugere diagnóstico de CAD e entre 1,5 mmol/L e 3 mmol/L sugere risco aumentado para CAD, sendo necessária confirmação com gasometria venosa. Cetonúria pode ser uma opção quando cetonemia não estiver disponível. Omissão de dose de insulina e intercorrências infecciosas são as principais causas desencadeantes de CAD. Outros fatores associados: medicações (como corticoide, inibidores do SGLT-2 e drogas antipsicóticas), pós-operatório ou eventos cardiovasculares como infarto agudo do miocárdio, acidente vascular cerebral ou embolia pulmonar.

O diagnóstico de CAD depende da confirmação laboratorial de hiperglicemia (≥ 200 mg/dL), cetose (cetonúria ou cetonemia) e acidose metabólica com ânion gap elevado (pH < 7,3 / bicarbonato < 15 mEq/L). Uma vez confirmado o diagnóstico, deve-se estabelecer a gravidade e tentar identificar o fator desencadeante (eventualmente, mais de um). A gravidade da CAD pode ser dividida em leve, moderada e grave com base no nível de consciência e grau de acidose. O paciente apresentava CAD leve, pois encontrava-se desperto e tinha pH entre 7,20 e 7,30. O tratamento da CAD visa a hidratação vigorosa, redução da hiperglicemia e correção da acidose e distúrbios hidroeletrolíticos, com especial atenção à calemia. A CAD leve pode ser tratada com insulina subcutânea rápida (asparte, lispro ou glulisina) ou ultrarrápida (*fast asparte*) preferencialmente à insulina regular. Dose inicial, em *bolus*, 0,1-0,3 UI/kg subcutânea, manter glicemia capilar horária e correção a cada 1 ou 2 horas (dose de manutenção de 0,1 UI/kg).

O paciente recebeu prontamente hidratação venosa com solução cristaloide isotônica, insulina asparte por via subcutânea. A cetoacidose foi resolvida, houve melhora da glicemia (< 200 mg/dL), a insulina glargina e a asparte na dose usual do paciente foram reconciliadas, e a dieta oral retornada.

Literatura Recomendada

1. Santomauro AT, Santomauro Jr AC, Pessanha AB, Raduan RA, Marino EC, Lamounier RN. Diagnóstico e tratamento da Cetoacidose Diabética. Diretriz Oficial da Sociedade Brasileira de Diabetes (2023). DOI: 10.29327/5238993.2023-6, ISBN: 978-85-5722-906-8.
2. Castellanos L, Tuffaha M, Koren D, Levitsky LL. Management of Diabetic Ketoacidosis in Children and Adolescents with Type 1 Diabetes Mellitus. Paediatr Drugs. 2020; 22(4): 357-367.

Caso 5

Lucille Annie Carstens e Lenita Zajdenverg

Cetoacidose diabética grave

Paciente feminina, 23 anos, parda, previamente hígida, com perda ponderal de 10 kg em seis meses acompanhada de poliúria e polidipsia, foi à emergência com quadro de náuseas e lipotimia ocorrida há poucas horas. História familiar: mãe, avó materna e tia materna com DM2. Ao exame, encontrava-se vígil, lúcida e orientada, hipo-hidratada 3+/4+. Peso: 39 kg, IMC: 16,2 kg/m^2, FC =100 bpm, FR = 24 irpm, PA: 96 × 60 mmHg. Exames complementares: glicemia: 624 mg/dL, gasometria arterial: pH 7,2, bicarbonato: 5 nmol/L, ânion gap: 14 e EAS: cetonúria ++

Qual a hipótese diagnóstica e como conduzir o caso?

Comentários

Trata-se de paciente adulta com sintomas clássicos de *diabetes mellitus* (polidpsia, poliúria, polifagia, perda ponderal), que evoluiu em curto prazo com quadro de cetoacidose diabética (CAD) caracterizado pela presença de glicemia acima de 200 mg/dL, acidose metabólica (pH < 7,3) e cetose (cetonúria ≥ 2+ ou cetonemia). A CAD pode ser observada em pessoas que desconheciam o diagnóstico de diabetes tipo 1 (DM1), como forma de apresentação inicial. A prevalência de CAD ao diagnóstico de DM1 tem uma frequência na população pediátrica de 30% a 77%, porém em pacientes adultos é desconhecida. A CAD é condição de alto risco de mortalidade, sendo necessária alta suspeição clínica, independentemente da idade ao diagnóstico e do histórico familiar de diabetes. A presença do autoanticorpo anticarboxilase do ácido glutâmico (anti-GAD) é frequente no paciente adulto com DM1 e sua medida pode ser indicada nos casos de dúvida na classificação do tipo de diabetes. Pior prognóstico da CAD está associado com o atraso no início do tratamento e com o avanço da acidose metabólica. A terapêutica com reposição imediata de fluidos e eletrólitos seguida por fornecimento de insulina deve ser prontamente implementada.

Manejo da CAD moderada a grave e sugestão de protocolo

O manejo da cetoacidose diabética tem como objetivos: estabilização do paciente, correção da desidratação, eletrólitos quando necessário, insulinoterapia.

1. Hidratação: solução salina isotônica (cloreto de sódio 0,9%): 15-20 mL/kg: 15-20 mL /kg na primeira hora, em bomba de infusão. Depois deste período, reposições de acordo com evolução de eletrólitos e diurese.

2. Reposição de eletrólitos:

- Potássio - repor sempre que K < 5 mEq/L; manter entre 4 mEq/L e 5 mEq/L.
- Bicarbonato – reposição, se pH < 6,9.
- Fosfato - apenas se manifestações clínicas graves em condições de hipoxemia (p. ex.: anemia hemolítica, insuficiência cardíaca aguda).

3. Insulinoterapia venosa:

- Iniciar imediatamente, se o K maior que 3,3 mEq/L.
- Insulina regular 1 mL (100 UI) + SF 0,9% 99 mL: solução 100 mL (1 UI/mL): *bolus* 0,1 UI/kg + infusão contínua em bomba de infusão 0,1 UI/kg/h.
- Glicemia capilar 1/1h. Ajustar velocidade de infusão para meta de redução da glicemia: 50 mg/dL -75 mg/dL por hora.
- Quando glicemia entre 200 mg/dL e 250 mg/dL, iniciar soro glicosado a 5% associado a infusão de insulina e hidratação com soro fisiológico, até a resolução da acidose. Insulina basal (glargina) subcutânea deve ser aplicada duas horas antes da suspensão da infusão contínua. A dose pode ser calculada pela média da infusão das últimas 4-6 horas, com bom controle glicêmico, e multiplicando por 24. Administrar 60% a 80% deste cálculo da insulina venosa na forma de insulina subcutânea, sendo 50% de insulina basal e 50% na forma de *bolus*.

Literatura Recomendada

1. Fazeli Farsani S, Brodovicz K, Soleymanlou N, Marquard J, Wissinger E, Maiese BA. Incidence and prevalence of diabetic ketoacidosis (DKA) among adults with type 1 diabetes mellitus (T1D): a systematic literature review. BMJ Open. 2017;7(7):e016587. Erratum in: BMJ Open. 2017 Sep 1;7(8):e016587corr1.
2. Santomauro AT, Santomauro Jr AC, Pessanha AB, Raduan RA, Marino EC, Lamounier RN. Diagnóstico e tratamento da Cetoacidose Diabética. Diretriz Oficial da Sociedade Brasileira de Diabetes (2023). DOI: 10.29327/5238993.2023-6, ISBN: 978-85-5722-906-8.

Caso 6

Augusto Cesar Santomauro Jr

Cetoacidose euglicêmica em indivíduo com diabetes tipo 1 em uso de bomba de infusão contínua de insulina

Paciente feminina, 17 anos, eutrófica, com diagnóstico de *diabetes mellitus* tipo 1 aos 15 anos de idade. Negava internações prévias por cetoacidose diabética (CAD). Como tratamento para o diabetes, usava uma bomba de insulina híbrida de circuito fechado em modo automático há dois meses. Foi admitida no pronto-socorro com sintomas gripais e vômitos iniciados há 12 horas, com inapetência nos três dias anteriores. Em casa, seus níveis de glicemia capilar permaneceram entre 95 mg/dL e 145 mg/dL. A bomba, em modo automático, administrava insulina basal ininterrupta e a paciente administrou apenas três *bolus* de insulina nos três dias anteriores, devido a inapetência e níveis normais de glicemia. Sua dose diária total de insulina foi reduzida para 0,57 unidade/kg/dia nos três dias anteriores, comparada à dose de 1,20 unidade/kg/dia utilizada quando se sentia bem. Ela não havia testado suas cetonas porque seus níveis de glicose no sangue estavam consistentemente menores do que 250 mg/dL. Relata perda de 4,4 kg nas três semanas anteriores.

Na avaliação inicial, a paciente estava mal, desidratada, afebril (37,3°C), frequência cardíaca de 140 batimentos/min, pressão arterial de 140 × 92 mmHg, frequência respiratória normal e glicemia capilar de 138 mg/dL. A gasometria venosa confirmou a acidose metabólica, com pH 7,183, concentração de bicarbonato de 11,1 mEq/L, lactato de 2,07 mmol/L e um ânion gap de 28 mEq/L. Exames laboratoriais com glicemia plasmática = 172 mg/dL, cetonemia = 3,0 mmol/L (negativa ≤ 0,5 mmol/L), sódio = 139 mmol/L, potássio = 4,5 mmol/L, cloro = 99 mmol/L, função renal e hepática sem alterações.

Quais as condutas recomendadas?

Comentários

A cetoacidose diabética (CAD) é uma complicação aguda que ocorre tipicamente no diabetes tipo 1 (DM1) e é definida pela presença de hiperglicemia, acidose metabólica e cetose. No caso acima, a paciente apresentou sintomas típicos, porém com níveis de glicemia pouco elevados. Isso se deve ao fato de a bomba de infusão de insulina manter uma administração contínua de insulina basal em modo automático, que preveniu a hiperglicemia. Este é um quadro de cetoacidose diabética euglicêmica (CAD-E), uma condição pouco comum, mas potencialmente ameaçadora à vida pois, como a glicemia não está muito elevada, pode haver atrasos no reconhecimento do diagnóstico e no início do tratamento. Se diagnosticado precocemente e tratado agressivamente com fluidos e insulina intravenosos (IV), a CAD-E pode ser facilmente revertida, minimizando, assim, a morbidade e mortalidade. Os objetivos da reposição volêmica são: repor o déficit de água, manter a pressão arterial, melhorar a perfusão tissular e renal, reduzir a glicemia. Na ausência de comprometimento das funções cardíaca e renal, deve-se iniciar infusão de solução salina isotônica de cloreto de sódio (NaCl) 0,9%, em média 15 mL/kg a 20 mL/kg na primeira hora, buscando-se restabelecer a perfusão periférica. O início da insulinoterapia deve ser com baixa dose de insulina IV em todos os indivíduos com CAD moderada a grave que tenham potássio sérico ≥ 3,3 mEq/L. A única indicação para atrasar o início da terapia com insulina é se o potássio sérico estiver abaixo de 3,3 mEq/L, uma vez que a insulina piorará a hipocalemia ao direcionar o potássio para as células. O principal efeito da terapia com insulina é reduzir a concentração de glicose sérica, principalmente diminuindo a produção de glicose hepática e aumentando a utilização periférica, assim como através de um efeito menos importante, diminuindo a produção de cetona, reduzindo a lipólise e a secreção de glucagon. Quando a glicemia está menor que 250 mg/dL, a maioria dos casos iniciais de CAD-E, é necessário trocar a solução salina IV para dextrose em solução salina e utilizar uma taxa de infusão de insulina de 0,02 a 0,05 unidade/kg por hora. Se possível, não permitir que a glicemia, neste momento, caia abaixo de 200 mg/dL, porque isso pode promover o desenvolvimento de edema cerebral. A administração de glicose usando porcentagens mais altas de dextrose (10% ou 20%) é necessária para facilitar a administração concomitante das quantidades relativamente grandes de insulina que são necessárias para corrigir a acidose severa nesses indivíduos.

Literatura Recomendada

1. Santomauro AT, Santomauro Jr A, Raduan RA, Bertoluci M. Diagnóstico e Tratamento da Cetoacidose Diabética Euglicêmica. Diretriz Oficial da Sociedade Brasileira de Diabetes (2023). DOI: 10.29327/557753.2022-22, ISBN: 978-85-5722-906-8.
2. Santomauro AT, Santomauro Jr A, Pessanha AB, Raduan RA, Marino EC, Lamounier RN. Diagnóstico e tratamento da Cetoacidose Diabética. Diretriz Oficial da Sociedade Brasileira de Diabetes (2023). DOI: 10.29327/5238993.2023-6, ISBN: 978-85-5722-906-8.
3. Barski L, Eshkoli T, Brandstaetter E, Jotkowitz A. Euglycemic diabetic ketoacidosis. Eur J Intern Med. 2019; 63: 9-14.
4. Kitabchi AE, Umpierrez GE, Murphy MB, Kreisberg RA. Hyperglycemic crises in adult patients with diabetes: a consensus statement from the American Diabetes Association. Diab Cara 2006; 29(12): 2739-2748

Caso 7

Augusto Cesar Santomauro Jr

Cetoacidose euglicêmica em uso de inibidores do SGLT2

Paciente de 55 anos, sexo masculino, casado, aposentado, refere diagnóstico de *diabetes mellitus* tipo 2 há 15 anos, em uso de metformina, glicazida e empagliflozina há seis meses. Tem antecedente de hipertensão arterial há 20 anos, em uso de losartana; hipercolesterolemia há 5 anos, em uso de rosuvastatina, e já realizou procedimento de angioplastia com colocação de *stent* farmacológico, há cinco anos, devido a um quadro de angina instável. Paciente deu entrada no pronto atendimento com queixa dor abdominal e vômitos há dois dias. Negava febre, tosse, dispneia, dor torácica, alteração da visão ou outros sintomas. Ao exame físico, o paciente estava em regular estado geral, desidratado, com pressão arterial de 100/60 mmHg, frequência cardíaca de 110 bpm, frequência respiratória de 20 irpm, temperatura axilar de 37,5°C, apresentando dor à palpação difusa, sem massas palpáveis e/ou sinais de irritação peritoneal. Exames complementares com glicemia: 98 mg/dL, cetonemia 3,5 mmol/L, cetonúria 3+, pH sanguíneo: 7,1, ânion gap: 12, creatinina: 1,4 mg/dL e potássio 3,1 mEq/L.

Qual o provável diagnóstico clínico?

Comentários

O quadro clínico apresentado pelo paciente configura uma cetoacidose diabética (CAD) com níveis de glicemia pouco elevados (ou até normais como neste caso). Essa situação é denominada CAD euglicêmica (CAD-E), que é uma condição pouco comum, mas potencialmente ameaçadora à vida. É uma emergência que pode ocorrer em pessoas com DM1, DM2, ou mesmo em pessoas sem diabetes. Apresenta um desafio diagnóstico pois, como a glicemia não está muito elevada, pode haver atrasos no reconhecimento do diagnóstico e no início do tratamento. A CAD-E é definida pela presença de glicemia < 200 mg/dL, com pH < 7,3 ou bicarbonato < 18 mEq/L, ânion gap 10-12 mEq/L e concentrações elevadas de cetonemia. Seu quadro clínico é semelhante ao da CAD clássica. O mecanismo da CAD-E é devido à diminuição da produção hepática de glicose durante o estado de jejum e ao aumento urinário da excreção de glicose induzida por um excesso de hormônios contrarreguladores. Na CAD-E induzida por inibidores de SGLT2 (iSGLT2), a glicosúria renal contribui para níveis ainda mais baixos de glicose plasmática. A literatura médica não é clara a respeito da incidência de CAD-E em indivíduos utilizando iSGLT2, mas é recomendado atenção especial ao diagnóstico de CAD-E em indivíduos com DM2 tratados com iSGLT2, que apresentem sintomas típicos de acidose metabólica, principalmente na presença de fatores precipitantes como desidratação, vômitos, redução da ingestão de carboidratos (p. ex., jejum perioperatório ou procedimento invasivo), doença infecciosa aguda, abuso excessivo de álcool ou drogas ilícitas. Uma vez diagnosticado, o manejo de CAD-E é simples e semelhante ao da CAD clássica. A base do tratamento envolve correção rápida de desidratação usando fluidos intravenosos e correção de anormalidades eletrolíticas. O segundo passo mais importante no manejo é o uso de insulina intravenosa IV com uma solução contendo dextrose até o ânion gap e os níveis de bicarbonato se normalizarem.

Literatura Recomendada

1. Santomauro AT, Santomauro Jr A, Raduan RA, Bertoluci M. Diagnóstico e Tratamento da Cetoacidose Diabética Euglicêmica. Diretriz Oficial da Sociedade Brasileira de Diabetes (2023). DOI: 10.29327/557753.2022-22, ISBN: 978-85-5722-906-8.
2. Santomauro AT, Santomauro Jr A, Pessanha AB, Raduan RA, Marino EC, Lamounier RN. Diagnóstico e tratamento da Cetoacidose Diabética. Diretriz Oficial da Sociedade Brasileira de Diabetes (2023). DOI: 10.29327/5238993.2023-6, ISBN: 978-85-5722-906-8.
3. Barski L, Eshkoli T, Brandstaetter E, Jotkowitz A. Euglycemic diabetic ketoacidosis. Eur J Intern Med. 2019; 63: 9-14.
4. Kitabchi AE, Umpierrez GE, Murphy MB, Kreisberg RA. Hyperglycemic crises in adult patients with diabetes: a consensus statement from the American Diabetes Association. Diab Cara 2006; 29(12): 2739-2748.

Caso 8

Rodrigo Souza

Cetoacidose diabética na gestação

Gestante (Idade Gesttacional = 30 semanas e 5 dias), 28 anos, 75 kg, portadora de *diabetes mellitus* (DM) não classificado (identificado há cerca de seis anos), dá entrada no serviço de emergência com queixa de piora das contrações uterinas e do controle glicêmico, sem outras queixas. Glicemia capilar de entrada = 185 mg/dL. Refere uso regular de insulina NPH (28 UI antes do café da manhã e 12 UI antes da ceia) e insulina regular conforme esquema (café = 4 UI; almoço = 6 UI; jantar = 4 UI; se > 70; fator de sensibilidade = 40). Automonitoramento da glicemia capilar demonstrando controle glicêmico fora da meta (glicemia média pré-prandial = 140 mg/dL; glicemia média uma hora pós-prandial = 195 mg/dL), com piora progressiva nos últimos três dias. Indicada internação hospitalar e, por conta da probabilidade de ameaça de trabalho de parto prematuro, administração de corticoterapia sistêmica para maturação pulmonar fetal (betametasona 12 mg, intramuscular, no ato da internação e nova dose de 12 mg no dia seguinte).

No terceiro dia de internação, evoluiu com piora importante do controle glicêmico (média glicêmica = 205 mg/dL), além de náuseas (persistente) e um episódio de vômito. Neste momento, qual a principal hipótese diagnóstica?

Quais exames devem ser solicitados para a paciente?

Haveria algo que poderia ter sido feito no ato da internação da paciente (de modo a prevenir essa evolução desfavorável)?

Comentários

A principal hipótese diagnóstica é cetoacidose diabética (CAD) induzida pelo uso inadvertido de corticoterapia sistêmica. CAD na gestação apresenta elevado índice de mortalidade fetal (podendo chegar a 35% dos casos, de acordo com alguns trabalhos). Esta grave complicação aguda ocorre principalmente no final da gravidez, sobretudo no DM tipo 1, mas também pode ocorrer no DM tipo 2, diabetes gestacional ou qualquer outro subtipo de DM. Portanto, é um diagnóstico que jamais pode passar despercebido, principalmente durante esta fase de vida da mulher.

Diante de tal hipótese, deve-se solicitar gasometria, pesquisa de cetonúria ou cetonemia (considerar uso de cetonemia capilar) e eletrólitos sanguíneos (sódio, potássio, cloreto), a fim de investigar o diagnóstico de CAD através dos seguintes critérios : glicemia ≥ 200 mg/dL + pH ≤ 7,3 + HCO3 < 15 + cetonúria ≥ 2 cruzes em exame de urina e/ou cetonemia > 3 mmol/L.

A gravidez, fisiologicamente, é um estado propenso à cetose. A gestação é um estado de fome acelerada, alcalose respiratória, e maior resistência à insulina (devido ao aumento de hormônios contrarregulatórios como lactogênio placentário, progesterona, prolactina, cortisol, GH, glucagon e catecolaminas), especialmente no final do segundo e ao longo de todo o terceiro trimestre. Em pacientes com DM gravemente insulinopênicos, todo este processo acaba sendo exacerbado, o que leva à produção excessiva de corpos cetônicos, culminando na cetoacidose. Inclusive, o risco de CAD "euglicêmica" (ou seja, com valores de glicemia < 200 mg/dL) também é maior na gestação.

Uma das principais causas para a CAD é o uso inadvertido de corticoides. No presente caso, a dose total de 24 mg de betametasona intramuscular equivale a aproximadamente 80 mg prednisona, ou seja, cerca de 1 mg/kg para a paciente em questão. A consequência imediata disso é a piora do controle glicêmico. Para mitigar o risco de CAD, antes da administração do corticoide, a paciente deve receber nova prescrição de insulinas, com ajustes em torno de 30% a 50% nas doses (tanto de basal quanto de insulinas de ação prandial), havendo protocolos que contemplam doses ainda maiores em determinados casos, com reduções paulatinas ao longo dos dias seguintes, conforme meia-vida do corticoide administrado. Ademais, não havendo urgência para a administração deste fármaco, ele pode ser revisado ou ter aplicação postergada até a otimização do controle glicêmico.

Literatura Recomendada

1. Santomauro AT, Santomauro Jr A, Pessanha AB, Raduan RA, Marino EC, Lamounier RN. Diagnóstico e tratamento da Cetoacidose Diabética. Diretriz Oficial da Sociedade Brasileira de Diabetes (2023). DOI: 10.29327/5238993.2023-6, ISBN: 978-85-5722-906-8.
2. Dhanasekaran M, Mohan S, Erickson D, Shah P, Szymanski L, Adrian V, Egan AM. Diabetic Ketoacidosis in Pregnancy: Clinical Risk Factors, Presentation, and Outcomes. J Clin Endocrinol Metab. 2022;107(11):3137-3143.
3. Paulsen CP, Hall D, Mason D, van, Coetzee A, Conradie M. Observations on Glucose Excursions With the Use of a Simple Protocol for Insulin, Following Antenatal Betamethasone Administration Front Endocrinol (Lausanne). 2020; 11: 592522.4.
4. Barski L, Eshkoli T, Brandstaetter E, Jotkowitz A. Euglycemic diabetic ketoacidosis. Eur J Intern Med. 2019;63: 9-14.

Caso 9

Joana R. Dantas e Paula Marcillac Garcia

Diabetes Flatbush

Paciente masculino, 45 anos, hipertenso e dislipidêmico, portador de obesidade, chega à emergência com história de poliúria, polidipsia; encontra-se taquipneico, taquicárdico, abdome levemente doloroso e glicemia capilar > 500 mg/dL (limite do aparelho). Gasometria venosa na admissão demonstrada, pH 7,17, pCO_2 18, lactato 1,6 mg/dL, bicarbonato de 12 mg/dL e glicemia acima do limite superior do aparelho. Exame simples de urina: +++ glicose, + proteína, ++++ cetonúria. Ao exame, hipocorado +/4, desidratado +++/4, anictérico, acianótico. PA = 101 × 80 mHg, FC = 110 bpm, SPO_2 = 96%, acantose *nigricans*. Peso: 99 kg, IMC = 36,3 kg/m^2. Realizado o diagnóstico de cetoacidose diabética (CAD) com gravidade moderada (pH entre 7,1 e 7,2) e iniciado tratamento com hidratação venosa, infusão de insulina regular venosa e sem reposição de potássio no primeiro momento, dado que apresentava hipercalemia (K > 5 mEq/L), hemoglobina glicada de 11,2%. Após melhora clínica, foi iniciada insulina subcutânea (SC) (cálculo da dose total de insulina: 60% a 80% da dose total de insulina IV nas últimas 24 horas; cálculo da dose basal: 50% da dose total de insulina) com insulina NPH 15 UI/dia (5 UI no café, 5 UI no almoço e 5 UI na ceia), associada a esquema de insulina regular SC 30 minutos antes das refeições, conforme a glicemia (80-120 = 5 UI, 121-170 = 6 UI, 171-220 = 7 UI, 221-290 = 8 UI, > 290 = 9 UI). O paciente evoluiu satisfatoriamente e recebeu alta com orientações para aplicação correta da insulina e retorno ambulatorial precoce. Durante acompanhamento ambulatorial, os exames laboratoriais evidenciaram autoanticorpos antiGAD e anti-IA2 não reagentes e peptídeo C positivo de 1,86 mg/dL (valor de referência: 1,03 a 4,79 mg/dL). Iniciado metformina XR com aumento progressivo até 2 g e orientação nutricional para manejo da obesidade. Paralelamente, o paciente evoluiu com redução progressiva da dose de insulina, sendo iniciado gliclazida MR 60 mg/dia (mantida meformina XR) e suspensas as insulinas NPH e regular. Manteve controle glicêmico adequado apenas com antidiabéticos orais. Diante do quadro, o paciente foi diagnosticado com *diabetes mellitus* tipo 2 com tendência à cetose (Diabetes *Flatbush*).

Comentários

O diabetes propenso a cetose ou diabetes *Flatbush* é um fenótipo de diabetes que apresenta características concomitantes de DM1 e DM2. É caracterizado pela presença de episódios de cetoacidose diabética, autoanticorpos negativos e déficit da secreção de insulina que apresenta recuperação precoce após fase aguda. Ocorre por uma disfunção reversível de células beta, porém os mecanismos fisiopatológicos ainda não são totalmente estabelecidos. Alguns estudos sugerem que os fatores desencadeantes podem ser de etiologia metabólica, genética ou viral. É tipicamente visto em homens obesos de meia-idade com história familiar de DM2, porém muitas variações desse perfil já foram descritas. Após terapia com insulina inicial, muitos pacientes se tornam independentes de insulina e atingem euglicemia apenas com antidiabéticos orais e dieta ou até mesmo apenas com dieta. Como os episódios de CAD podem recorrer, os inibidores do SGLT-2 devem ser evitados, devido ao maior risco de CAD euglicêmica com uso dessa classe de antidiabéticos.

Literatura Recomendada

1. Shankar M, Chowdhury T, Gousy N, Parthasarathi A. An Insight Into Flatbush Diabetes: A Rare Form of Diabetes. Cureus. 2022;14(1):e21567.
2. Patel, Sanjeet G, et al. Pathogenesis of $A^{-}\beta^{+}$ ketosis-prone diabetes. Diabetes 2013: 62(3): 912-22.

Caso 10

Denise Momesso, Rosana Farina, Thiago do Souto da Silva Sá, Roberto Gamarski, Andréa Ferreira Haddad, João Vicente Libonato da Cunha e Jorge Sabino

Hiperglicemia de estresse e diagnóstico de diabetes no hospital

L.M.S., 50 anos, sexo feminino, admitida em unidade de terapia intensiva com sepse cutânea devido à lesão de partes moles infectada em dorso. Refere picada por inseto, há duas semanas, que evolui com abscesso, febre e queda do estado geral. Nega comorbidades. Glicemias da admissão 461 mg/dL, cetonemia negativa, sem acidose. Controle glicêmico foi realizado com insulinoterapia intravenosa conforme o protocolo institucional para paciente crítico. Foi iniciada antibioticoterapia de amplo espectro, hidratação venosa e realizada drenagem cirúrgica da lesão. Devido à presença de hiperglicemia de estresse foi solicitada hemoglobina glicada (HbA1c) com resultado de 11,7%. Paciente apresentou boa evolução clínica e após quatro dias em insulinoterapia venosa foi realizada transição de insulina venosa para subcutânea com esquema basal-*bolus* utilizando insulinas glargina e lispro. Paciente utilizou antibiótico por quatro semanas e permaneceu hospitalizada por 45 dias. No planejamento de alta hospitalar, foram realizadas visitas de educação em diabetes, otimização terapêutica e adequação do tratamento visando a melhor aderência e redução de custo. Controle glicêmico foi atingido com insulina NPH 0,2 UI/kg/dia em 2 ×/dia, metformina XR 2 g/dia, linagliptina 5 mg.

Comentários

Paciente admitida com sepse cutânea e hiperglicemia de estresse sem cetoacidose, desconhecia diagnóstico de DM. Esse caso ressalta a importância de solicitar glicemia em todos os pacientes adultos com indicação de hospitalização. Patologias agudas podem cursar com hiperglicemia de estresse independentemente do diagnóstico de diabetes. A hiperglicemia hospitalar está associada ao pior prognóstico, com aumento da morbimortalidade, em pacientes com e sem diabetes. Ademais, muitos pacientes admitidos no hospital desconhecem o diagnóstico de DM e na presença de hiperglicemia, devem ser avaliados para diagnóstico diferencial entre hiperglicemia de estresse e DM desconhecido. Recomrnda-se solicitar HbA1c na admissão hospitalar em todos os pacientes com hiperglicemia de estresse, para avaliar diagnóstico diferencial com DM desconhecido. O resultado de HbA1c maior ou igual a 6,5%, na ausência de fatores interferentes, permite diagnóstico de DM em pacientes hospitalizados. A dosagem de HbA1c também deve ser solicitada em todo paciente com DM sem resultado dos últimos três meses disponível, para avaliar o controle glicêmico prévio e auxiliar no planejamento terapêutico. A dosagem da HbA1c pode sofrer interferência e não deve ser solicitada nas seguintes condições: anemias e hemólise, drogas que aumentem a eritropoiese, doença renal crônica, gestação, hemoglobinopatias.

Na fase inicial da internação, foi instituída terapêutica com insulina venosa devido ao cenário clínico de paciente crítico e hiperglicemia de estresse. Com a melhora clínica, foi possível realizar transição para insulina subcutânea. Optou-se por iniciar esquema basal-*bolus* devido a maior efetividade em controlar a glicemia em pacientes hiperglicêmicos não críticos. Com a resolução da fase aguda de doença, foi iniciado planejamento de alta hospitalar com otimização terapêutica e educação em diabetes. O uso de esquema basal-*bolus* com insulina NPH e insulina ultrarrápida pode ter sucesso no controle da glicemia, desde que haja monitorização frequente de glicemias e ajustes oportunos na dose de insulina.

Literatura Recomendada

1. Korytkowski MT, Muniyappa R, Antinori-Lent K, Donihi AC, Drincic AT, Hirsch IB, et al. Management of Hyperglycemia in Hospitalized Adult Patients in Non-Critical Care Settings: An Endocrine Society Clinical Practice Guideline. J Clin Endocrinol Metab. 2022;107(8):2101-2128.
2. Umpierrez G, Hellman R, Korythowski MT, et al. Management of Hyperglycemia in hospitalized patients in non- critical care setting: na Endocrine Society Clinical Practice Guideline. J Clin Endocrinol Metab. 2012; 97: 16-38.
3. Weykamp C. HbA1c: a review of analytical and clinical aspects. Ann Lab Med. 2013; 33 (6): 393-400.
4. American Diabetes Association Professional Practice Committee; 16. Diabetes Care in the Hospital: *Standards of Care in Diabetes—2025. Diabetes Care* 2025; 48 (Supplement_1): S321-S334.

Caso 11

Denise Momesso e Felipe Saddy

Controle glicêmico no paciente crítico por sepse abdominal

N.Z.J., 69 anos, sexo masculino, admitido na unidade de terapia intensiva com choque séptico refratário e abdome agudo com suspeita de colite isquêmica. Apresenta diagnóstico de diabetes, uso prévio de insulina glargina 46 UI e linagliptina 5 mg; insuficiência renal crônica em tratamento conservador; hipertensão; talassemia minor. Glicemia de admissão na unidade: 350 mg/dL. Nas primeiras 24 horas, apresentando instabilidade clínica, necessidade de drogas vasoativas em altas doses, sedação, ventilação mecânica em modo controlado; iniciado antibioticoterapia de amplo espectro, hidratação venosa, correção distúrbios hidroeletrolíticos, dieta zero e suporte calórico com soro glicosado 50%.

Como realizar o controle glicêmico nesse cenário clínico?

Comentários

O controle glicêmico no paciente crítico deve ser realizado com insulina regular intravenosa em bomba de infusão contínua com ajustes horários na taxa de infusão de insulina baseados na glicemia. Recomenda-se monitorizar a glicemia a cada uma hora com sangue de fonte arterial ou venosa (utilizar a mesma fonte) e glicosímetros apropriados para uso hospitalar. Em casos de má perfusão periférica e/ou edema, não devem ser utilizadas insulina por via subcutânea e avaliação de glicemia em fonte de sangue capilar. Insulinoterapia venosa deve ser iniciada na presença de duas ou mais medidas de glicemia superiores a 180 mg/dL e com os níveis de potássio superiores a 3,3 mEq/L. A meta glicêmica atual recomendada para paciente crítico em insulinoterapia é de glicemias entre 140 mg/dL e 180 mg/dL. As evidências mais recentes indicam que o tratamento intensivo com insulina visando metas glicêmicas mais baixas e estritas (80 mg/dL a 110 mg/dL) pode estar associado ao aumento do risco de hipoglicemia e complicações. Em pacientes com glicemias estáveis e menor risco de hipoglicemia, pode haver benefício na manutenção de glicemia entre 100 mg/dL e 140 mg/dL durante insulinoterapia venosa, desde que sem hipoglicemia.

Diversos protocolos de insulinoterapia venosa para pacientes críticos estão disponíveis. Os hospitais devem utilizar protocolos seguros, eficazes, com orientações claras para ajuste de insulina e correção das hipoglicemias. A insulina regular é a insulina de uso preferencial por via intravenosa (IV), tendo rápido início de ação e meia-vida curta. A solução de insulina regular deve ser é obtida com a diluição em soro fisiológico (SF) em concentração fixa de uma unidade internacional de insulina para cada mililitro de solução (SF 0,9% 99 mL + 100 UI de insulina regular), com administração preferencial em sistema de infusão contínuo ou *bolus* IV, através de via venosa exclusiva e com necessidade de *priming* do equipo ou uso de equipo apropriado sem adsorção. Em cenários de desabastecimento de insulinas humanas e/ou indisponibilidade de insulina regular, os análogos de insulina de ação rápida lispro (Humalog®), aspart (Novorapid®) e glulisina (Apidra®) podem ser utilizados para preparo de solução insulina IV com SF 0,9% na mesma concentração da insulina regular. Os protocolos de insulina IV devem orientar ajustes periódicos na velocidade de infusão de acordo com glicemia horária. Os pacientes críticos devem ter suporte calórico mínimo ofertado através de dieta enteral, parenteral e/ou soro glicosado. Nos pacientes em dieta zero, deve ser garantido aporte calórico mínimo de 5-10 g de glicose/ h que pode ser oferecido via infusão intravenosa de dextrose (SG 50% = 10-20 mL/h, SG 10% = 50-100 mL/h).

Literatura Recomendada

1. American Diabetes Association Professional Practice Committee; 16. Diabetes Care in the Hospital: *Standards of Care in Diabetes—2025. Diabetes Care* 2025; 48 (Supplement_1): S321-S334.
2. Gunst J, De Bruyn A, Van den Berghe G. Glucose control in the ICU. Curr Opin Anaesthesiol. 2019; 32 (2): 156-162
3. Yamada T, Shojima N, Noma H, Yamauchi T, Kadowaki T. Glycemic control, mortality, and hypoglycemia in critically ill patients: a systematic review and network meta-analysis of randomized controlled trials. Intensive Care Med. 2017 Jan;43(1):1-15.
4. Jacobi J, Agus M, Braithwaite SS, Deutschman C, Freire AX, Geehan D, et al. Guidelines for the use of an insulin infusion for the management of hyperglycemia in critically ill patients. Crit Care Med. 2012; 40 (12):3251-76.
5. Momesso D, Marino EC, Ribeiro RS, Schann B, Santomauro Jr AC, Toyoshima MTK, Travasso S, Lamounier RN, Bertoluci M. Posicionamento oficial da Sociedade Brasileira de Diabetes sobre uso racional de insulinas no hospital 2024. https://profissional.diabetes.org.br/wp-content/uploads/2024/09/Posicionamento-SBD-01-2024-1.pdf.

Caso 12

Denise Momesso, Paloma Nehab Hess, Felipe Saddy, Celso Coelho Filho, Sonia Cristina Rodrigues Simões e André Volschan

Hiperglicemia de estresse no paciente com COVID

C.M.M., 68 anos, sexo masculino, admitido na unidade de terapia intensiva com infecção por COVID grave. Apresentava como comorbidade hipertensão arterial sistêmica e negava diabetes. Escores de gravidade na admissão: *Sequencial Organ Failure Assessment* (SOFA) = 12, *Simplified Acute Physiology Score* (SAPS) 3 = 80 e SAPS para risco de mortalidade = 74. Evoluiu com insuficiência respiratória e necessidade de suporte ventilatório, uso de drogas vasoativas, suporte dialítico e necessidade de circulação extracorpórea.

Na admissão, apresentou glicemia de 250 mg/dL, sem histórico de hiperglicemia prévia ou diabetes. Nas primeiras 24 horas de internação, manteve hiperglicemia, tendo sido iniciada insulina venosa conforme protocolo institucional para paciente crítico. Manteve uso de insulina venosa durante todo o período crítico, com necessidade de doses elevadas de insulina, configurando grande resistência insulínica. As necessidades de insulina foram maiores após o início de corticoterapia.

Após 99 dias de internação hospitalar recebeu alta, melhorado e sem necessidade de uso de insulina ou antidiabéticos.

Comentários

Hiperglicemia de estresse é frequente nas infecções por COVID moderadas a graves, sendo usual a necessidade de altas doses de insulina. A hiperglicemia e resistência insulínicas foram agravadas pelo uso de corticoide.

A fim de avaliar a associação entre controle glicêmico e desfecho clínico, realizamos análise retrospectiva dos casos de 92 pacientes com COVID moderado-grave admitidos em unidade de terapia intensiva no ano de 2020. A idade média dos pacientes foi de 76,1±14,4 anos, 42,4% apresentavam diabetes (DM) e os escores prognósticos na admissão foram: SOFA = 4,0 (1-14), SAPS 3 = 55,4±13.8, SAPS para risco de mortalidade = 26,67% (9,7-42,5). Nas primeiras 24 horas de internação, 64,1% apresentavam hiperglicemia persistente (≥ 180 mg/dL). Durante internação, a taxa de hiperglicemia ≥ 180 mg/dL foi de 20%, ≥ 300 mg/dL de 1,47% e a taxa de hipoglicemia < 70 mg/dL foi de 1,56%; hiperglicemia foi observada em 42,5% e 57,6% dos pacientes com e sem DM (respectivamente, p = 0,039) e 34,8% dos pacientes foram tratados com insulina venosa em infusão contínua. Hiperglicemia esteve diretamente associada com SAPS, para risco de mortalidade (p = 0,048) e idade (p = 0,043), enquanto hipoglicemia esteve diretamente associada com idade (p = 0,005), SOFA (p = 0,028), SAPS 3 (p = 0,031) e SAPS para risco mortalidade (p = 0,029). A mediana de tempo de permanência hospitalar foi de 18 dias (1- 279) e os principais desfechos clínicos observados foram: necessidade de ventilação mecânica 56,5%; uso de drogas vasoativas 58,7%; suporte dialítico = 15,2% e taxa de mortalidade específica = 38%. Hiperglicemia esteve associada a mortalidade (p = 0,013), uso de ventilação mecânica (p = 0,009) e uso de drogas vasoativas (p = 0,043). Esses resultados corroboram as evidências de que a infecção por COVID moderada a grave associa-se à hiperglicemia de estresse independentemente da presença de DM, e à resistência insulínica importante, com necessidade de doses elevadas de insulina. Nos pacientes com COVID, a hiperglicemia e o controle glicêmico insatisfatório estiveram associados ao pior prognóstico com aumento da morbimortalidade hospitalar.

Literatura Recomendada

1. American Diabetes Association Professional Practice Committee; 16. Diabetes Care in the Hospital: *Standards of Care in Diabetes—2025. Diabetes Care* 2025; 48 (Supplement_1): S321-S334.
2. Jacobi J, Agus M, Braithwaite SS, Deutschman C, Freire AX, Geehan D, et al. Guidelines for the use of an insulin infusion for the management of hyperglycemia in critically ill patients. Crit Care Med. 2012; 40 (12):3251-76.
3. Zhu L, She ZG, Cheng X e col. Association of Blood Glucose Control and Outcomes in Patients with COVID-19 and Pre-existing Type 2 Diabetes. Cell Metab. 2020; 31(6):1068-1077.e3.

Caso 13

Denise Momesso e Roberta Santiago Vitorino

Hiperglicemia mantida durante infusão contínua de insulina venosa

E.F., 67 anos, admitido na unidade de terapia intensiva com sepse pulmonar, evoluiu com instabilidade hemodinâmica, insuficiência respiratória e hiperglicemia. Foram instituídos antibioticoterapia, expansão volêmica, intubação orotraqueal com suporte ventilatório, suporte hemodinâmico com aminas, e insulina venosa conforme protocolo institucional para paciente crítico. As glicemias permaneceram dentro das metas, nas primeiras 48 horas, com infusão contínua de insulina venosa (dose média de quatro unidades/ hora). Houve boa evolução clínica, com melhora inflamatória e hemodinâmica. No terceiro dia de internação, foi observada hiperglicemia, mantida apesar do aumento progressivo na taxa de infusão de insulina intravenosa, chegando à dose de 10 UI/ hora, estando os ajustes horários em conformidade com protocolo. Não houve mudanças na dieta enteral e/ou uso de medicações que ocasionem hiperglicemia.

Quais medidas devem ser instituídas para otimização do controle glicêmico?

Comentários

O controle glicêmico do paciente crítico deve ser realizado com insulina venosa de acordo com os protocolos clínicos que contemplem ajustes horários na taxa de infusão de acordo com a glicemia. Diversos protocolos clínicos estão disponíveis. Em geral, a redução da glicemia ocorre nas primeiras 7-12 horas do início de infusão. A solução de insulina venosa deve ser preparada com insulina regular 1,0 mL diluída em 99 mL de SF 0,9%, ficando na concentração 1,0 UI/mL. Algumas precauções são necessárias: infusão de insulina em via única, sem outros medicamentos; uso de equipos apropriados sem adsorção de insulina ou realização de *flush* (*Priming*) para adsorver a insulina no equipo antes de conectar ao paciente; controle da validade da solução, em geral de 12 a 24 horas. No caso acima, a hiperglicemia do paciente em estado crítico foi adequadamente tratada com insulina venosa. Entretanto, houve piora da glicemia no terceiro dia, apesar da melhora clínica e ausência de causas identificáveis de hiperglicemia. Neste contexto, a infusão de insulina deve ser revisada, para garantir validade e uso apropriado da solução. Da mesma forma, a adesão ao protocolo deve ser revisada, para verificar possíveis falhas no cálculo manual do ajuste de dose.

Pode também ser realizado *bolus* de insulina IV com 50% da dose horária em uso. Essas mesmas medidas também devem ser adotadas em caso de demora para o alcance das metas glicêmicas e/ou necessidade de altas doses de insulina horária (>10 UI/h). No caso acima, foi identificado o uso de equipo inapropriado, realizada a substituição de insulina e do equipo, resultando na melhora progressiva do controle da glicemia.

Literatura Recomendada

1. Shetty S, Inzuchini SE, Goldberg PA, et al. Adapting to a new consensus guideline for managing hyperglicemia during critical illness: the uptaded Yale insulin protocol. Endocr Pract 2012; 18: 363-370.
2. Glycemic Control Materials and Protocols. ICU Director 2010; 1: 277-283.
3. American Diabetes Association Professional Practice Committee; 16. Diabetes Care in the Hospital: *Standards of Care in Diabetes—2025. Diabetes Care* 2025; 48 (Supplement_1): S321-S334.

Caso 14

Denise Momesso

Transição de insulina venosa para subcutânea no hospital

M.F.S., 73 anos, sexo masculino, hospitalizado em unidade de terapia intensiva há sete dias devido à sepse pulmonar. Apresenta como comorbidades doença pulmonar obstrutiva crônica, doença arterial coronariana com revascularização percutânea prévia, hipertensão. Nega *diabetes mellitus* (DM). Foram instituídos antibioticoterapia, reposição hidroeletrolítica, suporte ventilatório invasivo via tubo orotraqueal, suporte hemodinâmico com noradrenalina e dieta enteral. Apresentou hiperglicemia de estresse, sendo realizado controle glicêmico com insulinoterapia venosa conforme protocolo institucional para paciente crítico, com necessidade inicial de doses elevadas de insulina. No quinto dia de internação, paciente apresentando melhora clínica e inflamatória, estabilidade hemodinâmica, glicemias estáveis com dose média de 6 UI insulina IV/hora, optou-se pela suspensão da insulinoterapia venosa e início de esquema suplementar de insulina ultrarrápida via subcutânea (SC), conforme glicemia a cada seis horas. Houve aumento progressivo das glicemias com valores 160 mg/dL; 195 mg/dL; 254 mg/dL; 280 mg/dL, sendo necessário retorno de insulina IV.

Quais estratégias devem ser adotadas para que haja sucesso na transição de insulina IV para SC?

Comentários

Em pacientes com resolução da fase crítica aguda, estabilidade clínica e hemodinâmica pode ser considerada suspensão de insulina venosa na presença de glicemias estáveis e infusão de insulina intravenosa em doses estáveis por mais de seis horas. Recomenda-se iniciar insulina basal por via SC nos pacientes com DM em uso prévio de insulina basal e/ou com dose de insulina IV elevadas (maiores do que 2 UI/h). A insulina SC deve ser iniciada no mínimo duas horas antes da suspensão da insulina IV, pois a meia-vida da insulina regular IV é curta e após sua suspensão não deve haver insulina circulante. Em algumas situações individualizadas e na ausência de má perfusão e/ou edema, pode-se usar insulina basal SC alguns dias antes da suspensão da insulina IV, a fim de auxiliar na estabilização da glicemia. Para cálculo da dose de insulina basal devem ser considerados os seguintes fatores: dose total de insulina IV nas últimas 24 horas, dose de insulina basal SC prévia e o tipo de dieta. Uma forma de cálculo de insulina basal sugerida seria utilizar 40% a 50% da dose total de insulina IV das últimas 24 horas ou da dose de insulina IV das últimas seis horas multiplicada por quatro. Além da insulina basal, está indicado iniciar insulina ultrarrápida de correção suplementar ou esquema basal-*bolus*. Atenção deve ser dada para alterações em medicações com potencial de alterar glicemia como corticoides e alterações no tipo e aporte da dieta (parenteral, enteral, oral).

Literatura Recomendada

1. American Diabetes Association Professional Practice Committee; 16. Diabetes Care in the Hospital: *Standards of Care in Diabetes—2025. Diabetes Care* 2025; 48 (Supplement_1): S321-S334.
2. Jacobi J, Agus M, Braithwaite SS, Deutschman C, Freire AX, Geehan D, et al. Guidelines for the use of an insulin infusion for the management of hyperglycemia in critically ill patients. Crit Care Med. 2012; 40 (12):3251-3276.
3. Umpierrez G, Hellman R, Korythowski MT, et al. Management of Hyperglycemia in hospitalized patients in non-critical care setting: na Endocrine Society Clinical Practice Guideline. J Clin Endocrinol Metab 2012; 97: 16-38.

Caso 15

Denise Momesso e Emerson Cestari Marino

Insulinização no paciente não crítico

L.L.F., 76 anos, hospitalizado com pielonefrite e insuficiência renal crônica agudizada. Diagnosticado com *diabetes mellitus* (DM) há 10 anos; em uso de metformina 1 g/ dia, dapagliflozina 10 mg, linagliptina 5 mg, hemoglobina glicada admissão 6,9%. Apresenta como comorbidades: hipertensão, cardiopatia isquêmica com infarto agudo do miocárdio há três anos, angioplastia percutânea com inserção de *stent*. Glicemia de admissão 160 mg/dL e hemoglobina glicada 6,9%. Foi mantida a linagliptina e suspensos os demais antidiabéticos devido à fase aguda de processo infeccioso e piora da função renal. Evoluiu com aumento da glicemia.

Como deve ser realizado o controle glicêmico?

Comentários

Nos pacientes não críticos, a administração de insulina por via subcutânea é a forma mais segura de se obter o controle glicêmico durante a hospitalização. Recomenda-se manter as glicemias < 180 mg/dL, com glicemias em jejum e pré-prandiais < 140 mg/dL e evitar hipoglicemia. As escalas de correção com aplicação de insulina suplementar de acordo com glicemia (*sliding-scale*) pode ser utilizado na fase inicial da internação. Entretanto, na presença de hiperglicemia persistente definida como duas ou mais glicemias maiores do que 180 mg em 24 horas, deve ser iniciada insulinoterapia com insulinização basal associada à insulina de correção ou insulina basal associada à insulina em *bolus* prandiais (basal) e/ou com antidiabéticos, na ausência de contrandicações. Em casos de pacientes sem uso prévio de insulina, sugere-se iniciar insulina basal associada à correção e em caso de hiperglicemia mantida, evoluir para basal-*bolus*. Para início da insulinoterapia basal sugere-se a dose de 0,1-0,3 UI/kg/dia ou 50% da dose diária total de insulina (estimada em 0,2-0,6 UI/kg/dia). As insulinas basais utilizadas são: glargina 1-2 ×/ dia, insulina detemir 2 ×/dia; insulina degludeca 1 ×/ dia ou insulina NPH 2-3 ×/ dia. Para insulinização *bolus* ou de correção estão indicadas prioritariamente os análogos de insulina de ação rápida (lispro, aspart e glulisina) que apresentam as seguintes vantagens em relação à insulina regular: farmacocinética favorável (início de ação em cinco a 15 minutos, pico em 60-90 minutos e duração 3-4 horas) permite correções rápidas da glicemia, previne sobreposição de doses de insulina, evita hipoglicemias, permite aplicação até 15 minutos após paciente se alimentar (importante em indivíduos inapetentes). Para cálculo da dose de *bolus* pode ser utilizado 50% da dose diária total de insulina dividida entre as principais refeições ou a dose de 0,05-0,1 UI/kg/refeição. As doses de insulina prandial devem ser suspensas caso paciente deixe de se alimentar ou esteja com baixa aceitação da dieta. O ajuste da insulinoterapia deve ser realizado a cada 24-48 horas de acordo com as glicemias, o cenário clínico e dieta. Para cálculo do ajuste pode se utilizar ajustes percentuais em 20-30% ou ajustes de 0,05-0,1UI/kg/dia na dose diária total de insulina.

Literatura Recomendada

1. Marino EC, Momesso D, Toyoshima MTK, Ozorio MF, Schaan B, Negretto L, Santomauro Júnior C, Cukier P, Genestreti PRR, Feitosa ACR, Pinto JESSP, Lamounier RN. Rastreamento e Controle da Hiperglicemia Hospitalar em Pacientes Não-Críticos. Diretriz Oficial da Sociedade Brasileira de Diabetes (2024). DOI: 10.29327/5412848.2024-5, ISBN: 978-65-272-0704-7.
2. Korytkowski MT, Muniyappa R, Antinori-Lent K, Donihi AC, Drincic AT, Hirsch IB, et al. Management of Hyperglycemia in Hospitalized Adult Patients in Non-Critical Care Settings: An Endocrine Society Clinical Practice Guideline. J Clin Endocrinol Metab. 2022;107(8):2101-2128.
3. Umpierrez G, Hellman R, Korythowski MT, et al. Management of Hyperglycemia in hospitalized patients in non- critical care setting: na Endocrine Society Clinical Practice Guideline. J Clin Endocrinol Metab. 2012; 97: 16-38.
4. American Diabetes Association Professional Practice Committee; 16. Diabetes Care in the Hospital: *Standards of Care in Diabetes—2025. Diabetes Care* 2025; 48 (Supplement_1): S321–S334.

Caso 16

Denise Momesso e Paloma Nehab Hess

Uso de antidiabéticos em pacientes não críticos

L.L.F., 76 anos, hospitalizado com pielonefrite e insuficiência renal crônica agudizada. Diagnosticado com *diabetes mellitus* (DM) há 10 anos; em uso de metformina 1 g/ dia, dapaglifozina 10 mg, linagliptina 5 mg, hemoglobina glicada admissão 6,9%. Apresenta como comorbidades: hipertensão, cardiopatia isquêmica com infarto agudo do miocárdio há 3 anos, angioplastia percutânea com inserção de *stent*. Glicemia de admissão 160 mg/dL e hemoglobina glicada 6,9%. Foram suspensos antidiabéticos devido a fase aguda do processo infeccioso e piora da função renal. Controle glicêmico realizado com insulina basal-*bolus*. No quinto dia de internação, apresentando boa melhora clínica, estabilidade hemodinâmica, marcadores inflamatórios em queda, glicemias dentro das metas com uso de insulina glargina 40 U e insulina de ação rápida pré-prandial. Planejamento de alta hospitalar em dois dias.

Qual conduta mais apropriada em relação ao controle glicêmico?

Comentários

No planejamento de alta hospitalar deve haver reconciliação medicamentosa e otimização terapêutica. Neste caso, com a melhora e estabilidade clínica, foi possível reconciliar linagliptina e metformina, com redução da dose de insulina. Dapaglifozina não foi reintroduzida devido ao quadro de pielonefrite.

Classicamente, o controle glicêmico intra-hospitalar é realizado com insulina e os antidiabéticos (ADOs) são suspensos no momento da internação. As restrições ao uso na fase aguda se devem à presença de contraindicações, risco de efeitos colaterais e interações medicamentosas, além de menor eficácia no controle da glicemia em comparação com a insulina. Entretanto, existem evidências de que o uso de ADOs pode ser seguro e eficaz no hospital. Dessa forma, os ADOs podem ser utilizados de forma individualizada em pacientes não críticos, fora de fase aguda de doença, na presença de estabilidade clínica, hemodinâmica e ausência de contraindicações. Os inibidores de DPPIV são os mais utilizados de forma isolada em hiperglicemia leve ou associada à insulina. Desta classe, a linagliptina tem a vantagem de não necessitar ajuste pela função renal. Metformina também pode ser utilizada em pacientes não críticos estáveis, fora de fase aguda, com hiperglicemia moderada de forma isolada ou associada à insulina. Os inibidores de SGLT2 têm sido usados no hospital em pacientes com insuficiência cardíaca em fase de compensação clínica, sem aminas ou com doses estáveis de dobutamina. As precauções mais importantes no uso hospitalar dos ADOs estão descritas na Tabela 1, abaixo.

Tabela 15.1. Precauções mais relevantes no uso hospitalar de medicamentos antidiabéticos

Todos os antidiabéticos	Contraindicados em pacientes críticos. Não utilizar em fase aguda de doença e/ou presença de instabilidade clínica ou hemodinâmica ou inflamação aguda importante. Uso de acordo com função renal e *clearance* de creatinina (Cl Cr) Avaliar presença de contraindicações específicas de cada medicamento.
Inibidores DPP IV	Bem tolerados; efeitos colaterais gastrointestinais leves; pancreatite, raro. Necessário estar em dieta oral ou enteral. Ajuste de dose de acordo com Cl Cr, exceção da linaglitina que pode ser mantida sem ajuste de dose no Cl Cr < 30 mL/min.
Metformina	Efeitos colaterais gastrointestinais: distensão abdominal, diarreia, náuseas. Risco de acidose lática. Não deve ser utilizada quando houver realização de exames contrastados. Suspender com Cl Cr < 30 mL/min.
Inibidores de SGLT2	Risco de cetoacidose euglicêmica, necessário disponibilidade de monitorização de cetonemia e paciente em dieta (oral ou enteral); efeitos adversos hemodinâmicos: depleção volume, aumento diurese e aumento creatinina; infecções genitourinárias. Suspender com Cl Cr < 20 mL/min.
Análogos GLP 1	Uso restrito, Efeitos colaterais gastrointestinais comuns: náuseas, inapetência, constipação, íleo metabólico, gastroparesia. Necessário estar em dieta oral ou enteral. Não utilizar quando planejados procedimentos gastrointestinais (endoscopia, colonoscopia) ou com necessidade de anestesia. Considerar suspender com Cl Cr < 15 mL/min.
Sulfonilureias	Uso restrito. Risco de hipoglicemia. Suspender com Cl Cr < 30 mL/min.
Pioglitazona	Uso restrito. Risco de retenção hídrica, edema, descompensação de insuficiência cardíaca, descompensação de insuficiência renal, aumento de transaminases. Suspender com Cl Cr < 30 mL/min.

Literatura Recomendada

1. Marino EC, Momesso D, Toyoshima MTK, Ozorio MF, Schaan B, Negretto L, Santomauro Júnior C, Cukier P, Genestreti PRR, Feitosa ACR, Pinto JESSP, Lamounier RN. Rastreamento e Controle da Hiperglicemia Hospitalar em Pacientes Não-Críticos. Diretriz Oficial da Sociedade Brasileira de Diabetes (2024). DOI: 10.29327/5412848.2024-5, ISBN: 978-65-272-0704-7.
2. Korytkowski MT, Muniyappa R, Antinori-Lent K, Donihi AC, Drincic AT, Hirsch IB, et al. Management of Hyperglycemia in Hospitalized Adult Patients in Non-Critical Care Settings: An Endocrine Society Clinical Practice Guideline. J Clin Endocrinol Metab. 2022;107(8):2101-2128.
3. Umpierrez G, Hellman R, Korythowski MT, et al. Management of Hyperglycemia in hospitalized patients in non- critical care setting: na Endocrine Society Clinical Practice Guideline. J Clin Endocrinol Metab. 2012; 97: 16-38.
4. American Diabetes Association Professional Practice Committee; 16. Diabetes Care in the Hospital: *Standards of Care in Diabetes—2025. Diabetes Care* 2025; 48 (Supplement_1): S321-S334.

Caso 17

Denise Momesso, Paloma Nehab Hess e Claudio Domenico Sahione Schettino

Insulinização no paciente não crítico com crise hiperglicêmica aguda sem cetose

J.M.F., 75 anos, sexo masculino, procurou pronto atendimento hospitalar com hiperglicemia, mal-estar inespecífico, desidratação, poliúria e polidispsia. Relato de *diabetes mellitus* (DM) tipo 2 diagnosticado há 3 anos; em uso irregular de metformina 1 g/dia e semaglutida 1 mg/semana (sem utilizar há dois meses) e última hemoglobina glicada de 9,0% há dois meses. Apresenta fibrose pulmonar; em uso de corticoide oral, com aumento da dose de corticoide na última semana devido à descompensação respiratória. Comorbidades adicionais: hipertensão, doença arterial coronariana com revascularização prévia por angioplastia percutânea em 2021 e 2022. Na admissão, glicemia capilar > 500 mg/dL, cetonemia capilar 0,4 ng/g/dL (negativo menor ou igual 0,5 ng/dL), gasometria venosa sem alterações, estabilidade clínica e hemodinâmica, sem evidências de processo infeccioso em curso. Foi iniciada reposição volêmica e insulinoterapia com insulina ultrarrápida 0,15 UI/kg-0,2 UI/kg via subcutânea (SC) duas doses com intervalo de uma hora cada e insulina glargina 0,2 UI/kg 1×/dia, sendo suspensos antidiabéticos. Evoluiu com as glicemias horárias e doses de insulina UR aplicada via SC descritas = 500 mg/dL-12 UI; 450 mg/dL-10 UI; 350 mg/dL-10 UI; 320 mg/dL-10 UI. Tendo em vista a evolução clínica de hiperglicemia de difícil controle, foi iniciada insulina venosa (IV) em infusão contínua conforme protocolo institucional, a despeito da paciente não ter critérios clínicos de gravidade. Controle glicêmico foi obtido nas primeiras 24 horas de internação com insulina venosa com necessidade média de insulina IV nas primeiras 12 horas de 0,6 UI/ hora e queda para 0,4/UI hora. No segundo dia de internação foi realizado ajuste da insulina glargina para 30 UI, suspenso insulina venosa, reconciliados metformina XR 2 g/dia e liraglutide 0,6 mg/dia e iniciada insulina ultrarrápida suplementar antes das refeições de acordo com glicemias. Houve melhora progressiva das glicemias, com redução das necessidades de insulina. No planejamento de alta hospitalar, foi iniciada empaglifozina, ajustada dose de liraglutida, realizadas visitas de educação em diabetes e paciente recebeu alta hospitalar com antidiabéticos e sem insulina.

Comentários

Paciente com diabetes cronicamente descompensado admitido com crise hiperglicêmica aguda sem cetose devido à má aderência ao tratamento e uso de corticoide oral. Nesse cenário, há indicação de insulinoterapia para tratamento da hiperglicemia, sendo a via subcutânea apropriada pela ausência de sinais de má perfusão e/ou edema periférico. O paciente, entretanto, apresentava resistência insulínica importante devido a glicotoxicidade e uso de corticoide e optou-se por iniciar insulina venosa, a fim de otimizar controle da glicemia inicial, reduzindo a glicotoxicidade. Uso de insulina subcutâneo em conjunto com insulina venosa em paciente não crítico com dieta oral não é usual, sendo importantes ajustes frequentes nas doses de insulina e atenção ao risco de hipoglicemia. Este tratamento foi utilizado com objetivo de reduzir glicotoxicidade inicial e melhorar a resposta a insulina e antidiabéticos. De fato, houve boa resposta e progressão para uso de insulina subcutânea. Da mesma forma, foram otimizados os antidiabéticos e houve redução progressiva das doses de insulina, culminando na sua suspensão. A terapêutica instituída para controle glicêmico neste caso foi individualizada e mostrou a importância da insulinização oportuna, com ajustes frequentes e acompanhamento especializado por equipe transdisciplinar.

Literatura Recomendada

1. Marino EC, Momesso D, Toyoshima MTK, Ozorio MF, Schaan B, Negretto L, Santomauro Júnior C, Cukier P, Genestreti PRR, Feitosa ACR, Pinto JESSP, Lamounier RN. Rastreamento e Controle da Hiperglicemia Hospitalar em Pacientes Não-Críticos. Diretriz Oficial da Sociedade Brasileira de Diabetes (2024). DOI: 10.29327/5412848.2024-5, ISBN: 978-65-272-0704-7.
2. American Diabetes Association Professional Practice Committee; 16. Diabetes Care in the Hospital: *Standards of Care in Diabetes—2025. Diabetes Care* 2025; 48 (Supplement_1): S321-S334.
3. Korytkowski MT, Muniyappa R, Antinori-Lent K, Donihi AC, Drincic AT, Hirsch IB, et al. Management of Hyperglycemia in Hospitalized Adult Patients in Non-Critical Care Settings: An Endocrine Society Clinical Practice Guideline. J Clin Endocrinol Metab. 2022;107(8):2101-2128.
4. Umpierrez G, Hellman R, Korythowski MT, et al. Management of Hyperglycemia in hospitalized patients in non-critical care setting: na Endocrine Society Clinical Practice Guideline. J Clin Endocrinol Metab 2012; 97: 16-38.

Caso 18

Denise Momesso

Controle glicêmico em paciente não crítico com pneumonia comunitária

M.S.F., sexo masculino, 76 anos, hospitalizado com diagnóstico de pneumonia comunitária apresentou boa resposta ao tratamento com antibioticoterapia, evoluindo com estabilidade clínica, hemodinâmica e respiratória. Entretanto, apresentou hiperglicemia hospitalar mantida nas primeiras 36 horas de internação; em uso de insulina ultrarrápida suplementar de acordo com glicemia capilar antes das refeições, conforme protocolo institucional, sendo evidenciada glicemia em jejum 200 mg/dL, antes do almoço 190 mg/dL e antes do jantar 220 mg/dL.

Qual conduta mais apropriada em relação ao controle glicêmico?

Comentários

Trata-se de paciente não crítico com diabetes e hiperglicemia. Neste cenário, preconiza-se manter as glicemias < 180 mg/dL, com glicemias em jejum e pré-prandiais < 140 mg/dL e evitar hipoglicemia. O uso escalas de correção com aplicação de insulina suplementar de acordo com glicemia (*sliding-scale*) não se mostrou eficaz no alcance das metas terapêuticas, por se tratar de um esquema reativo a hiperglicemia e favorecer a variabilidade glicêmica. Nos pacientes não críticos com hipergliglicemia mantida, o controle glicêmico deve ser realizado com insulinização basal-*bolus*, basal-*plus* (insulina basal associada a escala de correção) e/ou com antidiabéticos, contemplando o cenário clínico e ausência de contraindicações. Os inibidores de DPP IV são boas opções para controle de hiperglicemia leve a moderada no ambiente hospitalar, associado ou não a insulina. Neste paciente foi reconciliada a linagliptina e ajustado protocolo institucional com aplicação de insulina ultrarrápida suplementar de acordo com glicemia: 150-199 mg/dL = 2 unidades; 200-249 mg/dL = 4 unidades; 250-299 = 6 unidades; ≥ 300 = 8 unidades. A hemoglobina glicada da admissão do paciente foi de 6,9%, evidenciando bom controle glicêmico prévio e hiperglicemia de estresse em vigência de processo infeccioso. Nas 24 horas subsequentes, o paciente apresentou melhora inflamatória e glicemias em jejum 160 mg/dL; antes do almoço 100 mg/dL, e antes do jantar 190 mg/dL, tendo sido reconciliada a metformina. No planejamento de alta hospitalar, foi realizada educação por enfermeira educadora em diabetes, reconciliação medicamentosa plena com prescrição de metformina 1 g/dia, empaglifozina 25 mg, linagliptina 5 mg, e o paciente foi orientado a seguir com acompanhamento ambulatorial.

Literatura Recomendada

1. Marino EC, Momesso D, Toyoshima MTK, Ozorio MF, Schaan B, Negretto L, Santomauro Júnior C, Cukier P, Genestreti PRR, Feitosa ACR, Pinto JESSP, Lamounier RN. Rastreamento e Controle da Hiperglicemia Hospitalar em Pacientes Não-Críticos. Diretriz Oficial da Sociedade Brasileira de Diabetes (2024). DOI: 10.29327/5412848.2024-5, ISBN: 978-65-272-0704-7.
2. American Diabetes Association Professional Practice Committee; 16. Diabetes Care in the Hospital: *Standards of Care in Diabetes—2025. Diabetes Care* 2025; 48 (Supplement_1): S321-S334.
3. Korytkowski MT, Muniyappa R, Antinori-Lent K, Donihi AC, Drincic AT, Hirsch IB et al. Management of Hyperglycemia in Hospitalized Adult Patients in Non-Critical Care Settings: An Endocrine Society Clinical Practice Guideline. J Clin Endocrinol Metab. 2022;107(8):2101-2128.
4. Umpierrez G, Hellman R, Korythowski MT, et al. Management of Hyperglycemia in hospitalized patients in non- critical care setting: na Endocrine Society Clinical Practice Guideline. J Clin Endocrinol Metab. 2012; 97: 16-38.

Caso 19

Denise Momesso e Juliana de Seixas Corrêa

Infecção de trato urinário no paciente com diabetes

J.S., 55 anos, sexo feminino, deu entrada o pronto atendimento hospitalar com quadro de disúria e polaciúria iniciado há dois dias e evoluiu com febre de 38ºC há 24 horas. Apresenta diabetes, em uso de metformina 1 g/ dia e linagliptina 5 mg/dia; relata hemoglobina glicada 6,7%; hipertensão, em uso de losartana 50 mg/dia; dislipidemia em uso de rosuvastatina 10 mg/dia. Apresenta bom estado geral, taquicardia, febre 38,3ºC, glicemia capilar 140 mg/dL (pós-prandial), exame de urina com piúria e nitrito positivo, exames de sangue com marcadores inflamatórios baixos; restante dos exames físico e laboratoriais sem alterações.

Qual o provável diagnóstico clínico e como manejar?

Comentários

Paciente com *diabetes mellitus* (DM) bem controlado e quando clínico compatível com Infecção do Trato Urinário (ITU) – pielonefrite.

ITU é a infecção bacteriana mais comum nos pacientes com DM. Pacientes com DM têm maior risco de desenvolver pielonefrite, ITU complicada e sepse urinária grave. Isso se deve a alterações no sistema imune, hiperglicemia e glicosúria. Os patógenos de ITU no DM são semelhantes aos da população geral, sendo as bactérias mais comuns *K. pneumoniae* e *E. coli*. Da mesma forma, o tratamento para ITU no paciente com DM é semelhante ao dos demais indivíduos sem DM, tanto na escolha do antibiótico quanto na duração do tratamento.

Pacientes com pielonefrite não complicada e sintomas leves, podem ser tratados com antibiótico via oral (VO). Entretanto, pacientes com sintomas severos, sinais de gravidade e/ou descompensação glicêmica e/ ou comorbidades graves devem ser hospitalizados, iniciado antibiótico intravenoso (IV).

O tratamento empírico de casos não complicados de pielonefrite e sem história de ITU de repetição pode ser iniciado com amoxicilina/clavulanato (500/ 125 mg VO a cada 8 horas ou 875/ 125 mg a cada 12 horas), cefalosporina de segunda geração (cefuroxima 500 mg VO cada 12 horas ou 750 mg a cada 8 horas) ou cefalosporina de terceira geração (ceftriaxone 1g IV 1×/dia), fluoroquinolona (ciprofloxacina 500 mg VO a cada 12 horas e 400 mg IV a cada 12 horas ou levofloxacina 500 mg VO/ IV 1×/dia ou 750 mg VO/ IV 1x/ dia). Caso o paciente tenha acima de 50 anos ou dispositivos cardíacos, fazer cobertura para *Enterococcus* sp., com amoxicilina/clavulanato sozinho ou associando ampicilina aos esquemas citados anteriormente.

Nos pacientes graves e complicados, com necessidade de internação em terapia intensiva, iniciar esquema com ceftriaxone associado a ampicilina (500 mg IV a cada 6 h), piperaciclina-tazobactan (4,5 g IV a cada 8 horas) e carbapenêmicos (ertapenem 1 g IV 1×dia ou meropenem, 500 mg – 1 g IV a cada 8 h) associados a ampicilina. Os aminoglicosídeos podem ser utilizados, porém com cuidado pelo risco de nefrotoxicidade, principalmente nos pacientes com DM e no idoso. O esquema deve sempre ser revisto e ajustado após disponibilidade da urinocultura e antibiograma e descalonar sempre que possível para um antimicrobiano com menor risco de seleção bacteriana e menor efeito colateral. Atenção deve ser dada a necessidade de ajuste em caso de disfunção renal.

Em geral a duração do tratamento deve ser de cinco a 10 dias, dependendo da resposta clínica e antimicrobiano usado. Nos pacientes com resposta clínica rápida (assintomático e afebril nas primeiras 48-72 horas de tratamento), o tratamento pode ser feito por 5-7 dias com quinolonas e por 7-10 dias com beta-lactâmicos/cefalosporinas. Raramente há a necessidade de se estender o tratamento por mais 10 dias, exceto quando há complicações como abscesso renal ou cálculo renal gerando obstrução.

Cistite aguda em pacientes com DM e bom controle glicêmico pode ser tratada empiricamente com um dos seguintes esquemas: nitrofurantoína 100 mg a cada 6 horas por cinco dias; fosfomicina 3 g dose única, e sulfametoxazol-trimetropim 800/160 mg a cada 12 horas por três dias.

Em pacientes com história de ITU de repetição e uso prévio de esquemas antimicrobianos devemos sempre checar e solicitar exames de urinoculturas prévios – para avaliarmos a presença de possíveis perfis de resistência e seleção pelo uso prévio de antimicrobianos.

Bacteriúria assintomática também é comum no paciente com DM, porém não leva ao aumento de complicações e/ou risco de pielonefrite. Ademais, existem evidências de que o uso de antimicrobianos nessas situações tem propiciado o surgimento de bactérias resistentes e aumento do risco de ITU recorrente. Dessa forma, não há indicação de tratamento e não deve ser realizado rastreio de bacteriúria assintomática no indivíduo com DM.

Literatura Recomendada

1. Akash MSH, Rehman K, Fiayyaz F, Sabir S, Khurshid M. Diabetes-associated infections: development of antimicrobial resistance and possible treatment strategies. Arch Microbiol. 2020; 202 (5): 953-965.
2. Paudel S, John PP, Poorbaghi SL, Randis TM, Kulkarni R. Systematic Review of Literature Examining Bacterial Urinary Tract Infections in Diabetes. J Diabetes Res. 2022; 2022: 3588297.
3. Nitzan O, Elias M, Chazan B, Saliba W. Urinary tract infections in patients with type 2 diabetes mellitus: review of prevalence, diagnosis, and management. Diabetes Metab Syndr Obes. 2015; 8: 129-136.

Caso 20

Denise Momesso e Roberta Santiago Vitorino

Úlcera infectada e artropatia de Charcot

F.G.G., 82 anos, *diabetes mellitus* tipo 2 (DM2) diagnosticado há aproximadamente 20 anos, cardiopatia isquêmica, marcapasso definitivo, nefropatia diabética em tratamento conservador, neuropatia diabética, artropatia de Charcot, amputação prévia de primeiro pododáctilo em membro inferior direito com uso de apoio. Refere piora da glicemia, "esquecimento", perda de equilíbrio e lesão em dorso de pé direito (Figura 1). Controle glicêmico insatisfatório, hemoglobina glicada 9,0%, em uso de insulina degludeca 76 UI, insulina lispro antes café, almoço e jantar conforme glicemias 100-149 mg/dL: 6 UI/ 6 UI/ 4 UI, fator de sensibilidade 25 mg/dL; semaglutida 1,0 mg/semana, empaglifozina 25 mg/ dia. Sensor de glicemia intersticial evidenciando glicemias acima 180 mg/dL > 50% do tempo. Nega febre ou alterações hemodinâmicas.

Como deve ser manejo do caso?

Comentários

Idoso com DM2 descompensada, hiperglicemia e lesão ulcerada infectada em pé diabético. A infecção na úlcera foi diagnosticada pela presença de secreção purulenta, sinais flogísticos locais (calor e eritema); dor não foi relatada, devido à presença de neuropatia sensorial periférica. Como não havia sinais de gravidade, paciente foi manejado ambulatorialmente com antibiótico (ATB) via oral por duas semanas e ajuste da insulinoterapia. O acompanhamento clínico foi realizado em conjunto com enfermeira educadora em diabetes, que realizou cuidados com feridas, monitorização de glicemias e educação sobre medidas preventivas. Houve boa evolução clínica com resolução da infecção e melhora do controle glicêmico em 10 dias de tratamento. O tratamento da úlcera foi prolongado.

A escolha do ATB inicial para tratamento de úlcera infectada em pé diabético deve ser empírica e baseada na gravidade clínica da lesão (Tabela 2). Internação hospitalar e uso de ATB venoso devem ser considerados nos casos de infecções moderadas a graves e/ou associadas a comorbidades relevantes. A duração do tratamento usual é de uma a duas semanas, podendo ser prolongada para até quatro semanas nos casos mais graves e extensos; a ausência de resolução de infecção após esse período deve motivar investigação de doença arterial periférica e/ou resistência ou ineficácia do ATB prescrito. Não é recomendado o uso de ATB tópico ou coleta microbiológica quantitativa para diagnóstico de infecção do pé diabético. Exames laboratoriais são reservados para casos de dúvidas sobre presença de infecção ou gravidade, sendo úteis os marcadores inflamatórios séricos (VHS e/ou PCR e/ou procalcitonina). Na presença de suspeita de osteomielite, os seguintes exames podem ser utilizados de forma individualizada: toque ósseo (*probe to bone*), exames de imagem (radiografia, ressonância magnética, PET/CT FDG ou cintilografia com leucócitos marcados).

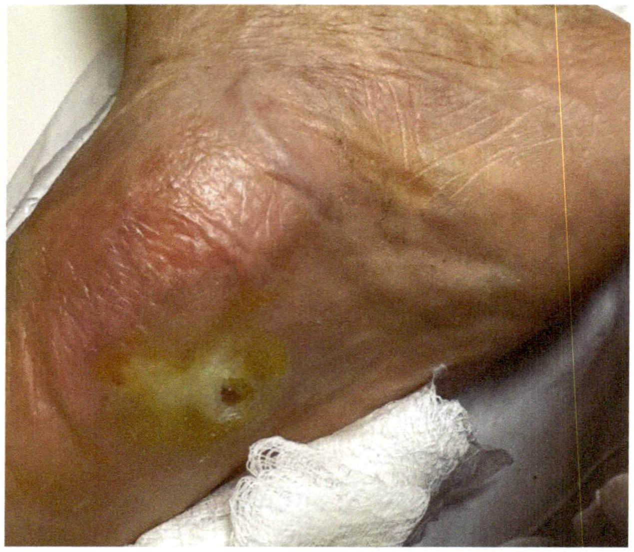

Figura 20.1. Úlcera infectada em pé diabético.

Tabela 20.1. Úlcera infectada e diabetes: classificação de gravidade e tratamento antimicrobiano

Gravidade da infecção	Características clínicas	Antibióticos recomendados e vias de administração disponíveis
Leve	Sem manifestações sistêmicas; eritema menor do que 2 cm ao redor da úlcera; restrito a pele e subcutâneo.	- Sem complicações: cefalexina (VO); cefadroxil (VO); cefalotina (IV); cafazolina (IV); oxaciclina (IV). - Alergia a betalactâmicos: clindamicina (VO, IV); levofloxacina (VO, IV); moxifloxacina (VO, IV); doxiciclina (VO, IV); azitromicina (VO, IV); eritromicina (VO, IV); claritromicina (VO, IV). - Uso recente de ATB: amoxacilina-clavulonato (VO, IV); ampicilina-sulbactan (IV); sulfametoxazol-trimetropim (VO, IV); levofloxacina (VO, IV); moxifloxacina (VO, IV). - Risco de MRSA: linezolida (VO, IV); sulfametoxazol- trimetropim (VO, IV); doxaciclina (VO, IV); eritromicina (VO, IV); azitromicina (VO, IV); eritromicina (VO, IV); claritromicina (VO, IV).

Moderada	Sem manifestações sistêmicas; eritema maior do que 2 cm ao redor da úlcera; envolvimento de tendão, músculo, articulação ou osso.	- Sem complicações: amoxacilina-clavulonato (VO, IV); ampicilina-sulbactan (IV); cefuroxima (VO, IV); cefoxitina (IV); ceftriaxona (IV); cefotaxima (IV); ceftazidima (IV). - Uso de ATB recente: amoxacilina-clavulonato (VO, IV); ampicilina-sulbactan (IV); cefuroxima (VO, IV); cefoxitina (IV); ceftriaxona (IV); cefotaxima (IV); ceftazidima (IV); ertapenem (IV). - Úlcera macerada ou clima quente: amoxacilina-clavulonato (VO, IV); ampicilina-sulbactan (IV); oxaciclina (IV) + ciprofloxacina (VO, IV); oxacilina (IV) + ceftazidima (IV); meropenem, (IV); imipenem (IV).
Grave	Presença de sinais e sintomas de infecção sistêmica e Síndrome de Resposta Inflamatória Sistêmica (SIRS).	- Perna isquêmica ou necrose ou formação de gás: amoxacilina-clavulonato (VO, IV); ampicilina-sulbactan (IV); ticarcilina-clavulonato (IV); piperaciclina-trazobactam (IV); ertapenem (IV); meropenem, (IV); imipenem; cefalosporinas (IV) de 2ª geração (cefuroxima; cefoxitina) ou 3ª geração (ceftriaxona, cefotaxima, ceftazidima) + clindamicina (IV) ou metronidazol (IV). - Risco de MRSA: considerar adicionar ou substituir por: linezolida (IV); daptomicina (IV); doxiciclina (VO, IV). - Fator de risco para bacilo gram-resistente: meropenem, (IV); imipenem (IV); ertapenem (IV); levofloxacina (VO, IV); moxifloxacina (VO, IV); aminoglicosídeos (IV).

Adaptado de Diretrizes SBD.

Literatura Recomendada

1. Mattos L, Admoni S, Parisi M, Custódio J, Bertoluci M. Infecção no pé diabético. Diretriz Oficial da Sociedade Brasileira de Diabetes (2023). DOI: 10.29327/557753.2022-20, ISBN: 978-85-5722-906-8.
2. Lipsky BA, Senneville E, Abbas ZG, Aragón-Sánchez J, Diggle M, Embil JM, et al. Guideline on the diagnosis and treatment of foot infection in persons with diabetes (IWGDF 2019 update). Diabetes-Metabolism Research and Reviews. Vol. 36, 2020. Int J Low Extrem Wounds.

Caso 21

Julia Magarão Costa, Guilherme Suarez Pompeo e Amarino Carvalho de Oliveira Junior

Osteomielite

Paciente de 91 anos, portador de *diabetes mellitus* (DM) tipo 2 de longa data, apresenta úlcera maior que 2 cm em pé esquerdo com três meses de evolução. Apesar de cuidados diários com a lesão, o paciente começou a apresentar: dor local, edema, eritema maior que 2 cm ao redor da úlcera e saída de secreção purulenta. Comorbidades: hipertensão arterial sistêmica, estenose aórtica grave tratada com implante percutâneo de valva aórtica, insuficiência cardíaca de fração reduzida, fibrilação atrial permanente, marcapasso definitivo. Exames laboratoriais: leucócitos 16.240 /mm^3, Proteína C reativa (PCR) 3,1 mg/dL, Velocidade de Hemossedimentação (VHS) 47 mm. Tomografia computadorizada (TC) evidenciando pé com irregularidades e descontinuidade cortical na base do quinto metatarso (Figura 2).

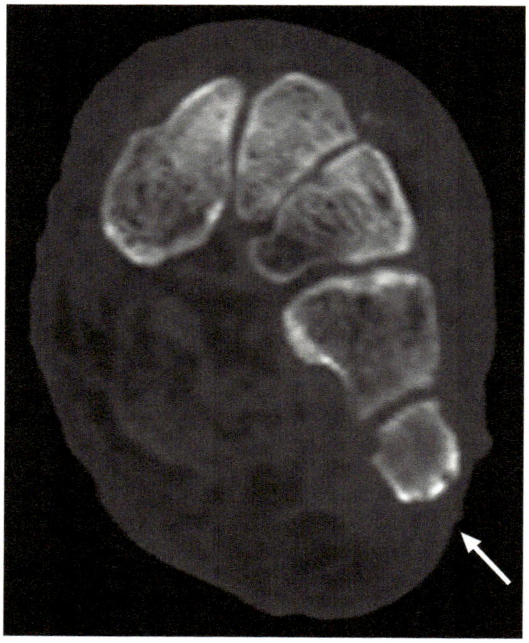

Figura 21.1. Tomografia computadorizada de pé. (Imagem gentilmente cedida pela equipe de radiologia do Hospital Pró-Cardíaco, Rio de Janeiro.)

Comentários

O paciente apresenta uma infecção moderada em pé diabético com critérios para osteomielite.

De acordo com a Diretriz da Sociedade Brasileira de Diabetes, o diagnóstico de osteomielite deve ser suspeitado em casos de úlceras com muitas semanas de evolução ou extensas (> 2 cm), profundas ou localizadas sobre uma proeminência óssea, com exposição óssea ou acompanhadas de um dedo do pé eritematoso e inchado ("em salsicha"). O uso de marcadores inflamatórios séricos é recomendado como opção de exame inicial subsidiário para o diagnóstico, sendo que, quanto mais elevados os níveis séricos de VHS, maior a chance de osteomielite.

Apesar de a ressonância magnética ser o exame de imagem de preferência para o diagnóstico de osteomielite, o paciente apresentava contraindicação para sua realização, pela presença de marcapasso definitivo. A TC é um exame mais disponível, mais rápido e foi capaz de evidenciar a destruição cortical. Entretanto, é importante destacar que a TC pode ser normal em casos de osteomielite precoce e, diante desse cenário, técnicas de medicina nuclear (cintilografia com leucócitos marcados e PET/CT) podem ser úteis.

Após a confirmação diagnóstica, devido à presença de comorbidades relevantes associadas, foi realizada internação hospitalar. Apesar de o paciente não apresentar sinais sistêmicos de infecção, foi realizada coleta de amostra asséptica do osso de forma cirúrgica para cultura e determinação da sensibilidade do agente causal ao antibiótico, sendo evidenciada infecção por *Pseudomonas aeruginosa*.

A agilidade no diagnóstico e o início de tratamento precoce foram de suma importância para evitar a piora clínica e a evolução para possíveis complicações, como amputação de membro inferior e a ocorrência de Endocardite Infecciosa (EI). É sabido que a presença de *devices* intracardíacos (p. ex., marcapasso definitivo, cardiodesfibrilador implantável) e/ou valvas transcateter constituem fator de risco para EI, sobretudo em pacientes com possível porta de entrada. A osteomielite é descrita como condição associada em até 5% dos casos de EI. Apesar dessa forte correlação, a antibioticoterapia guiada foi curativa no caso, caracterizando uma medida preventiva eficaz para EI.

Literatura Recomendada

1. Mattos L, Admoni S, Parisi M, Custódio J, Bertoluci M. Infecção no pé diabético. Diretriz Oficial da Sociedade Brasileira de Diabetes (2023). DOI: 10.29327/557753.2022-20, ISBN: 978-85-5722-906-8.
2. Lamas C, Bóia M, Eykyn SJ. Osteoarticular infections complicating infective endocarditis: a study of 30 cases between 1969 and 2002 in a tertiary referral centre. Scand J Infect Dis. 2006;38(6-7):433-40.
3. Delgado V, et al. 2023 ESC Guidelines for the management of endocarditis. European Heart Journal (2023) 44, 3948-4042.

Caso 22

Denise Momesso, Julia Magarão Costa, Daniel Xavier de Britto Setta, Ricardo Mourilhe Rocha e Fernando Oswald Dias Rangel

Síndrome coronariana aguda

L.F.S., 65 anos, sexo masculino, admitido na emergência com dor torácica atípica de início há seis horas. Comorbidades: HAS, dislipidemia, sedentarismo, sobrepeso (IMC 27 kg/m^2), em uso de anti-hipertensivos e estatina. Na admissão, encontrava-se eupneico em ar ambiente, como boa saturação de O_2, hemodinâmica estável, hipertenso e com glicemia capilar de 205 mg/dL. Na avaliação inicial, foi diagnosticado Infarto Agudo do Miocárdio (IAM) sem supra ST. Foi submetido à angioplastia coronária transluminal percutânea (PTCA) com implante de *stent* e tratamento clínico otimizado, com boa evolução clínica. Nas primeiras 24 horas, apresentou hiperglicemia com glicemia capilar em jejum 190 mg/dL, antes do almoço 180 mg/dL, antes do jantar 220 mg/dL. Hemoglobina glicada da admissão = 6.2%.

Qual melhor conduta em relação ao controle glicêmico durante internação?

Comentários

Quadro clínico compatível com hiperglicemia de estresse em paciente com fatores de risco para diabetes e critérios clínicos e laboratoriais para pré-diabetes.

A relação entre glicemia e morbimortalidade em pacientes com Síndrome Coronariana Aguda (SCA) segue uma curva em forma de U, na qual ambas, hipoglicemia e hiperglicemia, estão associadas ao aumento da mortalidade.

Realizamos uma análise retrospectiva de 45 pacientes admitidos na emergência do Hospital Pró-Cardíaco, Rio de Janeiro e observamos hiperglicemia ≥ 180 mg/dL nas primeiras 24 horas em 31,3% dos casos, independentemente do diagnóstico de *Diabetes Mellitus* (DM). Em pacientes sem DM, hiperglicemia esteve associada a maior tempo de internação ($p = 0{,}001$), disfunção ventricular após IAM ($p = 0{,}01$), e risco de morte ou IAM em seis meses ($p = 0{,}029$) avaliado pelo escore de GRACE.

No caso acima, o controle glicêmico deve ser realizado com insulinização, inicialmente com *bolus* pré-prandiais de insulina rápida ou ultrarrápida de acordo com glicemia. Em caso de hiperglicemia mantida, associar insulina basal de duração longa ou intermediária, como basal-*bolus*. As glicemias devem ser mantidas < 180 mg/dL, com metas de glicemia < 140 mg/dL em jejum e pré-prandiais, evitando hipoglicemia.

O paciente acima utilizou insulina basal (insulina glagina) e *bolus* pré-prandial conforme glicemia (insulina lispro), dose média total de 0,3 UI/kg nas primeiras 48 horas de internação, sendo reduzida lentamente a dose diária de insulina. Recebeu alta hospitalar com orientações para modificação de estilo de vida e acompanhamento ambulatorial, a fim de monitorizar glicemia e avaliar desenvolvimento de DM.

Literatura Recomendada

1. Amsterdam EA, Wenger NK, Brindis RG, et al.; ACC/AHA Task Force Members; Society for Cardiovascular Angiography and Interventions and the Society of Thoracic Surgeons. 2014 AHA/ACC guideline for the management of patients with non-ST-elevation acute coronary syndromes: executive summary: a report of the American College of Cardiology/American Heart Association Task Force on Practice Guidelines. Circulation. 2014; 130 (25): 2354-94.
2. Deedwania P, Kosiborod M, Barrett E, et al.; American Heart Association Diabetes Committee of the Council on Nutrition, Physical Activity, and Metabolism. Hyperglycemia and acute coronary syndrome: a scientific statement from the American Heart Association Diabetes Committee of the Council on Nutrition, Physical Activity, and Metabolism. Circulation. 2008; 117 (12): 1610-9.

Caso 23

Denise Momesso e Paloma Nehab Hess

Insuficiência cardíaca

F.C.M., 59 anos, sexo masculino, admitido com Insuficiência Cardíaca (IC) descompensada (função do ventrículo esquerdo preservada, fração de ejeção de 56%) e necessidade de suporte hemodinâmico. Apresenta cardiopatia isquêmica, hipertensão arterial e *diabetes mellitus* diagnosticado há 14 anos; em uso de metformina 1000 mg 2×/dia e dapaglifozina 10 mg 1×/dia, última hemoglobina glicada 7,8%. Evoluiu com hiperglicemia persistente nas primeiras 24 horas de internação.

Como deve ser realizado o controle glicêmico durante internação?

Comentários

Os pacientes hospitalizados com IC descompensada na fase aguda devem ter controle glicêmico realizado com insulina. Os antidiabéticos devem ser suspensos na fase aguda da doença pelo risco de complicações. Neste paciente, metformina e dapaglifozina foram suspensos na admissão, devido ao risco de acidose lática com metformina e aos riscos de cetoacidose euglicêmica, alterações hemodinâmicas e piora da função renal com inibidores de SGLT2 (ISGLT2). O controle glicêmico foi realizado com insulina glargina e insulina lispro conforme glicemia capilar antes das refeições.

Após resolução da fase aguda e estabilização hemodinâmica, a dapaglifozina foi reconciliada. Os ISGLT2 podem ser utilizados em pacientes não críticos hospitalizados, principalmente com IC, sendo recomendada a monitorização de cetonas durante o uso. Nos pacientes hospitalizados por IC descompensada, o uso de ISGLT2 após resolução da fase aguda esteve associado a melhores desfechos e menor risco de reinternação. A metformina também pode ser considerada fora da fase aguda, na presença de taxa de filtração glomerular > 30 mL/min e na ausência de exames contrastados planejados.

Como planejamento de alta hospitalar foi realizada reconciliação e otimização medicamentosa, considerando a meta de hemoglobina glicada e o uso de antidiabéticos na IC. Nos pacientes com DM e IC, considera-se a meta de HbA1c 6,5%-7,5%, sem hipoglicemias ou reduções abruptas da glicemia. O paciente recebeu alta hospitalar em uso de dapaglifozina, metformina e linagliptina, com orientações nutricionais e de acompanhamento ambulatorial.

Na otimização terapêutica para uso ambulatorial dos pacientes com IC e DM, considerar as seguintes recomendações descritas nas Diretrizes da Sociedade Brasileira de Diabetes 2024:

- **Inibidor de SGLT2**: em pacientes com DM2 e IC com qualquer fração de ejeção, os ISGLT2 são recomendados como primeira escolha para controle glicêmico, devido aos benefícios de redução de hospitalização por IC e de morte cardiovascular (Recomendação I A).
- **Metformina**: em pacientes com DM2 e IC crônica, o uso de metformina está recomendado em associação com ISGLT2, para controle da glicemia, redução de mortalidade e risco de admissão por IC, desde que a TFG esteja acima de 30 mL/min/1,73m^2 (Recomendação I B).
- **Análogos de GLP 1**: em pacientes com DM2 e IC com fração de ejeção reduzida (ICFEr), os agonistas do GLP-1 podem ser considerados em associação com os ISGLT2 e metformina para reduzir a glicemia. No entanto, devem ser usados com cautela nos casos graves de IC, em função do risco aumentado de arritmias (Recomendação IIb B). Em pacientes com DM 2 e ICFEp, com obesidade ou sobrepeso, a semaglutida está recomendada em associação com os ISGLT2 para reduzir a glicemia, reduzir o peso e aumentar a qualidade de vida (Recomendação IIa B).
- **Inibidores de DPP-4**: os inibidores da DPP-4 (sitagliptina, linagliptina) podem ser considerados para tratamento da hiperglicemia em pacientes com DM 2 com IC, ou em risco de IC (Recomendação IIb B). A saxagliptina não é recomendada em pacientes com IC ou em risco de IC por aumentar o risco de hospitalizações por IC (Recomendação III B).
- **Sulfoniureias**: o uso de sulfonilureias pode ser considerado em pacientes com DM2 e IC crônica, entretanto devem ser usadas com cautela por promoverem ganho de peso e maior risco de hipoglicemia (Recomendação IIb B).
- **Pioglitazona**: a pioglitazona não é recomendada para o tratamento da hiperglicemia em pacientes com DM2 com IC ou em risco de IC, por estar associada a agravamento e maior número de internações por IC (Recomendação III B).
- **Análogos de insulina basal**: os análogos de insulina basal (glargina e degludeca) devem ser considerados para melhora do controle glicêmico em pacientes com DM2 e IC, quando a HbA1c não atingir a meta (Recomendação IIa B).

Literatura Recomendada

1. Saraiva JFK, Bertoluci M. Tratamento da hiperglicemia em pacientes com DM2 e Insuficiência Cardíaca Crônica (IC). Diretriz Oficial da Sociedade Brasileira de Diabetes (2024). DOI: 10.29327/5412848.2024-9, ISBN: 978-65-272-0704-7.
2. Marino EC, Momesso D, Toyoshima MTK, Ozorio MF, Schaan B, Negretto L, Santomauro Júnior C, Cukier P, Genestreti PRR, Feitosa ACR, Pinto JESSP, Lamounier RN. Rastreamento e Controle da Hiperglicemia Hospitalar em Pacientes Não-Críticos. Diretriz Oficial da Sociedade Brasileira da Sociedade Brasileira de Diabetes (2024). DOI: 10.29327/5412848.2024-5, ISBN: 978-65-272-0704-7.

Caso 24

Denise Momesso e Valério Silva de Carvalho Junior

Sintomas neurológicos focais

A.D.L., 76 anos, sexo masculino, admitido na emergência com quadro de confusão metal e hemiplegia à direita de início súbito. Apresenta diagnóstico de diabetes, hipertensão, dislipidemia. Está em uso de losartana 50 mg/dia, rosuvastatina 20 mg/dia, glicazida MR 120 mg/dia, metformina 2000 mg/dia e linagliptina 5 mg/ dia.

Qual exame deve ser realizado na beira leito de imediato?

Comentários

Todo paciente com início súbito de sintomas neurológicos focais deve ter glicemia avaliada para afastar hipoglicemia, preferencialmente com glicosímetro à beira do leito. A hipoglicemia pode provocar sintomas neurológicos, sendo um diagnóstico diferencial obrigatório com acidente vascular isquêmico ou ataque isquêmico transitório.

O paciente acima realizou glicemia capilar na admissão com resultado de 50 mg/dL. Foi realizada correção da glicemia com glucagon, uma ampola intramuscular com resolução da hipoglicemia em 15 minutos, e manutenção de soro glicosado 10% intravenoso. Houve melhora dos sintomas neurológicos com recuperação plena em 24 horas. Durante hospitalização, o paciente recebeu educação em diabetes com foco na prevenção, reconhecimento, diagnóstico precoce e tratamento da hipoglicemia.

LEITURA RECOMENDADA

1. Powers WJ, Rabinstein AA, Ackerson T, Adeoye OM, Bambakidis NC, Becker K, et al. Guidelines for the Early Management of Patients With Acute Ischemic Stroke: 2019 Update to the 2018 Guidelines for the Early Management of Acute Ischemic Stroke: A Guideline for Healthcare Professionals From the American Heart Association/American Stroke Association. Stroke. 2019; 50(12): e344-e418.
2. National Clinical Guideline for Stroke for the United Kingdom and Ireland 2023. www.strokeguideline.org
3. American Diabetes Association Professional Practice Committee; 16. Diabetes Care in the Hospital: *Standards of Care in Diabetes—2025. Diabetes Care* 2025; 48 (Supplement_1): S321-S334.

Caso 25

Denise Momesso

Acidente vascular cerebral isquêmico

J.R.A., 72 anos, admitido com quadro clínico progressivo de hemiparesia direita, disartria e desvio da comissura labial iniciado há quatro horas. Foi confirmado diagnóstico de Acidente Vascular Cerebral (AVC) isquêmico secundário à fibrilação atrial aguda e realizada terapia trombolítica, associada a medidas de controle da arritmia e suporte clínico. Apresentou boa evolução clínica e recuperação dos déficits focais. Apresenta como comorbidades: *diabetes mellitus*, em uso de metformina XR 1 g/dia, gliclazida MR 120 mg; hipertensão; dislipidemia. Controle glicêmico durante internação: glicemia da admissão 280 mg/dL, hemoglobina glicada admissão 9,5%, glicemias nas primeiras 48 horas de internação entre 160 mg/dL e 300 mg/dL, mediana 250 mg/dL.

Como deve ser realizado o controle glicêmico neste caso?

Comentários

Pacientes com DM têm maior risco de AVC, principalmente AVC isquêmico. Há evidências de que DM e a hiperglicemia aguda estejam associados a piores desfechos clínicos no AVC agudo, incluindo mortalidade, piora funcional, maior risco de novo AVC, maior tempo de internação e reinternações. Por outro lado, o adequado controle da glicemia no DM pode levar a redução do risco de AVC e de suas complicações.

Dessa forma, pacientes admitidos no hospital com AVC devem ter monitorização da glicemia, independentemente do diagnóstico de DM. A glicemia deve ser dosada antes do início da terapia trombolítica e, em caso de glicemias < 50 mg/dL ou > 400 mg/dL, a trombólise deve ser postergada com reavaliação de indicação após correção da glicemia. Na fase aguda do AVC, recomenda-se manter as glicemias entre 140 mg/dL e180 mg/dL, não havendo evidências de benefícios com o controle glicêmico mais estrito e devendo evitar glicemias menores do que 80 mg/dL. O controle da glicemia deve ser realizado com insulina venosa nos pacientes críticos e insulina subcutânea basal-*bolus* nos pacientes não críticos.

No caso descrito, o controle glicêmico hospitalar foi realizado com insulina venosa nas primeiras 24 horas, sendo realizada transição para insulina subcutânea após resolução da fase crítica. No planejamento de alta hospitalar, foi iniciada pioglitazona e ajustada dose de metformina XR para 2 g/dia. Para otimização terapêutica deve ser considerado o uso de antidiabéticos com evidências de benefícios cardiovasculares, sendo eles os inibidores de SGLT2, análogos de GLP1 e pioglitazona, que demonstraram redução de risco de eventos cardíacos maiores (morte, AVC e infarto não fatais) em pacientes com DM. Pioglitazona também esteve associada à redução de novos eventos isquêmicos em pacientes com AVC e acidente isquêmico transitório prévio.

Literatura Recomendada

1. Powers WJ, Rabinstein AA, Ackerson T, Adeoye OM, Bambakidis NC, Becker K, et al. 2018 Guidelines for the Early Management of Patients With Acute Ischemic Stroke: A Guideline for Healthcare Professionals From the American Heart Association/American Stroke Association. Stroke. 2018; 49 (3): e46-e110.
2. Kleindorfer DO, Towfighi A, Chaturvedi S, Cockroft KM, Gutierrez J, Lombardi-Hill D, et al. 2021 Guideline for the Prevention of Stroke in Patients With Stroke and Transient Ischemic Attack: A Guideline From the American Heart Association/American Stroke Association. Stroke. 2021; 52 (7): e364-e467.
3. Johnston KC, Bruno A, Pauls Q, Hall CE, Barrett KM, Barsan W, et al. Neurological Emergencies Treatment Trials Network and the SHINE Trial Investigators. Intensive vs Standard Treatment of Hyperglycemia and Functional Outcome in Patients With Acute Ischemic Stroke: The SHINE Randomized Clinical Trial. JAMA. 2019; 322 (4): 326-335.
4. Lau LH, Lew J, Borschmann K, Thijs V, Ekinci EI. Prevalence of diabetes and its effects on stroke outcomes: A meta-analysis and literature review. J Diabetes Investig. 2019; 10 (3): 780-792.

Caso 26

Julia Magarão Costa e Camille Castro

Hiperglicemia induzida por corticoide

Paciente 86 anos, hipertenso, internado devido à pneumonia por COVID. Tomografia computadorizada de tórax mostrou acometimento em vidro fosco > 50%. Refere história prévia de pré-diabetes; apenas em dieta, sem medicação. HbA1c na admissão: 5,7%.

Evoluiu com piora do quadro e necessidade de intubação orotraqueal. Iniciada corticoterapia com metilprednisolona 2 mg / kg / dia com dose dividida em duas aplicações ao dia.

Apresentou hiperglicemia hospitalar, agravada pelo uso de corticoides. As glicemias se mantiveram, de forma persistente, acima de 300 mg/dL, apesar do uso de insulina rápida subcutânea conforme escala de correção.

Como deve ser o manejo da hiperglicemia induzida por corticoide?

Comentários

A exposição ao excesso de glicocorticoides (GCs), tanto endógenos quanto exógenos, afeta o metabolismo glicêmico através de mecanismos genômicos e não genômicos. No fígado, os GCs alteram a ação da insulina, o que gera aumento da produção e liberação hepática de glicose. Já no músculo, os GCs inibem a captação e utilização de glicose. No tecido adiposo, os GCs estimulam a diferenciação dos adipócitos, promovendo adipogênese, especialmente na gordura visceral, enquanto na gordura periférica acontece lipólise, gerando o fenótipo de obesidade centrípeta, o que intensifica a resistência à insulina. Os GCs também atuam no pâncreas de forma dose dependente. Em um primeiro momento, ocorre aumento no número de células beta como forma de superar a resistência à insulina, porém, com o uso crônico, os GCs interferem na função da célula beta, prejudicando a secreção de insulina.

Clinicamente, essas alterações se manifestam como hiperglicemia, principalmente pós-prandial e no período da tarde e à noite. Dessa forma, a glicemia de jejum em pacientes em uso de GCs exógenos pode subestimar o diagnóstico de hiperglicemia, a qual pode ocorrer em mais da metade dos pacientes sem história prévia de DM em uso de GCs. Por isso, é recomendado monitorizar a glicemia ao longo de 24-48h em pacientes (mesmo previamente normoglicêmicos) em uso de GCs. Para diagnóstico diferencial entre descompensação em pacientes com DM prévio, um DM prévio não diagnosticado ou então um DM induzido por GC (DMIGC), a dosagem de hemoglobina glicada (HBA1c) deve ser realizada. A HbA1c acima de 6,5% define diagnóstico de DM prévio descompensado ou não diagnosticado.

A insulina intravenosa é preconizada nos pacientes críticos e pode ser uma opção em casos de elevações severas da glicemia em pacientes em uso de GCs, mesmo na ausência de acidose metabólica. Após o controle inicial com insulina intravenosa, a transição para insulina subcutânea deve ser realizada de forma apropriada. Insulina basal deve ser considerada para pacientes com necessidade de altas doses de insulina venosa e/ou aqueles mantidos com corticoides e/ou os com uso prévio de insulina basal.

Para pacientes não críticos em uso de dose única de GC de ação intermediária pela manhã, o uso de insulina NPH subcutânea pela manhã é uma boa escolha, já que promove o controle da glicemia ao meio-dia e início da noite, com menor risco de hipoglicemia na madrugada e pela manhã. Já naqueles pacientes em uso de GC de ação intermediária em múltiplas doses divididas ou GC de ação prolongada, a hiperglicemia geralmente ocorre ao longo de todo o dia e pode ser bem controlada com esquema de insulina basal de ação longa mais *bolus* de insulina rápida antes das refeições (com proporção de 30% e 70%, respectivamente).

Com a melhora clínica, queda dos marcadores inflamatórios e redução na dose de corticoide, são necessários ajustes paralelos e proporcionais nas doses de insulina administradas. Essas alterações devem ser realizadas diariamente, minimizando, assim, o risco de hipoglicemia.

Literatura Recomendada

1. Scaroni C, et al. Glucose Metabolism Abnormalities in Cushing Syndrome: From Molecular Basis to Clinical Management. Endocr Rev. 2017; 38(3):189-219.
2. Umpierrez GE, Hellman R, Korytkowski MT, Kosiborod M, Maynard GA, Montori VM, Seley JJ, Van den Berghe G. Management of hyperglycemia in hospitalized patients in non-critical care setting: An Endocrine Society clinical practice guideline. J Clin Endocrinol Metab. 2012;97:16-38
3. Suh S, Park MK. Glucocorticoid-Induced Diabetes Mellitus: An Important but Overlooked Problem. Endocrinol Metab (Seoul). 2017;32(2):180-189.

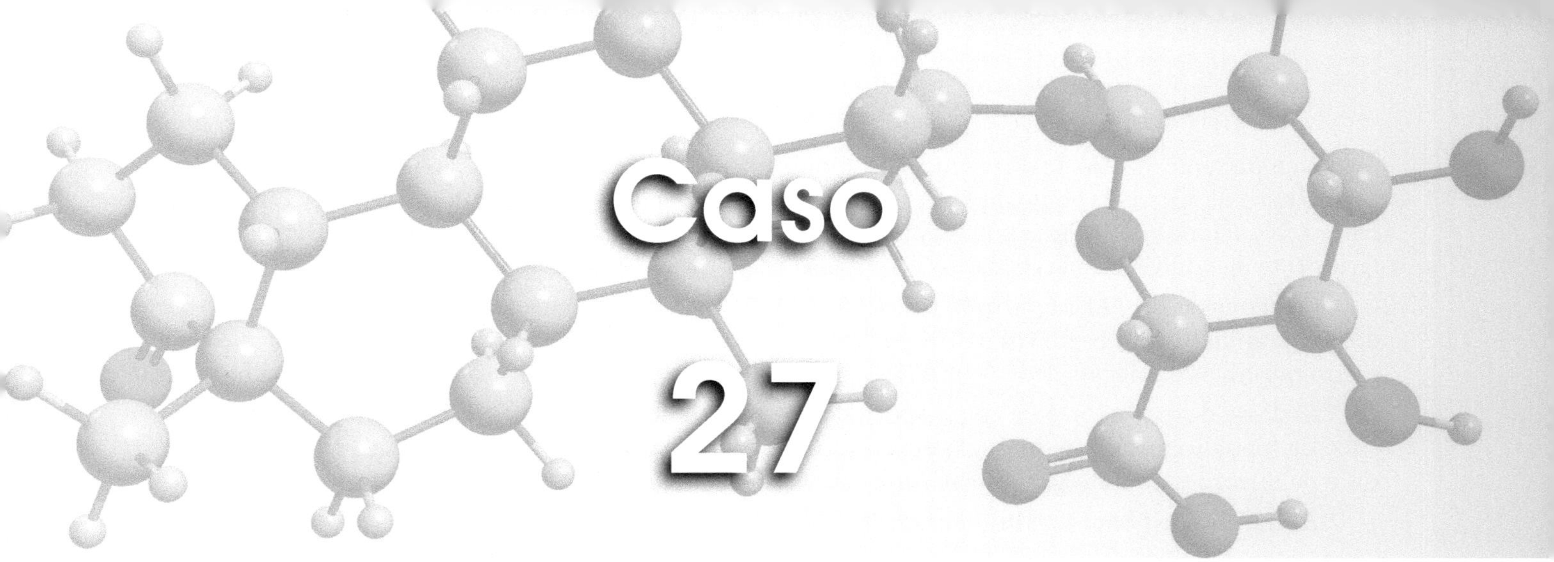

Caso 27

Julia Magarão Costa, Natália Treistman e Joana R. Dantas

Planejamento de alta hospitalar na hiperglicemia induzida por corticoide

Paciente 86 anos, hipertenso, internado devido à pneumonia por COVID. Tomografia computadorizada de tórax mostrou acometimento em vidro fosco > 50%. Refere história prévia de pré-diabetes; apenas em dieta, sem medicação. HbA1c na admissão: 5,7%.

Evoluiu com piora do quadro e necessidade de intubação orotraqueal. Iniciada corticoterapia com metilprednisolona 2 mg/kg/dia com dose dividida em duas aplicações ao dia. Apresentou hiperglicemia hospitalar, agravada pelo uso de corticoides. Controle glicêmico durante a fase crítica realizado com insulina venosa, com necessidade de altas doses de insulina.

O paciente evoluiu com melhora clínica importante. Foi procedida a extubação com sucesso e realizada a redução progressiva da dose de corticoide, paralelamente à redução e à suspensão de insulina venosa.

No momento, em uso de dieta oral com boa aceitação, prednisona 15 mg às 8h, linagliptina 5 mg e metformina XR 500 mg 12/12h

Glicemias nas últimas 24 horas: antes do café: 83 mg/dL; antes do almoço: 152 mg/dL; antes do jantar: 180 mg/dL. Previsão de alta em 24-48 horas com dose de prednisona de 10 mg, com desmame ambulatorial.

Como foi a escolha em relação aos antidiabéticos neste caso?

Comentários

Em relação ao uso de antidiabéticos, diversas classes podem ser utilizadas no manejo ambulatorial de pacientes com hiperglicemia induzida por glicocorticoide (GC), mas algumas considerações são necessárias.

Por se tratar de paciente idoso, devemos considerar sempre riscos de polimedicação e interações medicamentosas, além da maior probabilidade e risco de hipoglicemias. Assim, o foco da escolha de um fármaco deve ser a sua eficácia associada à segurança, de preferência fármacos que minimizem os riscos de hipoglicemia.

O uso de sulfonilureias para o tratamento de hiperglicemia induzida por corticoide tem como vantagem o início imediato de ação, entretanto essas drogas levam a maior risco de hipoglicemia. Podem ser bem empregadas em situações como o uso de GC de longa duração ou por um período prolongado. Porém, como no caso o paciente faz uso de dose única de prednisona pela manhã, com redução progressiva em breve, haveria o risco de apresentar hipoglicemia matinal. A classe de glinidas tem como vantagens seu rápido início e curta ação, agindo na glicemia pós-prandial e acarretando baixo risco de hipoglicemia. Entretanto, não está facilmente disponível e a necessidade de múltiplas doses tornam essa opção menos interessante.

Os agonistas de GLP1 (*glucagon like peptide* 1) são eficazes no controle de glicemias elevadas no período pós-prandial e com baixo risco de hipoglicemia. Entretanto, o custo elevado, o risco de efeitos colaterais gastrointestinais e a necessidade de progressão lenta de doses podem limitar o seu uso no contexto do caso.

A classe dos inibidores de cotransportador de sódio-glicose tipo 2 (SGLT2) é uma opção com baixo risco de hipoglicemia e rápido início de ação, até podem ser utilizadas no caso, porém pode levar a maior risco de infecções do trato genitourinário, o que deve ser considerado.

As tiazolidinedionas têm um mecanismo de ação interessante, uma vez que antagonizam vias de resistência à insulina induzidas por GC. Entretanto, essa classe tem tempo de início de ação mais lento, e alguns efeitos adversos que se sobrepõem/somam aos dos glicocorticoides, como ganho de peso, retenção hídrica e aumento do risco de fraturas, efeitos que a tornam uma opção menos interessante no caso.

A metformina é uma boa opção de droga oral, aumentando a sensibilidade hepática e dos tecidos periféricos à ação da insulina. Ela tem a vantagem de ser de baixo custo e de baixo risco de hipoglicemia, pode ser associada a diversas outras classes de medicamentos, porém deve ser usada com cautela em pacientes com disfunção renal e na fase aguda de doença grave. Pode apresentar efeitos gastrointestinais indesejados, que são minimizados na forma de apresentação de liberação prolongada. Suas vantagens superam esses potenciais eventos, de modo que ela foi escolhida no caso e pode ter sua dose aumentada gradativamente, ambulatorialmente se necessário.

Os inibidores de DPP4, por sua vez, são medicamentos com início imediato de ação, baixo risco de hipoglicemia e atuação na glicemia pós-prandial. São adequados para o uso associado aos GCs de ação intermediária, como o caso da prednisona. Podem ser usados no manejo do paciente internado, no contexto de hiperglicemia leve a moderada, sem risco de hipoglicemia. Têm eficácia limitada em casos de hiperglicemia severa. Podem ser associados a outros antidiabéticos (exceto agonistas do GLP-1) e têm grande perfil de segurança para o uso em idosos. A linagliptina e a evogliptina têm a vantagem adicional de não necessitarem de ajuste para função renal. Dado seu perfil de segurança e eficácia foram uma das drogas de escolha para o caso em conjunto com a metformina de liberação prolongada. Após a suspensão dos GCs, é possível a suspensão progressiva dos antidiabéticos para avaliação do *status* glicêmico, porém a infecção COVID-19 pode aumentar o risco de evolução para *diabetes mellitus* tipo 2.

Literatura Recomendada

1. Korytkowski MT, Muniyappa R, Antinori-Lent K, Donihi AC, Drincic AT, Hirsch IB, Luger A, McDonnell ME, Murad MH, Nielsen C, Pegg C, Rushakoff RJ, Santesso N, Umpierrez GE. Management of Hyperglycemia in Hospitalized Adult Patients in Non-Critical Care Settings: An Endocrine Society Clinical Practice Guideline. J Clin Endocrinol Metab. 2022 Jul 14;107(8):2101-2128.
2. Lima-Martínez MM, Carrera Boada C, Madera-Silva MD, Marín W, Contreras M. COVID-19 and diabetes: A bidirectional relationship. Clin Investig Arterioscler. 2021 May-Jun;33(3):151-157. English, Spanish.

Caso 28

Giovanna Aparecida Balarini Lima

Mucormicose

Paciente feminina, 47 anos, com *diabetes mellitus* (DM), internada com quadro de sinusite e celulite em hemiface esquerda. No quarto dia de antibioticoterapia venosa, paciente evoluiu com cetoacidose diabética e choque séptico, além de apresentar áreas de isquemia e necrose em hemiface esquerda. Foi submetida à sinusectomia com drenagem de abscesso facial e coleta de tecido para biópsia e secreção para cultura. Exame direto demonstrou presença de hifas largas, esparsamente septadas e ramificadas e o histopatológico revelou infiltrado neutrofílico, necrose, trombose e invasão de vasos sanguíneos.

Qual a hipótese diagnóstica?

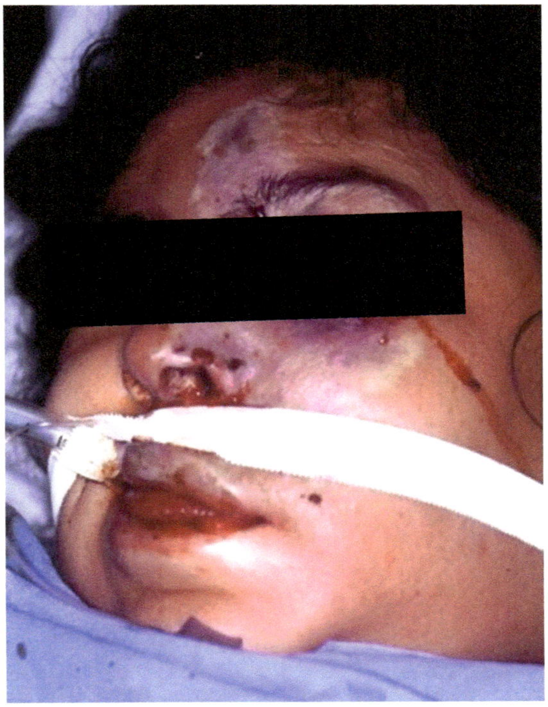

Figura 28.1. Áreas de isquemia e necrose em hemiface esquerda.

Comentários

Trata-se de uma paciente com DM que apresentou quadro de sinusite associada à celulite facial, sem resposta à antibioticoterapia venosa, evoluindo com choque séptico. A evolução clínica rápida e desfavorável, associada à presença de fungos com características clássicas dos zigomicetos no exame do tecido coletado na biópsia corroboram o diagnóstico de mucormicose.

A mucormicose invasiva é uma infecção fúngica grave que frequentemente acomete pacientes com comorbidades que comprometem o sistema imune. A forma rino-orbito-cerebral tipicamente se desenvolve em pacientes com DM mal controlado e normalmente se origina dos seios paranasais, com destruição óssea e subsequente invasão da órbita, olho e cérebro. Pacientes imunocomprometidos, incluindo aqueles com neoplasias hematológicas e pacientes transplantados, costumam apresentar envolvimento pulmonar com infecção disseminada. A progressão clínica ocorre rapidamente em poucos dias, se não for tratada adequadamente.

O tratamento precoce é essencial, pois trata-se de uma infecção com alta taxa de mortalidade, chegando a 40-80%. A cirurgia tem objetivo de remover o tecido necrosado na forma rino-orbito-cerebral. A anfotericina B intravenosa, usada na forma lipossomal para facilitar a absorção e reduzir os efeitos tóxicos no nível renal, é o medicamento utilizado como primeira linha. Os antifúngicos da classe dos azóis (posaconazol e isavuconazol) podem ser utilizados no desescalonamento, após resposta com a anfotericina B, e para os pacientes que não podem ser tratados com anfotericina B.

Literatura Recomendada

1. Steinbrink JM, Miceli MH. Mucormycosis. Infect Dis Clin North Am. 2021; 35(2): 435- 452.
2. Cornely OA, Alastruey-Izquierdo A, Arenz D, Chen SCA, Dannaoui E, Hochhegger B, et al. Lancet Infect Dis. 2019; 19 (12): e405-e421.

Caso 29

Denise Momesso e João Luiz Ferreira Costa

Diálise peritoneal

L.E., 77 anos, sexo feminino, hospitalizada por sepse urinária e doença renal crônica agudizada. Apresenta *diabetes mellitus*, em uso de linagliptina 5 mg e hemoglobina glicada da admissão de 9,9%. Realiza diálise peritoneal noturna de 20h às 6h. Glicemia antes do desjejum 334 mg/dL, antes do almoço 275 mg/dL; antes do jantar 179 mg/dL e ao deitar 181 mg/dL.

Qual melhor conduta para controle da glicemia?

Comentários

Hiperglicemia é comum durante diálise peritoneal. As soluções osmóticas utilizadas para diálise peritoneal em geral contêm glicose, o que provoca hiperglicemia durante e após o procedimento. Pacientes com Doença Renal Crônica (DRC) podem apresentar resistência insulínica e hiperglicemia, entretanto hipoglicemia e redução da necessidade de insulina são comuns na fase final. Dessa forma, o controle glicêmico dos pacientes em diálise peritoneal pode ser um desafio. A insulina é a melhor terapêutica nos pacientes em diálise. Os antidiabéticos devem ser utilizados com cautela de acordo com a função renal residual e não devem ser utilizados na DRC terminal. A glicemia durante diálise peritoneal também pode ser manejada com a modulação das concentrações de glicose (1,5%, 2,5%, 4,25%) no banho de diálise. Outros procedimentos podem ser adotados na diálise como mudanças no tempo de permanência, nos volumes residuais e/ou estratégias de manter a cavidade preenchida ou seca, na dependência da efetividade da diálise, buscando aumento da capacidade de ultrafiltrar água e eletrólitos ou de transportar solutos via peritoneal.

No caso dessa paciente foi iniciado insulina glargina com necessidade de doses crescentes, o que ocasionou hipoglicemia no período diurno e não foi capaz de conter a hiperglicemia noturna decorrente da diálise peritoneal. A insulina detemir foi utilizada em substituição, por possibilitar aplicação de doses distintas nos períodos noturno e diurno, devido a sua meia-vida mais curta do que a da insulina glargina. O controle glicêmico foi obtido com insulina determir 0,1 UI/kg aplicada às 8h, antes do desjejum e 0,3 UI/kg aplicada às 20h, antes do início da diálise peritoneal. Usualmente são necessárias doses distintas de insulina durante e fora da diálise. Outra estratégia possível seria uso de *bolus* de insulina ultrarrápida ou insulina NPH nos períodos de hiperglicemia durante diálise.

Literatura Recomendada

1. Kim YL, Cho JH, Choi JY, Kim CD, Park SHJ. Systemic and local impact of glucose and glucose degradation products in peritoneal dialysis solution. Ren Nutr. 2013; 23 (3): 218-22.
2. Shi Y, Cai J, Shi C, Liu C, Li Z. Incidence and mortality of new-onset glucose disorders in peritoneal dialysispatients in China: a meta-analysis. BMC Nephrol. 2020 Apr 29;21(1):152.

Caso 30

Denise Momesso e João Luiz Ferreira Costa

Insuficiência renal crônica e hemodiálise

C.J.F.A., 89 anos, sexo masculino, admitido na unidade de terapia intensiva com Doença Renal Crônica (DRC) descompensada devido à trombose e infecção em fístula arteriovenosa. Apresenta *diabetes mellitus* tipo 2 (DM2), em uso de insulina glargina 12 UI/dia; DRC com hemodiálise (HD) 4×/semana; hipotireoidismo; hipertensão, e dislipidemia. Em antibioticoterapia de amplo espectro e HD contínua. Na admissão, foi reduzida dose de insulina glargina para 8 UI/dia pelo receio de hipoglicemia: entretanto, as glicemias encontravam-se elevadas nos dias subsequentes (antes café 189-205 mg/dL, antes do almoço 198-240 mg/dL, antes do jantar 158-175 mg/dL) motivando ajuste progressivo da dose de glargina para 16 U. No quinto dia de internação, paciente apresentou episódio de hipoglicemia grave assintomático durante a HD.

Quais hipóteses para a variabilidade glicêmica e quais medidas devem ser instituídas na prevenção de hipoglicemia?

Comentários

No presente caso, o paciente foi admitido com DRC descompensada devido a quadro infeccioso; apresentou hiperglicemia de estresse, motivando aumento progressivo da dose de insulina, a despeito da disfunção renal. Com a melhora clínica do quadro infeccioso, houve redução da hiperglicemia de estresse e das necessidades de insulina de forma abrupta, como consequência da disfunção renal e HD. A internação desse paciente foi prolongada devido à antibioticoterapia; a dose de insulina foi reduzida progressivamente, sendo mantida insulina glargina 6 UI/dia e HD diária.

De fato, o controle glicêmico de pacientes em com DRC descompensada é desafiador e as variações glicêmicas são frequentes. No paciente com DRC, ocorre aumento do risco de hipoglicemia e redução nas necessidades de insulina, decorrentes principalmente da menor depuração renal da insulina, redução gliconeogênese renal, uremia.

A glicemia sofre interferência de diversos fatores durante HD sendo os mais importantes: a presença ou não de glicose no banho de diálise; modificações nos níveis circulantes de insulina devido a maior depuração pela diálise; duração da diálise (contínua × intermitente); tipo do dialisador de alto fluxo ou de médio *cutoff* MCO; fluxo de sangue; fluxo de dialisado; ultrafiltração; duração do método e frequência semanal.

Para controle glicêmico apropriado durante HD, deve-se considerar o uso de insulina em doses diferenciadas durante HD e a concentração de glicose no banho de diálise. Na prevenção de hipoglicemia durante HD, deve-se considerar no dia da HD, redução dose de insulina basal (~25%), suspensão ou redução de *bolus* prandiais, esquemas de insulina de correção com baixas doses, uso de soluções no banho de diálise com aporte mínimo de glicose e monitorização frequente da glicemia durante procedimento. Em grande parte dos pacientes em HD intermitente é necessário esquemas de insulina diferenciados para os dias com e sem diálise.

Literatura Recomendada

1. Galindo RJ, Beck RW, Scioscia MF, Umpierrez GE, Tuttle KR. Glycemic Monitoring and Management in Advanced Chronic Kidney Disease. Endocr Rev. 2020; 41(5): 756-74.
2. Navaneethan SD, Zoungas S, Caramori ML, Chan JCN, Heerspink HJL, Hurst C, et al. Diabetes Management in Chronic Kidney Disease: Synopsis of the KDIGO 2022 Clinical Practice Guideline Update. Ann Intern Med. 2023; 176 (3): 381-387.
3. Alalawi F, Bashier A. Management of diabetes mellitus in dialysis patients: Obstacles and challenges. Diabetes Metab Syndr. 2021; 15(3): 1025-1036.
4. Sá J, Canani L, Rangel E, Bauer A, Lauria M, Escott G, et al. Doença renal do diabetes. Diretriz Oficial da Sociedade Brasileira de Diabetes (2023). DOI: 10.29327/557753.2022-18, ISBN: 978-85-5722-906-8.

Caso 31

Paloma Nehab Hess

Dieta enteral

Paciente de 78 anos, sem história prévia de diabetes, admitido com crise hipertensiva. Apesar de estar se alimentando por via oral, com bom controle glicêmico, durante a internação ocorre rebaixamento do nível de consciência e é decidido iniciar dieta enteral. A partir disso, o paciente evolui com disglicemia importante.

Como deve ser realizado o controle glicêmico neste momento?

Comentários

Dieta enteral comumente está associada à hiperglicemia no ambiente hospitalar, mesmo em paciente sem diabetes. A insulinização basal-*bolus* está indicada para controle glicêmico durante a hospitalização em pacientes não críticos em dieta enteral. Para se definir o melhor tratamento, devemos determinar o esquema de infusão da dieta. Em casos de infusão contínua, a monitorização da glicemia capilar com aplicação de insulina *bolus* deve ser realizada a cada 6 ou 4 horas. Em casos de dietas com infusão cíclica, a monitorização da glicemia e aplicação de insulina devem ser realizadas no início de cada novo ciclo de infusão. Para cálculo da dose da insulina basal inicial sugere-se iniciar com 0,1-0,3 UI/kg/dia. A insulina *bolus* associadaà correção pode ser feita a cada 4-6 horas com análogos de ação ultrarrápida ou a cada seis horas com insulina regular, correspondendo a 20%-50% da dose total diária. Em pacientes com dieta enteral contínua e estáveis, pode-se optar por manter apenas insulina basal em doses mais elevadas e insulina *bolus* apenas para correção conforme glicemia; entretanto deve haver atenção especial para alterações na dieta e risco de hipoglicemia. Ajustes na dose da insulina devem ser realizados de acordo com o aporte da dieta e monitorização da glicemia. Em caso de interrupções de dieta em pacientes em uso de insulina basal, é recomendada a infusão de soro glicosado para reduzir o risco de hipoglicemia.

Literatura Recomendada

1. Laesser CI, et al. Management of Glucose Control in Noncritically Ill, Hospitalized Patients Receiving Parenteral and/or Enteral Nutrition: A Systematic Review. J Clin Med. 2019; 8(7): 935.
2. Umpierrez GE, et al. Management of diabetes and hyperglycaemia in the hospital. Lancet Diabetes Endocrinol. 2021; 9:174-88.

Caso 32

Denise Momesso e Felipe Saddy

Pancreatite crônica agudizada e nutrição parenteral total

Paciente 60 anos, internação hospitalar devido à pancreatite crônica agudizada complicada com cistos pancreáticos, em tratamento clínico com antibioticoterapia, hidratação venosa, dieta enteral zero e Nutrição Parenteral Total (NPT). Apresenta *Diabetes Mellitus* (DM), em uso de insulina glargina 30 UI e *bolus* de insulina de ação rápida pré-prandial, conforme contagem de carboidratos. Glicemia da admissão 340 mg/dL, sem cetoaciodose e mantendo hiperglicemia nas primeiras 24 horas de internação (220-350 mg/dL) em uso de insulina glargina 30 UI e insulina ultrarrápida suplementar de correção.

Como realizar controle glicêmico nesse caso?

Comentários

O presente caso representa um desafio para controle glicêmico. A dieta parenteral está associada à hiperglicemia em pacientes com e sem diabetes. Ademais, pacientes com pancreatite estão mais sujeitos a variabilidade glicêmica e hipoglicemia, devido à perda de função de células beta e alfa pancreáticas, produtoras de insulina e glucagon, respectivamente.

Na fase inicial, tendo em vista processo inflamatório, má distribuição hídrica e glicotoxicidade, foi iniciada a insulinização intravenosa conforme protocolo institucional para paciente crítico, apesar da ausência de instabilidade hemodinâmica. Insulinização intravenosa deve ser realizada com solução de insulina regular, monitorização e glicemia e ajustes na velocidade de infusão horários. Após estabilização clínica, foi realizada transição de insulina venosa para subcutânea com insulinização basal-*bolus* via subcutânea, utilizando insulina glargina e análogo de ação ultrarrápida a cada seis horas. O ajuste de insulinização foi baseado na monitorização da glicemia a cada seis horas e considerou o aporte calórico ofertado, tempo e velocidade de infusão da dieta parenteral. Foi observada grande variabilidade glicêmica e aumento da necessidade de insulina com maior aporte de dieta parenteral. Devido ao quadro clínico, houve necessidade de redução ou interrupção da dieta não programadas, que levaram à hipoglicemia. Por isso, foi optado pelo ajuste da dose de insulina com 50% insulina basal e 50% insulina *bolus* a cada seis horas, associado a esquema de correção, a fim de permitir interrupção do *bolus* nos casos de alteração de dieta. Ademais, em casos de interrupção de dieta foi recomendado o uso de soro glicosado.

Literatura Recomendada

1. Laesser CI, et al. Management of Glucose Control in Noncritically Ill, Hospitalized Patients Receiving Parenteral and/or Enteral Nutrition: A Systematic Review. J Clin Med. 2019; 8(7): 935.
2. Umpierrez GE, et al. Management of diabetes and hyperglycaemia in the hospital. Lancet Diabetes Endocrinol. 2021; 9:174-88.

Caso 33

Tatiana de Jesus Pereira

Abordagem nutricional para controle glicêmico hospitalar em dieta oral

Paciente masculino, 62 anos, com histórico de hipertensão arterial e diabetes tipo 2, internado com quadro de hiperglicemia. Glicemias capilares pela manhã em jejum na faixa de 200 mg/dL a 220 mg/dL, antes do almoço 180-240 mg/dL e antes do jantar acima de 300 mg/dL. Pela avaliação nutricional, classificação de sobrepeso (peso 84 kg/estatura 1,70 m/IMC 29,1 kg/m^2) e circunferência abdominal acima dos limites de normalidade. Pela anamnese alimentar, paciente não seguia dieta com controle de carboidratos, apresentava ingestão elevada de frutas, alimentos gordurosos e frituras. Em poucos dias, após implantação do tratamento clínico/ nutricional, conseguimos otimizar o controle glicêmico em jejum e pós-prandial.

Qual a conduta nutricional utilizada para o controle glicêmico?

Comentários

Paciente com desequilíbrio em seu consumo alimentar, sendo necessário o cálculo de uma dieta individualizada, com indicação de contagem de carboidratos por refeição. Essa contagem deve ser informada em prontuário, para ajudar a equipe médica de endocrinologia na tomada de decisões e prescrição dos medicamentos.

O paciente deve ser orientado sobre o seu tratamento clínico/nutricional e sobre a importância da adesão às orientações da alimentação. O controle da ingestão alimentar se faz necessário, visto que a quantidade de carboidrato consumida pelo paciente vai interferir no seu ajuste medicamentoso.

A dieta deve ser calculada levando em consideração os hábitos e preferências do paciente. O cálculo dos macronutrientes e micronutrientes é importante, assim como sua distribuição ao longo do dia. É indicada dieta com restrição calórica, distribuída em 5 a 6 refeições/dia, com intervalos regulares entre elas.

Nas pequenas refeições (café da manhã, colação, lanche da tarde e ceia) devemos controlar a ingestão dos carboidratos, sempre preferindo os de baixo índice e carga glicêmica. Associar uma boa oferta de alimentos proteicos com baixo teor de gorduras como laticínios desnatados. É indicado também o consumo de alimentos integrais e o consumo de frutas deve ser controlado.

Nas grandes refeições (almoço e jantar), utilizar os carboidratos integrais, associados também às proteínas magras como as carnes vermelhas magras, peito de frango e peixes em geral. Deve-se incentivar o paciente a consumir fibras, e as hortaliças são excelentes opções, principalmente se ingeridas como saladas cruas. Para tempero podemos utilizar uma fonte ácida como vinagre de maçã e uma fonte de gordura insaturada como o azeite extravirgem.

A escolha do tipo de carboidrato utilizado interfere diretamente no tempo de digestão e sua liberação na corrente sanguínea. Por esse motivo escolher carboidratos complexos, com fibras é muito importante. Associar o seu consumo a alimentos proteicos e vinagre de maçã aumenta o tempo de digestão dos carboidratos e sua liberação na corrente sanguínea também acontece de forma mais lenta, levando a uma menor elevação da glicemia pós-prandial. O uso de azeite extravirgem também é muito eficiente no controle da glicemia pós-prandial, pois aumenta a sensibilidade do organismo à insulina e reduz a carga glicêmica do alimento.

No momento da alta hospitalar, o paciente deve ser orientado sobre sua alimentação e a necessidade de acompanhamento nutricional periódico. Em paralelo, deve-se estimular a perda de peso com prática de hábitos saudáveis de vida, como atividade física e sono reparador.

Concluindo, para um controle eficaz das glicemias em indivíduos com diabetes tipo 2, é fundamental a preocupação com a quantidade e a qualidade do carboidrato ofertado diariamente e este deve ser sempre associado ao consumo de proteínas com baixo teor de gordura, fibras de boa qualidade, gorduras insaturadas e alimentos ácidos. Perda de peso e melhora na qualidade de vida também trazem benefícios.

Literatura Recomendada

1. Ramos S, Campos LF, Baptista DR, Strufaldi M, Gomes DL, Guimarães DB et al. Terapia Nutricional no Pré-Diabetes e no Diabetes Mellitus Tipo 2. Diretriz Oficial da Sociedade Brasileira de Diabetes (2023). DOI: 10.29327/5238993.2023-8, ISBN: 978-85-5722-906-8.
2. American Diabetes Association Professional Practice Committee, Draznin B, Aroda VR, Bakris G, Benson G, Brown FM, et al. Improving Care and Promoting Health in Populations: Standards of Medical Care in Diabetes-2022. Diabetes Care. 2022 Jan 1;45(Supplement_1):S8–16.

Caso 34

Denise Momesso, Jéssica de Araújo da Fonseca Fernandes e Alexandre Bandeira

Pré-operatório de cirurgia cardíaca

A.J.A.L.M.A., 69 anos, sexo masculino. Admitido no pronto atendimento com angina instável, desconforto e fadiga aos esforços. Sem instabilidade hemodinâmica ou congestão pulmonar. Comorbidades: *diabetes mellitus*, diagnóstico há 10 anos, infarto agudo do miocárdio prévio, angioplastia percutânea com *stent* 2012/2015, hipertensão, dislipidemia, obesidade (IMC = 32 kg/m^2). Em uso: metformina XR 2 g/dia, empaglifozina 25 mg/dia, glicazida MR 120 mg/dia, atorvastatina 80 mg/dia, losartana 100 mg/dia, atenolol 50 m/dia, AAS 100 mg/dia. Realizou cateterismo cardíaco e apresentou lesão multiarterial com indicação cirúrgica de revascularização miocárdica. Controle glicêmico: glicemia admissão 390 mg/dL - cetonemia capilar negativa. Suspensos antidiabéticos. Iniciada monitorização da glicemia 4×/dia antes das refeições com insulina suplementar de correção. Manteve hiperglicemia nas primeiras 24 horas de internação, com necessidade de altas doses de insulina ultrarrápida de correção. Hemoglobina glicada (HbA1c) da admissão: 8,6%

Como realizar controle glicêmico no período perioperatório?

Comentários

Recomenda-se otimizar o controle glicêmico no pré-operatório, sendo desejável manter HbA1c menor do que 8,0% e glicemias menores do que 180 mg/dL, sem hipoglicemias.

Neste caso, HbA1c estava fora da meta e não seria possível postergar cirurgia. Foi realizada otimização da insulinoterapia com objetivo de manter a glicemia entre 100 mg/dL e 180 mg/dL. Foi iniciada insulina basal-*bolus* com insulina glargina e insulina lispro, com ajuste progressivo nos primeiros cinco dias de internação. Foram observados glicotoxicidade e resistência insulínica importantes, com necessidade de altas doses de insulina. As glicemias foram otimizadas com insulina glargina 50 UI antes do café e 30 UI antes do jantar, insulina lispro 10 UI antes café, almoço e jantar e insulina lispro suplementar de correção, uma unidade para cada 30 mg/dL de glicemia acima da meta de 100 mg/dL. No dia anterior a cirurgia, foi a dose noturna da insulina glargina foi reduzida em 40% e as doses de insulina lispro prandiais foram suspensas no período de jejum. Paciente entrou no centro cirúrgico com glicemia de 160 mg/dL.

Em pacientes em uso de insulina, deve ser considerada a manutenção da dose convencional de insulina basal de longa ação na véspera da cirurgia, com a redução de 20%-30% da dose a partir da noite anterior até o final do período de jejum. Para análogos ultralentos, esta redução deve acontecer com 72 horas de antecedência. Para insulina NPH, deve ser considerada a manutenção da dose convencional de insulina intermediária (NPH) na noite anterior à cirurgia, com redução da dose habitual em 50% na manhã do procedimento.

Literatura Recomendada

1. Korytkowski MT, Muniyappa R, Antinori-Lent KA, Donihi AC, Drincic AT, Hirsch IR, et al. Management of Hyperglycemia in Hospitalized Adult Patients in Non-Critical Care Settings: An Endocrine Society Clinical Practice Guideline J Clin Endocrinol Metab. 2022, 107: 2101- 2128.
2. Marino EC, Negretto L, Ribeiro RS, Momesso Feitosa ACF. Rastreio e Controle da Hiperglicemia no Perioperatório. Diretriz Oficial da Sociedade Brasileira de Diabetes (2023). DOI: 10.29327/5238993.2023-7, ISBN: 978-85-5722-906-8.

Caso 35

Denise Momesso e Alexandre Siciliano Colafranceschi

Controle glicêmico durante a cirurgia cardíaca

A.J.A.L.M.A., 69 anos, sexo masculino. Apresenta angina instável e indicação de cirurgia cardíaca. HPP: *Diabetes mellitus* (DM) diagnosticado há 10 anos, infarto agudo do miocárdio prévio, revascularização com angioplastia percutânea em 2012/ 2015, hipertensão, dislipidemia, obesidade (IMC = 32 kg/m^2). Em uso domiciliar: metformina XR 2 g/dia, empaglifozina 25 mg/dia, glicazida MR 120 mg/dia, atorvastatina 80 mg/dia, losartana 100 mg/dia, atenolol 50 mg/dia, AAS 100 mg/dia. Controle glicêmico no pré-operatório realizado com insulina basal-*bolus*. Hemoglobina glicada (HbA1c) admissão 8,6%. Glicemia no pré-operatório imediato de 154 mg/dL.

Como realizar controle glicêmico no período intraoperatório?

Comentários

Recomenda-se otimizar o controle glicêmico no pré-operatório, sendo desejável manter HbA1c menor do que 8,0% e glicemias menores do que 180 mg/dL, sem hipoglicemias.

Os procedimentos cirúrgicos maiores, em especial a cirurgia cardíaca, promovem uma resposta endócrino metabólica que pode ocasionar hiperglicemia, mesmo nos indivíduos sem DM. Nos pacientes com DM, a HbA1c pré-operatória correlaciona-se diretamente com risco de hiperglicemia no intraoperatório e no pós-operatório imediato. Diversas evidências científicas apontam para o maior risco de complicações nos pacientes com hiperglicemia perioperatória, em especial maior risco de infecção, tempo de internação e mortalidade. Dessa forma, preconiza-se um bom controle glicêmico no perioperatório, mantendo glicemias entre 140 mg/dL e 180 mg/dL, visando evitar glicemias menores do que 70 mg/dL. Nas cirurgias de grande porte, o controle glicêmico no intraoperatório e no pós-operatório imediato deve ser realizado com insulina regular intravenosa, com protocolos que contemplem ajustes horários da taxa de infusão de insulina de acordo com glicemia.

Literatura Recomendada

1. Marino EC, Negretto L, Ribeiro RS, Momesso Feitosa ACF. Rastreio e Controle da Hiperglicemia no Perioperatório. Diretriz Oficial da Sociedade Brasileira de Diabetes (2023). DOI: 10.29327/5238993.2023-7, ISBN: 978-85-5722-906-8.

Caso 36

Denise Momesso e Leandra Negretto

Uso de antidiabéticos no período perioperatório

F.N., 69 anos, sexo masculino, será submetido à colecistectomia eletiva. Diagnosticado com diabetes há 15 anos, tem HAS, dislipidemia, obesidade (IMC = 33 kg/m^2). Hemoglobina glicada 6,8% em uso dos antidiabéticos: metformina XR 2 g/dia, dapaglifozina 10 mg/dia, Glicazida MR 120 mg/dia, semaglutida 1,0 mg/semana

Quais orientações devem sem fornecidas sobre o uso de antidiabéticos no período perioperatório?

Comentários

Paciente foi orientado a suspender semaglutida 21 dias antes da cirurgia, devido ao risco de gastroparesia e broncoaspiração, principalmente em procedimentos cirúrgicos envolvendo o trato gastrointestinal. O tempo exato de suspensão dos análogos de GLP1 para evitar gastroparesia não está bem estabelecido. Considerando-se as meia-vidas dos medicamentos e o conceito de suspender com três meias-vidas de antecedência, os intervalos sugeridos para suspensão seriam: lixenatida um dia; liraglutida dois dias; dulaglutida 15 dias; tirzepatida 15 dias e semaglutida 21 dias. Em casos de cirurgias de urgência e/ou em que não for possível suspender com a antecedência sugerida, o resíduo gástrico pode ser avaliado no pré- operatório imediato através da ultrassonografia abdominal. Atenção deve ser dada ao risco de descompensação da glicemia com suspensão desses medicamentos. Dessa forma, a glicemia deve ser monitorizada e, em caso de glicemias acima das metas, o controle glicêmico deve ser otimizado com outros antidiabéticos e/ou insulina. Neste caso, foi realizada troca de semaglutida por liraglutida e orientada sua suspensão dois dias antes da cirurgia. Os inibidores de SGLT2 foram suspensos três dias antes, e metformina e glicazida foram suspensos no dia da cirurgia.

No período perioperatório é recomendado manter as glicemias entre 100 mg/dL e 180 mg/dL, evitando hipoglicemia. O paciente foi hospitalizado 24 horas antes do procedimento e as glicemias foram otimizadas com insulina ultrarrápida suplementar de acordo com glicemias antes das refeições.

Tabela 36.1. Recomendações para uso de antidiabéticos no perioperatório de cirurgia eletiva de acordo com as Diretrizes da Sociedade Brasileira de Diabetes 2023

Medicação	Recomendação	Classe e Nível de evidência
Inibidores da DPP-4	É RECOMENDADO a manutenção dos inibidores de DPP-4 no período perioperatório de cirurgias eletivas.	I A
Metformina	DEVE SER CONSIDERADO manter o uso da metformina até o dia anterior à cirurgia e a reintrodução após o procedimento, individualizando de acordo com a evolução clínica, na ausência de complicações cirúrgicas.	IIa B
Inibidores do SGLT2	É RECOMENDADO a suspensão dos iSGLT2 três a quatro dias antes de cirurgia de grande porte ou de procedimentos invasivos planejados, para redução do risco de Cetoacidose Diabética Euglicêmica.	I B
Análogos de GLP1	DEVE SER CONSIDERADO a suspensão dos análogos de GLP1 e agonistas duais GIP/GLP1 previamente a procedimentos que envolvam sedação anestésica ou anestesia geral, devido ao risco potencial de aspiração gástrica.	IIa C
Sulfoniureias e glinidas	É RECOMENDADO a suspensão de medicamentos secretagogos de insulina (sulfonilureias e metiglinidas) nas 24 horas que antecedem a cirurgia.	I C
Glitazonas	PODE SER CONSIDERADO a manutenção ambulatorial das tiazolidinedionas no período perioperatório de cirurgias eletivas não cardíacas.	IIb C
Insulina basal de ação longa (degludeca, glargina, levemir)	DEVE SER CONSIDERADO a manutenção da dose convencional de insulina basal de longa ação na véspera da cirurgia, com a redução de 20% a 30% da dose a partir da noite anterior até o final do período de jejum. Para análogos ultralentos, esta redução deve acontecer com 72 horas de antecedência.	IIb A

Insulina basal de ação intermediária NPH	DEVE SER CONSIDERADO a manutenção da dose convencional de insulina intermediária (NPH) na noite anterior à cirurgia, com redução da dose habitual em 50% na manhã do procedimento.	IIa C
Insulina prandial de ação curta	É RECOMENDADO a suspensão das doses prandiais fixas de insulina de ação curta, no período de jejum, mantendo-as apenas para correção de eventuais hiperglicemias.	I C

Literatura Recomendada

1. Marino EC, Negretto L, Ribeiro RS, Momesso D, Feitosa ACF. Rastreio e Controle da Hiperglicemia no Perioperatório. Diretriz Oficial da Sociedade Brasileira de Diabetes (2023). DOI: 10.29327/5238993.2023-7, ISBN: 978-85-5722-906-8.

Caso 37

Joana R. Dantas

Uso de insulina no perioperatório do diabetes mellitus tipo 1

Paciente feminina, 45 anos, *diabetes mellitus* tipo 1 desde os 17 anos de idade, sem complicações crônicas, HbA1c = 6,6%. Em uso de insulina degluteca 18 UI 1 ×/dia e aspart conforme contagem de carboidratos. Será submetida à histeroscopia às seis horas da manhã para avaliação de pólipo endometrial. Bom controle glicêmico no pré-operatório, conforme Gráfico 1, abaixo.

Como orientar em relação às doses de insulina?

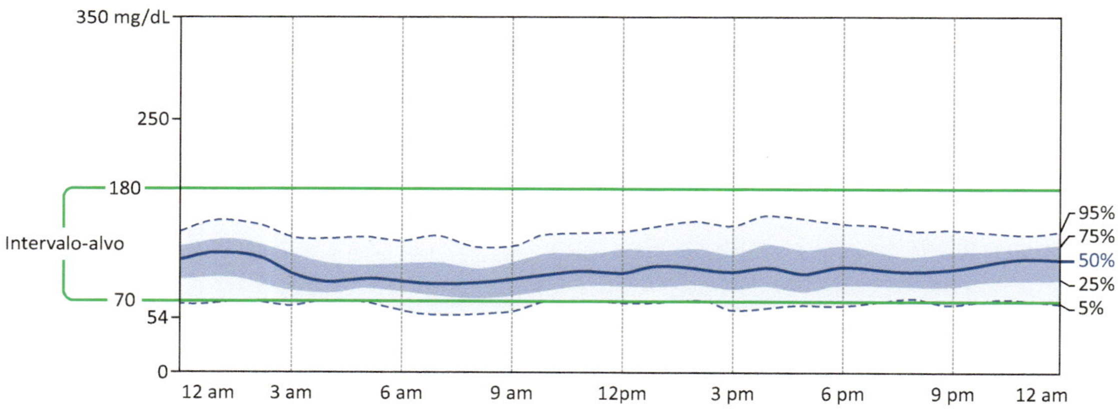

Gráfico 37.1. Gráfico padrão diário obtido através do sensor de glicemia.

Comentários

Paciente será submetida à cirurgia no período da manhã, que é o recomendado para pacientes com diabetes, devendo reduzir em 20-30 % a dose de insulina basal. Como estava em uso de insulina degludeca, ultralenta com duração média de 42 horas, essa redução deverá ocorrer 72 horas antes do procedimento. A correção com insulina rápida no dia do procedimento deve ocorrer a cada quatro horas com o alvo de glicemia entre 140 mg/dL e180 mg/dL, enquanto em dieta oral zero. Apesar da redução de 30% da dose de insulina basal, a paciente fez glicemia de 72 mg/dL, iniciando soro glicosado a 10% 21 mL/h até liberar dieta oral, quando retornou o seu esquema habitual de correção com insulina aspart, 15 minutos antes das refeições (Gráfico 2, abaixo). Pacientes com excesso de insulina basal (> 60% da dose total de insulina na forma de insulina basal ou > 0,6 UI/kg/dia) devem reduzir a dose de insulina basal em 50% para um procedimento eletivo para minimizar o risco de hipoglicemia.

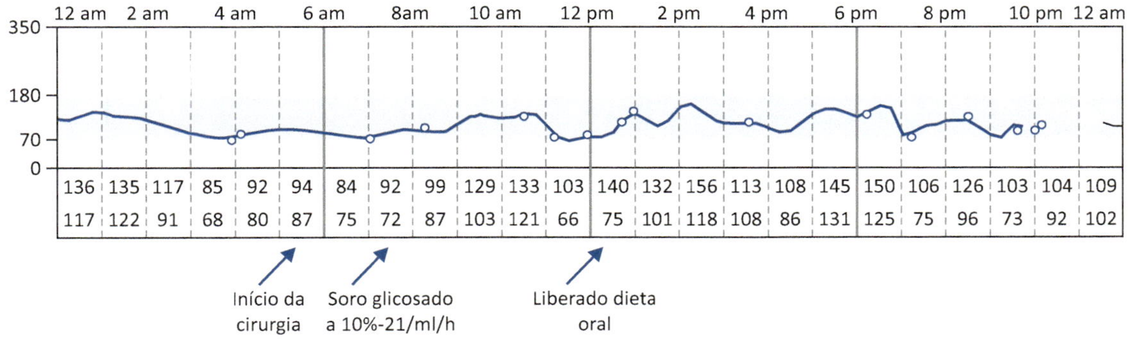

Gráfico 37.2. Gráfico e glicemias de 24 horas obtidos através do sensor de glicemias no dia da cirurgia.

Literatura Recomendada

1. Marino EM, Negretto L, Ribeiro RS, Momesso D, Feitosa, ACR. Rastreio e Controle da Hiperglicemia no Perioperatório. Diretriz Oficial da Sociedade Brasileira de Diabetes (2023). DOI: 10.29327/5238993.2023-7, ISBN: 978-85-5722-906-8.

Caso 38

Julia Gabriella Martins e Melanie Rodacki

Orientações para uso de bomba de infusão contínua de insulina no período perioperatório

Paciente masculino, 69 anos, com diagnóstico de DM1 há 50 anos, com retinopatia diabética não proliferativa leve, sem outras comorbidades. Em uso de bomba de insulina em sistema automatizado híbrido de alça fechada (Medtronic 780G®) há um ano, com tempo no alvo 90%, HbA1c < 7%, sem hipoglicemias (Gráfico 3, abaixo). Será submetido à cirurgia ortopédica em punho esquerdo devido a "dedo em gatilho" e contratura de Dupuytren.

A equipe cirúrgica questiona: é preciso interromper o uso do sistema de infusão durante o ato cirúrgico?

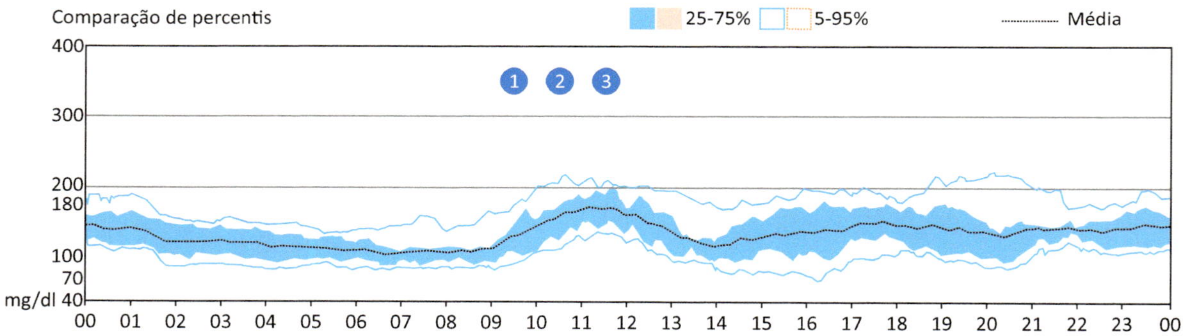

Gráfico 38.1. Gráfico padrão diário obtido através do sensor de glicemia.

Comentários

Paciente com excelente controle do diabetes e ausência de complicações graves, a despeito de longo tempo de doença. Em uso do sistema de bomba de insulina com basal e *bolus* de correção *automatizados*, será submetido à cirurgia de pequeno porte. Essa bomba de insulina, associada ao sensor de glicose em tempo real, pode fazer correção automática da hiperglicemia e redução da infusão, se risco de hipoglicemia, ou até suspensão. Assim, foi optado por manter o sistema sem quaisquer medidas adicionais (bomba e sensor instalados no abdome, longe do sítio abordado), obtendo resultado satisfatório de glicemias (Gráfico 4, abaixo). Em cirurgias de maior porte, como cirurgias cardíacas inclusive, também existem benefícios ao uso da bomba, podendo ser necessária administração extra de insulina (em injeção subcutânea ou através da bomba de infusão inravenosa). Em casos selecionados, o modo automático pode ser substituído pelo manual, com configuração na bomba de um perfil insulina basal *temporário* individualizado para cirurgia. Logo, a bomba de insulina pode ser mantida durante as cirurgias, pois promove bom controle glicêmico perioperatório (com baixa incidência de hiperglicemias e sem hipoglicemias), sendo imprescindível o alinhamento do uso desta terapia com equipe cirúrgica e anestésica.

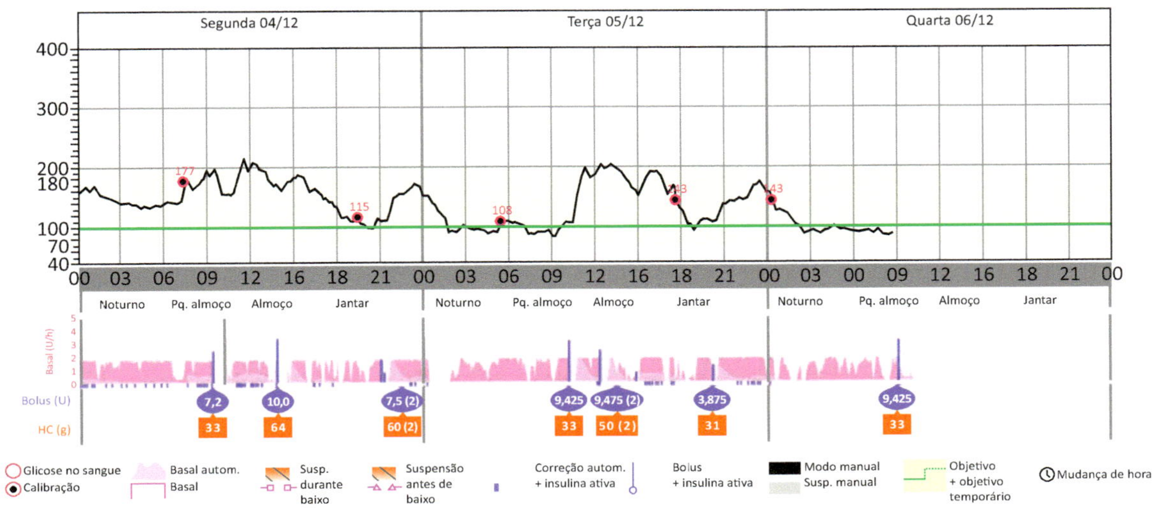

Gráfico 38.2. Relatório obtido através dos dados do sensor e bomba de insulina.

Literatura Recomendada

1. Kaddoum R, Khalili A, Shebbo FM, et al. Automated versus conventional perioperative glycemic control in adult diabetic patients undergoing open heart surgery. BMC Anesthesiol. 2022;22(1):184.

Caso 39

Julia Magarão Costa e Natalia Monte Faissol

Importância da hemoglobina glicada no diagnóstico de diabetes durante internação hospitalar

Paciente, masculino, 30 anos, solicitou atendimento de ambulância após apresentar episódio de síncope com pródromos. Refere que, há uma semana, iniciou quadro de infecção de vias aéreas superiores. Foi medicado com betametasona intramuscular na unidade de saúde e fez uso de antibioticoterapia e prednisona 40 mg por sete dias. Evoluiu com poliúria e polidipsia, culminando em alteração do nível de consciência, turvação visual e queda da própria altura com lesão superficial em região frontal. Apresenta hipertensão arterial em uso de losartana 50 mg/dia. Desconhece história prévia de *Diabetes Mellitus* (DM). História familiar positiva para DM (pai, tia e avó paternos)

Ao exame: paciente sonolento, responsivo ao chamado, orientado, eupneico, hipo-hidratado.

Pressão arterial: 116×80 mmHg, peso: 75 kg, IMC: 23,15 kg/m^2; lesão cortocontusa transversal de aproximadamente 3 cm em região frontal; restante do exame físico sem alterações significativas

Exames laboratoriais de admissão: glicemia: 540 mg/dL, sem sinais de cetoacidose ou hiperosmolaridade sérica. Solicitada hemoglobina glicada (HbA1c) com resultado de 11,3%.

Comentários

A dosagem de hemoglobina glicada (HbA1c) é recomendada nos pacientes hospitalizados sem história prévia de DM que apresentem glicemia maior que 140 mg/dL. A HbA1c é produto de uma reação não enzimática entre a glicose e a hemoglobina e reflete os níveis glicêmicos nos últimos 90-120 dias. Dessa forma, é capaz de diferenciar a hiperglicemia de estresse de um quadro de DM prévio não diagnosticado. Em pacientes hiperglicêmicos sem histórico de DM prévio, uma HbA_{1c} maior ou igual a 6,5% sugere que o diabetes precede a hospitalização. Atenção deve ser dada às possíveis situações clínicas que reduzem acurácia da HbA1c como anemias, hemólise, hemotransfusão, doença renal crônica, hemoglobinopatias, uso de drogas que afetam eritropoiese e gestação.

No caso descrito, um paciente jovem e eutrófico evolui com hiperglicemia após o uso agudo de glicocorticoides. Nesse cenário, alguns diagnósticos diferenciais se impõem: diabetes induzido por medicação,

Diabetes Mellitus (DM) tipo 2 no jovem, DM tipo 1 e diabetes monogênico (diabetes familiar de início precoce – MODY).

No caso em questão, o resultado da HbA1c foi particularmente importante para o diagnóstico diferencial, uma vez que o uso de uma medicação hiperglicemiante havia sido instituído há apenas uma semana, e o valor de HbA1c encontrado sugere uma glicemia média estimada acima de 270 mg/dL nos últimos dois a três meses. Apesar da glicemia recente (especialmente no último mês) influenciar de forma mais significativa na HbA1c, estima-se que 50% desta seja formada no segundo, terceiro e quarto meses anteriores ao exame, o que significa que as alterações glicêmicas deste paciente precedem o início do glicocorticoide e afasta o diagnóstico de diabetes induzido por medicação.

O DM do tipo 2 ocorre em, aproximadamente, 18% dos adultos diagnosticados antes dos 35 anos, mas, em geral, é acompanhado de características clínicas que sugerem resistência insulínica, como obesidade e acantose *nigricans*. Em relação à história familiar, na maioria das vezes é positiva, mas a herança é poligênica, então ambos os pais podem ser afetados.

Já o DM tipo 1 representa mais de 80% dos casos de diabetes diagnosticados em pacientes entre 20 e 35 anos, e a cetoacidose diabética é a apresentação clínica inicial em até 30% dos adultos, o que não ocorreu no caso relatado. Nesse contexto em que a apresentação clínica não é suficiente para a classificação do DM, a dosagem de autoanticorpos e peptídeo C randômico é recomendada.

Por fim, o diabetes monogênico familiar de início precoce (MODY) deve ser considerado em pacientes com idade inferior a 35 anos (especialmente se o diagnóstico ocorrer antes dos 25 anos) e que não apresentem anticorpos pancreáticos. Além disso, tendo em vista que a maior parte dos genes ligados ao MODY apresenta padrão de herança autossômica dominante, a história familiar desempenha um papel crucial, evidenciando famílias com muitos membros acometidos em duas ou três gerações. Diante de uma suspeita de MODY, uma opção é utilizar a calculadora de risco clínico de MODY (MODY *clinical risk calculator*) e, caso o valor preditivo positivo seja maior que 60%, o paciente deve ser submetido a testes genéticos. A análise molecular é importante para identificação do gene envolvido, o que irá impactar diretamente na indicação de opções terapêuticas mais precisas. Além disso, estabelecer o diagnóstico genético pode auxiliar no aconselhamento do paciente e de seus familiares.

Literatura Recomendada

1. Rodacki M, Teles M, Gabbay M, Montenegro R, Bertoluci M, Rodrigo Lamounier. Classificação do diabetes. Diretriz Oficial da Sociedade Brasileira de Diabetes (2023). DOI: 10.29327/557753.2022-1, ISBN: 978-85-5722-906-8. https://diretriz.diabetes.org.br/classificacao-do-diabetes/
2. MODY Probability Calculator // Diabetes Genes. https://www.diabetesgenes.org/mody-probability-calculator/
3. Marino EC, Momesso D, Toyoshima MTK, Ozorio MF, Schaan B, Negretto L, Santomauro Júnior C, Cukier P, Genestreti PRR, Feitosa ACR, Pinto JESSP, Lamounier RN. Rastreamento e Controle da Hiperglicemia Hospitalar em Pacientes Não-Críticos. Diretriz Oficial da Sociedade Brasileira de Diabetes (2024). DOI: 10.29327/5412848.2024-5, ISBN: 978-65-272-0704-7.

Caso 40

Marcos Tadashi Kakitani Toyoshima

Uso de sistema de apoio diagnóstico e terapêutico para controle glicêmico no paciente não critico

Paciente do sexo feminino de 74 anos foi internada por pielonefrite e confusão mental. Tem antecedente de *diabetes mellitus* tipo 2 tratado ambulatorialmente com metformina 1000 mg/dia. Ao exame físico, peso de 80 kg, altura de 160 cm (IMC = 31,25 kg/m^2). Os exames laboratoriais recentes mostravam creatinina sérica de 1,0 mg/dL, HbA1c = 7,1%. A glicemia na admissão era de 275 mg/dL.

Você resolve usar o aplicativo InsulinAPP (http://www.insulinapp.com.br) para auxiliar no controle glicêmico hospitalar. Como seria a prescrição de insulinoterapia desta paciente?

Comentários

A paciente apresenta um bom controle ambulatorial do diabetes. No entanto, diante de um quadro infeccioso, é relativamente comum a apresentação de hiperglicemia hospitalar, que é definida como uma glicemia maior que 140 mg/dL em ambiente hospitalar. De acordo com o aplicativo InsulinAPP, esta paciente deverá receber inicialmente um esquema basal-*bolus* de insulinoterapia com categoria 7, o que corresponde a dose total diária de insulina de 0,35 UI/kg. O esquema basal-*bolus* de insulina é composto por três componentes: (1) insulina basal (insulinas de ação intermediária ou longa duração), (2) insulina prandial (insulinas rápida ou ultrarrápida) e (3) insulina de correção (insulinas rápida ou ultrarrápida) de possíveis hiperglicemias antes das refeições. O InsulinAPP é um sistema de apoio diagnóstico e terapêutico (SADT) para o controle glicêmico durante toda a internação hospitalar (da admissão até a alta). Por meio de um algoritmo computadorizado, o aplicativo auxilia a decisão do esquema de insulinoterapia, baseando-se principalmente na glicemia da admissão e do tratamento ambulatorial do diabetes.

Prescrição da Avaliação Inicial

Dieta Oral | Jejum

Categoria Atual: 7

REGISTRE A CATEGORIA EM PRONTUÁRIO
Será fundamental para o ajuste das doses

Suspender todas as medicações antidiabéticas, exceto insulina.

Monitorização até a alta
(Reavaliar se paciente iniciar jejum)

1. Glicemia capilar antes das refeições (café, almoço e jantar) e às 22 horas.

Insulinoterapia
(Reavaliar se paciente iniciar jejum)

1. Insulina NPH, 5UI, SC, antes do café, almoço e às 22 horas.
2. Insulina Regular, antes do café, almoço e jantar, SC, conforme tabela de glicemia capilar:

ATENÇÃO: NÃO usar tabela: para corrigir glicemia às 22 horas OU caso o paciente entrar em jejum

Menor que 70: Protocolo de Hipoglicemia
70 - 100: 4 UI
101 - 140: 5 UI
141 - 190: 6 UI
191 - 240: 7 UI
241 - 290: 8 UI
291 - 340: 9 UI
341 - 390: 10 UI
391 - 440: 11 UI
441 - 490: 12 UI
Maior que 490: Notofocar ao médico

3. Insulina Regular, às 22 horas, SC, conforme tabela de glicemia capilar:

Menor que 100: Oferecer Lanche
261 - 350: 2 UI
Maior que 350: 4 UI

Figura 40.1. Prescrição de insulinoterapia e orientações obtidos através do sistema de apoio diagnóstico e terapêutico.

Literatura Recomendada

1. Toyoshima MT, de Souza AB, Admoni SN, et al. New digital tool to facilitate subcutaneous insulin therapy orders: an inpatient insulin dose calculator. Diabetol Metab Syndr. 2015;7:114.
2. Toyoshima MTK, Brandes PHR, da Paz Lauterbach G, et al. InsulinAPP application protocol for the inpatient management of type 2 diabetes on a hospitalist-managed ward: a retrospective study. Arch Endocrinol Metab. 2022;66(4):498-505.
3. Korytkowski MT, Muniyappa R, Antinori-Lent K, et al. Management of Hyperglycemia in Hospitalized Adult Patients in Non-Critical Care Settings: An Endocrine Society Clinical Practice Guideline. J Clin Endocrinol Metab. 2022;107(8):2101-2128.
4. Marino EC, Momesso D e col. Diretrizes da Sociedade Brasileira de Diabetes 2024. Rastreamento e Controle da Hiperglicemia em pacientes não críticos. https://diretriz.diabetes.org.br

Caso 41

Marcos Tadashi Kakitani Toyoshima

Uso de sistema de apoio diagnóstico e terapêutico para controle glicêmico no paciente crítico

Paciente do sexo masculino, 68 anos foi internado para cuidados intensivos devido ao quadro de síndrome coronariana aguda. Este paciente está no momento em ventilação mecânica e com uso de drogas vasoativas. Ele não tem antecedente de *diabetes mellitus*, mas a glicemia capilar na admissão era de 360 mg/dL.

Como deve ser o manejo de controle glicêmico em ambiente de terapia intensiva?

Comentários

O paciente apresenta quadro de hiperglicemia de estresse decorrente da síndrome coronariana aguda. Para um paciente internado em cuidados intensivos, o controle glicêmico deve ser feito com insulinoterapia, por via endovenosa, em bomba de infusão contínua. Para decisão de dose de insulina a ser infundida, podemos lançar mão do protocolo InsulinAPP-UTI (http://www.insulinapp-uti.com.br). Por meio de um algoritmo computadorizado, este Sistema Digital de Apoio Diagnóstico e Terapêutico (SADT) auxilia no cálculo da dose de insulina por via endovenosa, evitando-se redução brusca da glicemia e episódios de hipoglicemias.

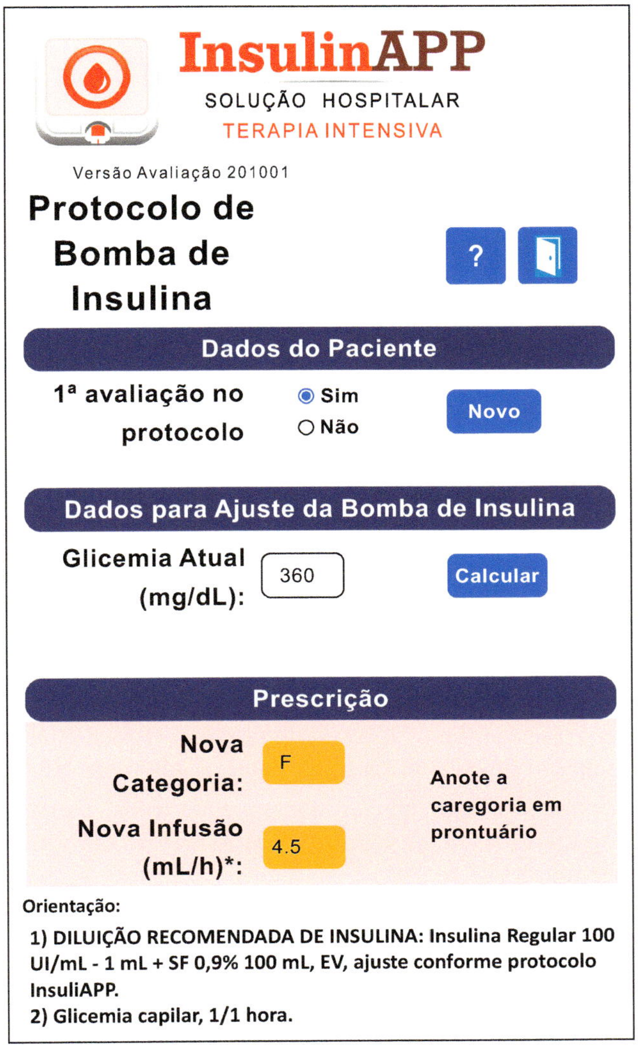

Figura 41.1. Prescrição de insulinoterapia e orientações obtidos através do sistema de apoio diagnóstico e terapêutico.

Literatura Recomendada

1. Pasquel FJ, Lansang MC, Dhatariya K, Umpierrez GE. Management of diabetes and hyperglycaemia in the hospital. Lancet Diabetes Endocrinol. 2021;9(3):174-188.

Caso 42

Denise Momesso

Hipoglicemia no ambiente hospitalar

L.F., 73 anos, admitido por sepse pulmonar, apresentou melhora clínica, foi extubado e as drogas vasoativas foram suspensas. Realizada transição de dieta enteral para oral, porém com baixa aceitação da dieta oral.

Em desmame de glicocorticoide. Controle glicêmico: realizada transição de insulina venosa para subcutânea com prescrição de insulina glargina 40 UI e insulina suplementar conforme esquema a cada seis horas. Medida de glicemia capilar pela manhã 65 mg/dL.

Como realizar a correção da hipoglicemia e quais ajustes devem ser realizados para prevenção de hipoglicemia?

Comentários

No hospital, recomenda-se utilizar a classificação internacional para classificar e padronizar os níveis de hipoglicemia, sendo hipoglicemia nível 1: 54 a 69 mg/dL; hipoglicemia nível 2: abaixo de 54 mg/dL; hipoglicemia nível 3: abaixo de 70 mg/dL com necessidade de auxílio de terceiros.

As hipoglicemias hospitalares nível 1 (entre 54 mg/dL e 70 mg/dL) e nível 2 (< 54 mg/dL) devem ser corrigidas preferencialmente por via oral, enteral ou gastrostomia com solução contendo 15-30 g de glicose (0,3 g/kg). A correção da hipoglicemia pode ser realizada por via oral com 15 g de carboidrato de alto índice glicêmico, que pode ser obtido com uso de solução de glicose em gel com 15 g de carboidrato (Gli Instan®) ou alimentos (suco de laranja, mel açúcar). O uso da glicose em gel tem como benefícios a disponibilidade mais rápida (pode ser armazenada nos postos de enfermagem) e a garantia do aporte correto de glicose. Monitorizar a glicemia 10-15 minutos após a correção e repetir os procedimentos de correção até que glicemia esteja maior do que 100 mg/dL.

Todos os episódios de hipoglicemia devem ser checados quanto à causa e instituídas medidas preventivas. A hipoglicemia no hospital está habitualmente relacionada a uma ou mais das seguintes causas evitáveis: insulinoterapia, jejum prolongado, alterações inadvertidas da dieta, redução da aceitação da dieta, dieta enteral ou parenteral, reabilitação de dieta oral, aplicação de insulina não coordenada com dieta, falhas nos ajustes de insulinoterapia, alteração na dose de medicamentos com potencial de alterar glicemia (corticoide principalmente), terapias dialíticas. Causas patológicas de hipoglicemia comuns no paciente internado são disfunção renal, disfunção hepática, insuficiência adrenal, insuficiência cardíaca. Causas menos comuns de hipoglicemia devem ser investigadas de acordo com cenário clínico.

O paciente apresentou hipoglicemia leve em jejum na transição de dieta enteral para oral e redução de dose de corticoide. Foram observadas as seguintes fragilidades e instituídas modificações:

- Manutenção da monitorização de glicemia de 6/6 horas na transição da dieta enteral para dieta oral. Foi alterada monitorização da glicemia e uso de insulina suplementar para antes das refeições.
- Insulinização com dose elevada de insulina basal em paciente com baixa aceitação de dieta oral e redução da dose de corticoide ajuste na dose e insulina. Realizada redução da dose de insulina basal.

Literatura Recomendada

1. Marino EC, Momesso D, Toyoshima MTK, Ozorio MF, Schaan B, Negretto L, Santomauro Júnior C, Cukier P, Genestreti PRR, Feitosa ACR, Pinto JESSP, Lamounier RN. Rastreamento e Controle da Hiperglicemia Hospitalar em Pacientes Não-Críticos. Diretriz Oficial da Sociedade Brasileira de Diabetes (2024). DOI: 10.29327/5412848.2024-5, ISBN: 978-65-272-0704-7.
2. Korytkowski MT, Muniyappa R, Antinori-Lent K, Donihi AC, Drincic AT, Hirsch IB, et al. Management of Hyperglycemia in Hospitalized Adult Patients in Non-Critical Care Settings: An Endocrine Society Clinical Practice Guideline. J Clin Endocrinol Metab. 2022;107(8):2101-2128.
3. Umpierrez G, Hellman R, Korythowski MT, et al. Management of Hyperglycemia in hospitalized patients in non- critical care setting: na Endocrine Society Clinical Practice Guideline. J Clin Endocrinol Metab. 2012; 97: 16-38.
4. American Diabetes Association Professional Practice Committee; 16. Diabetes Care in the Hospital: *Standards of Care in Diabetes—2025. Diabetes Care* 2025; 48 (Supplement_1): S321-S334.

Caso 43

Denise Momesso

Hipoglicemia grave

L.F., 85 anos, admitido por pneumonia, boa evolução clínica, estável. Apresenta sequela motora de AVC com limitação funcional, gastrostomia, fragilidade, insuficiência renal crônica em tratamento conservador, cardiopatia isquêmica e em regime de internação domiciliar. Mantido em dieta zero a partir das 8h para realização de exame de ultrassonografia abdominal. Exame planejado para 14:00 h, porém houve atraso. Às 16h30: acompanhante chama enfermagem por paciente apresentar sonolência e desorientação. Sinais vitais: PA 120×80 mmHg; FC 110 bpm; temperatura axilar 36,7°C, sat O_2 98% em ar ambiente. Não possui acesso venoso. Glicemia de 50 mg/dL.

Como deve ser manejo deste caso?

Comentários

O paciente apresentou hipoglicemia grave ou hipoglicemia nível 3 definida como glicemia abaixo de 70 mg/dL com necessidade de auxílio de terceiros. No momento da detecção da hipoglicemia foi realizado acionamento do time de resposta rápida e a administrado glucagon por via intramuscular.

Em casos de hipoglicemia grave em paciente sem acesso venoso disponível, recomenda-se a aplicação de glucagon 1 mg por via subcutânea ou intramuscular. A correção por via endovenosa está recomendada nos casos de hipoglicemia grave (glicemia < 70 mg/dL associada a alteração do nível de consciência) e/ou impossibilidade de uso das vias oral, enteral ou gastrostomia e/ou em uso de insulinoterapia intravenosa. A correção pode ser realizada com 10 mL a 30 mL de solução de glicose a 50% (5 g glicose para cada 10 mL de solução) em acesso venoso preferencialmente profundo. Outra maneira mais específica para determinar o volume de glicose a ser administrado por via intravenosa é o cálculo por meio da seguinte equação: volume de glicose a 50% (mL) = (100 – glicemia) × 0,4. Caso seja utilizado acesso venoso periférico pode se optar pelo uso de glicose a 25% (2,5 g glicose para cada 10 mL de solução) em infusão lenta. Monitorizar a glicemia 10- 15 minutos após a correção e repetir os procedimentos de correção até que glicemia esteja maior do que 100 mg/dL.

Todos os episódios de hipoglicemia devem ser criticamente avaliados quanto às causas e instituídas medidas preventivas. O paciente apresentou hipoglicemia grave devido a jejum prolongado e inadvertido. Além disso, este paciente tem condições clínicas associadas a maior risco de hipoglicemia: baixo peso, idoso, fragilidade, baixa capacidade funcional, insuficiência renal, doença cardiovascular e cerebrovascular. Ademais, houve falha assistencial pela ausência de monitorização de glicemia em paciente com jejum prolongado e ausência de suporte calórico com soro glicosado venoso.

Literatura Recomendada

1. Marino EC, Momesso D, Toyoshima MTK, Ozorio MF, Schaan B, Negretto L, Santomauro Júnior C, Cukier P, Genestreti PRR, Feitosa ACR, Pinto JESSP, Lamounier RN. Rastreamento e Controle da Hiperglicemia Hospitalar em Pacientes Não-Críticos. Diretriz Oficial da Sociedade Brasileira de Diabetes (2024). DOI: 10.29327/5412848.2024-5, ISBN: 978-65-272-0704-7.
2. Korytkowski MT, Muniyappa R, Antinori-Lent K, Donihi AC, Drincic AT, Hirsch IB, et al. Management of Hyperglycemia in Hospitalized Adult Patients in Non-Critical Care Settings: An Endocrine Society Clinical Practice Guideline. J Clin Endocrinol Metab. 2022;107(8):2101-2128.
3. Umpierrez G, Hellman R, Korythowski MT, et al. Management of Hyperglycemia in hospitalized patients in non- critical care setting: na Endocrine Society Clinical Practice Guideline. J Clin Endocrinol Metab 2012; 97: 16-38.
4. American Diabetes Association Professional Practice Committee; 16. Diabetes Care in the Hospital: *Standards of Care in Diabetes—2025. Diabetes Care* 2025; 48 (Supplement_1): S321-S334.

Caso 44

Denise Momesso e Debora Leitão Gama

Hipoglicemia hospitalar como evento adverso com dano

M.L.T., 75 anos, insuficiência renal crônica agudizada e hipercalemia, internado em terapia intensiva. Iniciou glicoinsulinoterapia para hipercalemia. Evoluiu com rebaixamento do sensório e hipoglicemia recorrente, apesar de correção apropriada com glicose hipertônica intravenosa, sendo necessária intubação orotraqueal, início de ventilação mecânica.

Comentários

Paciente hipoglicemia grave recorrente durante gliocinsulinoterapia, não responsiva à reposição de glucose hipertônica em *bolus* e evoluiu com rebaixamento nível de consciência e insuficiência respiratória, com necessidade suporte ventilatório invasivo. Este evento é classificado como Evento Adverso (EA) com dano grave/sentinela.

Os *eventos adversos* podem ser classificados, de acordo com a Organização Mundial de Saúde (OMS), em:

- **Circunstância de risco:** é uma situação em que houve potencial significativo de dano, mas não ocorreu um incidente. Exemplo: monitor de glicemia quebrado, porém não foi necessário utilizá-lo.
- ***Near-miss* (quase-evento):** incidente que não atinge o paciente. Exemplo: uma enfermeira iria administrar a insulina em um paciente homônimo àquele que deveria receber a medicação, mas percebe antes de administrar o medicamento.
- **Incidente sem dano (*no harm incident*):** um evento que ocorreu a um paciente, mas não chegou a resultar em dano ou sem sintomas detectados e não é necessário tratamento adicional. Exemplo: paciente não teve a glicemia verificada antes da dieta mas não resultou em dano mensurável (não houve alteração de quadro clínico ou reação).
- **Incidente com dano = evento adverso**, implica prejuízo na estrutura ou funções do corpo, incluindo doença, lesão, sofrimento, incapacidade ou morte, e pode ser físico, social ou psicológico. A ocorrência é classificada quanto ao GRAU DE DANO, ou seja, o grau de comprometimento do estado de saúde do paciente ocasionado pelo incidente:

- ***Leve:*** paciente apresentou sintomas leves, danos mínimos ou intermediários de curta duração sem intervenções ou apenas intervenções mínimas sendo necessárias (p. ex.: observação extra, tratamento leve);
- ***Moderado:*** paciente sintomático, com necessidade de intervenção, por exemplo, procedimento suplementar ou terapêutico adicional e/ou aumento do tempo de internação;
- ***Grave:*** Paciente sintomático, necessidade de intervenção para suporte de vida, ou intervenção clínica/cirúrgica de grande porte, e/ou perda de função temporária ou permanente.
- ***Morte:*** causada ou antecipada pelo evento adverso.

O *evento sentinela* é um evento de segurança (não principalmente relacionado ao curso natural da doença ou condição subjacente do paciente) que atinge o paciente e resulta em morte, danos permanentes ou danos temporários graves (exigem transferência para um nível mais alto de cuidado para uma condição de risco de vida, ou cirurgia, procedimento ou tratamento adicional para resolver a condição). Esses eventos são chamados de sentinela porque sinalizam a necessidade de análise sistemática abrangente e resposta imediatas. Essa classificação é trabalhada pela Joint Commission International (JCI).

Todos os episódios de hipoglicemia devem ser criticamente avaliados quanto às causas e instituídas medidas preventivas. Recomenda-se que os episódios de hipoglicemia grave ou nível 3 (glicemia abaixo de 70 mg/dL com necessidade de auxílio de terceiros) sejam notificados como eventos adversos, motivando o rastreio das causas e promovendo medidas para evitar sua recorrência.

No presente caso foram observadas as seguintes falhas: solução de glicoinsulinoterapia preparada de forma inapropriada, sendo utilizada dose maior de insulina do que a prescrita; ausência de monitorização de glicemia durante glicoinsulinoterapia; correção inapropriada da glicemia com glicose hipertônica sem prescrição de soro glicosado para prevenção de novos episódios de hipoglicemia. Como plano de ação foram realizadas as seguintes medidas: revisão do protocolo de glicoinsulinoterapia para tratamento de hipercalemia com ajuste da dose de insulina e orientação para monitorização da glicemia; revisão da prescrição impressa de insulina; revisão da dispensação de seringas

A insulina está na lista de medicamentos de uso potencialmente perigoso no hospital, considerada medicação de alta vigilância, sendo uma das causas mais frequentes de erros e eventos adversos. As seguintes medidas podem ser instituídas com objetivo de evitar erros na administração de insulina: evitar a prescrição manual de insulina; evitar uso de abreviações UI e escrever por extenso (unidades); atenção à unidade de medida (mL vs UI); atenção a graduação das seringas e, se possível, padronizar apenas 1 tipo de seringa de insulina; dupla checagem de medicação que consiste na conferência por dois profissionais de saúde, seguindo os itens de verificação para administração de medicamentos, "os sete certos na administração de medicamentos".

Literatura Recomendada

1. Marino EC, Momesso D, Toyoshima MTK, Ozorio MF, Schaan B, Negretto L, Santomauro Júnior C, Cukier P, Genestreti PRR, Feitosa ACR, Pinto JESSP, Lamounier RN. Rastreamento e Controle da Hiperglicemia Hospitalar em Pacientes Não-Críticos. Diretriz Oficial da Sociedade Brasileira de Diabetes (2024). DOI: 10.29327/5412848.2024-5, ISBN: 978-65-272-0704-7.
2. Moussavi K, Fitter S, Gabrielson SW, Koyfman A, Long B. Management of Hyperkalemia With Insulin and Glucose: Pearls for the Emergency Clinician. J Emerg Med. 2019; 57(1): 36-42.
3. Amori RE, Pittas AG, Siegel RD, Kumar S, Chen JS, Karnam S, Golden SH, Salem DN. Inpatient medical errors involving glucose-lowering medications and their impact on patients: review of 2,598 incidents from a voluntary electronic error-reporting database. Endocr Pract. 2008; 14(5):535-42.

Caso 45

Lenita Zajdenverg, Lívia Itajahy de Oliveira de Souza e Marcus Miranda dos Santos Oliveira

Manejo do diabetes mellitus gestacional no hospital

E. M. A. R., 32 anos, autodeclarada preta, casada, contadora, natural do RJ.

Gestante após fertilização *in vitro;* com 34 semanas e quatro dias de idade gestacional foi diagnosticada com *diabetes mellitus* gestacional através de Teste Oral de Tolerância à Glicose com 75 gramas de glicose (TOTG 75 g) alterado realizado com 26 semanas e dois dias de idade gestacional - 102/200/138 mg/dL (VR: 92/180/153 mg/dL). Apresentava ICM pré-gestacional de 24,09 kg/m^2. Ganho de 20 kg até o momento na gestação, acima do recomendado pelo Ministério da Saúde – 2023). História familiar de diabetes (mãe e avós maternos). Tratamento inicial realizado com terapia nutricional e, após três semanas, foi necessário iniciar insulina NPH na dose de 16 unidades antes do café, 18 unidades antes do almoço e 14 unidades antes da ceia.

A paciente foi admitida em ambiente hospitalar devido a quadro de pielonefrite aguda, sendo indicada antibioticoterapia parenteral e dois dias de betametasona como decisão individualizada do obstetra pelo risco de parto prematuro. Ultrassonografia obstétrica: 33 semanas+1 dia, peso fetal: 2778 g (percentil 97,2), líquido amniótico aumentado: ILA: 20,2 cm (valor de referência: 8,1-18 cm), circunferência abdominal fetal: 329,3 cm (> percentil 95). A dose de insulina foi sendo ajustada de acordo com a monitorização da glicemia capilar. Atualmente faz uso de insulina NPH 20 unidades antes do café, 22 unidades antes do almoço e 18 unidades antes da ceia (0,7 UI/kg). Glicemia plasmática de jejum: 105 mg/dL e 1 hora pós-prandial: 142 mg/dL. Monitorização de glicemia capilar fora do alvo antes das refeições – variando de 98 mg/dL a 110 mg/dL (alvos de glicemia: pré-refeição < 95 mg/dL e 1 hora pós-prandial < 140 mg/dL).

Como realizar controle glicêmico?

Comentários

O ajuste inicial da insulina foi feito considerando o peso atual (88 kg) e objetivando alcançar as metas glicêmicas na tentativa de reverter o crescimento fetal excessivo e a polidramnia. Insulina NPH: 28 unidades antes do café, 30 unidades antes do almoço, 24 unidades antes da ceia insulina regular pré prandial conforme glicemia capilar com fator de correção de 20 mg/dL: até 99: 0; 100 – 120: 2 unidades; 121 – 140: 3 unidades; 141 – 160: 4 unidades; 141 – 160: 5 unidades; 161 – 180: 6 unidades; 181-200:7 unidades; 201-220:8 unidades; 221-240:9 unidades; 241-260: 10 unidades; 261-280:11 unidades; acima de 280: 12 unidades.

Nos dias de uso de corticoide, foi orientado ajuste no esquema da insulinoterapia com aumento de 50% da dose total de insulina, distribuídos entre basal e *bolus*. Insulina NPH: 42 unidades antes do café; 57 unidades antes do almoço; 32 unidades antes da ceia. Ajustado esquema da insulina regular pré-prandial para fator de correção 10 mg/dL.

Evolução do Caso

Paciente apresentou melhora do controle glicêmico após o ajuste das doses da insulina, melhora da qualidade da alimentação e do quadro infeccioso na internação. As glicemias pré-prandiais ficaram mais próximas da meta, em torno de 85-90 mg/dL. Paciente recebeu alta hospitalar.

Na 37ª semana de gestação evoluiu com pré-eclampsia, sendo indicada interrupção e realizado parto cesáreo.

Como deve ser realizado o manejo periparto?

Comentários

No momento periparto, é importante um controle glicêmico adequado, para diminuir o risco de hipoglicemia neonatal

Mantivemos a dose prévia de insulina até o momento de dieta zero. Ao entrar em dieta zero, após a meia-noite do dia anterior ao parto, orientamos a equipe a não aplicar insulina NPH. A aplicação da insulina regular foi orientada conforme a glicemia capilar de 4/4h, caso a glicemia > 120 mg/dL, com fator de correção de 20 mg/dL.

Além disso, orientamos a equipe de enfermagem a iniciar soro glicosado a 5% em infusão contínua intravenosa (IV) para prevenir hipoglicemia, em caso de glicemia capilar < 70 mg/dL. Em caso de glicemia < 60 mg/dL, deixamos prescrito 40 mL de glicose hipertônica (50%) IV para correção de hipoglicemia. Após o parto, orientamos suspender insulina NPH. Durante a internação, o uso de insulina regular é indicado no pós-parto apenas se a glicemia capilar antes das refeições se mantiver > 140 mg/dL.

Como se trata de um caso de *Diabetes Mellitus* Gestacional (DMG), a paciente recebeu alta hospitalar com orientação de dieta livre e suspensão da insulina. Mulheres com histórico de DMG têm elevado risco de evoluírem com diabetes tipo 2 ao longo de toda a vida. Elas devem realizar avaliação com Teste Oral de Tolerância à Glicose (TOTG) 75 g em 6-8 semanas após o parto para reclassificação diagnóstica e serem orientadas como prevenir o diabetes e o ganho de peso corporal, através da prática de atividade física regular e de dietas restritas em gordura saturada e alimentos ultraprocessados.

Literatura Recomendada

1. Zajdenverg L, Façanha C, Dualib P, Goldbert A, Negrato C, Bertoluci M. Planejamento, metas e monitorização do diabetes durante a gestação. Diretriz Oficial da Sociedade Brasileira de Diabetes (2023). DOI: 10.29327/557753.2022-12, ISBN: 978-85-5722-906-8.
2. Zajdenverg L, Dualib P, Façanha C, Goldbert A, Negrato C, Forti A, Bertoluci M. Tratamento farmacológico do diabetes na gestação. Diretriz Oficial da Sociedade Brasileira de Diabetes (2023). DOI: 10.29327/557753.2022-13, ISBN: 978-85-5722-906-8.

Caso 46

Victor Hugo Bernard Padovani Victorio, Samantha Sabino de Oliveira e Patricia Azevedo Ferreira

Avaliação pela fisioterapia dos pés no paciente com diabetes hospitalizado

R.C.A.A.C., 81 anos, sexo feminino, admissão hospitalar por necrose do quarto pododáctilo e dor arterial crônica agudizada. Apresentando diagnóstico de hipertensão arterial sistêmica, *Diabetes Mellitus* (DM) tipo 2 em uso de insulina basal e antidiabéticos, enfisema pulmonar, doença coronariana e história prévia de fratura de tornozelo esquerdo em abril de 2022, osteomielite e úlcera no calcâneo esquerdo. O quadro motor era deficitário, realizando apenas locomoção através de cadeira de rodas. Durante a internação evoluiu para amputação do quarto e quinto pododáctilo esquerdo.

Quais as condutas fisioterapêuticas mais apropriadas diante dessa condição?

Comentários

A fisioterapia atua na equipe multidisciplinar do programa de controle glicêmico hospitalar, realizando avaliação e orientação aos pacientes e acompanhantes sobre o risco de desenvolvimento de úlcera nos pés. A paciente nunca havia realizado uma avaliação clínica para risco de úlcera no pé diabético e diante da gravidade do caso não foi possível prevenir a amputação. Entretanto, a equipe de fisioterapia realizou avaliação e orientações ao paciente, a fim de evitar futuras lesões. A avaliação fisioterapêutica foi composta por inspeção e palpação dos pés, avaliação de quadro álgico, teste de sensibilidade tátil, vibratória e dolorosa, avaliação do reflexo profundo e da força muscular. Na avaliação, a paciente apresentou: risco alto de desenvolvimento de úlcera, amputação recente, alteração de sensibilidade tátil, vibratória e dolorosa, reflexo profundo preservado. Relatando quadro álgico com grau 5 na escala de EVA, e força muscular diminuída para artelhos, hálux e flexo-extensão de tornozelos. Diante do quadro, a paciente recebeu orientações para uso alternado de sapatos, não deambular sem calçado, não verificar temperatura de água do banho com os pés e realizar autoinspeção diária. Os exercícios propostos foram: caminhada diária, fortalecimento muscular de tibial anterior e gastrocnêmicos, além de trabalho proprioceptivo local.

Literatura Recomendada

1. Sacco ICN, Lucovéis MLS, Thuler SR, Parisi MCR. Diagnóstico e prevenção de úlceras no pé diabético. Diretriz Oficial da Sociedade Brasileira de Diabetes (2023). DOI: 10.29327/5238993.2023-4, ISBN: 978-85-5722-906-8.
2. Rolim L, Thyssen P, Flumignan R, andrade D, Dib S, Bertoluci M. Diagnóstico e tratamento da neuropatia periférica diabética. Diretriz Oficial da Sociedade Brasileira de Diabetes (2023). DOI: 10.29327/557753.2022-14, ISBN: 978-85-5722-906-8.

Caso 47

Debora Mazioly e Denise Momesso

Abordagem multidisciplinar do paciente com diabetes hospitalizado

M.N.F., sexo feminino, 69 anos, admitida em unidade hospitalar com pneumonia; apresenta *diabetes mellitus* e cardiopatia isquêmica. Iniciou tratamento clínico e antibioticoterapia. Evoluiu na internação com hiperglicemia hospitalar.

Quais medidas devem ser instituídas a fim de promover atuação multidisciplinar colaborativa para oferecer suporte a essa paciente?

Comentários

O paciente com diabetes hospitalizado deve receber cuidado multidisciplinar incluindo médicos, enfermeiros, nutricionistas, fisioterapeutas, farmacêuticos clínicos e psicólogos. Os profissionais devem ser adequadamente capacitados para assistência ao paciente com DM e/ou hiperglicemia hospitalar. Recomenda-se que a organização em times ou comitês assistências e realização de reuniões periódicas. As atribuições dos profissionais de saúde devem ser bem estabelecidas e incluem: atuar como facilitadores assistenciais e multiplicadores de conhecimento; auxiliar na elaboração dos protocolos clínicos e rotinas assistenciais; realizar análise crítica de indicadores clínicos e definir oportunidades de melhoria, entre outras específicas para cada instituição. As competências específicas de cada profissional incluem:

Médicos:

- Coordenar a assistência multidisciplinar, com ênfase na aplicação e no acompanhamento dos protocolos clínicos.
- Investigar diagnóstico de DM nos pacientes hospitalizados.
- Identificação correta dos pacientes com DM, descrevendo tipo, tempo de diagnóstico, medicações em uso e controle glicêmico prévio.
- Realizar prescrição médica individualizada contemplando o diagnóstico de DM e em conformidade com os protocolos assistenciais.

- Determinar e orientar diretrizes para manejo da hiperglicemia em pacientes críticos, não críticos e no período perioperatório, com base no conhecimento sobre as insulinas e antidiabéticos.
- Realizar prescrição de insulinoterapia de forma apropriada e oportuna, contemplando protocolo de insulina venosa para pacientes críticos, transição de insulina venosa para subcutânea, insulinoterapia subcutânea para pacientes não críticos. Realizar avaliação e ajuste diário na insulinoterapia.
- Prescrever e orientar a monitorização da glicemia e aplicação de insulina considerando o tipo de dieta e cenário clínico.
- Determinar e orientar as diretrizes para manejo e prevenção de hipoglicemia.
- Realizar e orientar a prevenção, detecção e tratamento de complicações agudas e crônicas do DM.
- Realizar ações de educação em diabetes para pacientes, familiares e comunidade.
- Realizar e orientar o planejamento de alta hospitalar precoce, com plano terapêutico apropriado para DM envolvendo reconciliação e otimização medicamentosa apropriada para uso ambulatorial.

Enfermeiros:

- Realizar, orientar e supervisionar plano terapêutico em conformidade com prescrição médica e protocolos assistenciais.
- Realizar e orientar a monitorização da glicemia durante a internação considerando as melhores práticas no manuseio dos monitores de glicemia (glicosímetros), incluindo os procedimentos de controle de qualidade diários.
- Realizar e orientar a aplicação de insulina de acordo com a prescrição médica e em conformidade com os cuidados para administração de medicamento de alto risco.
- Realizar e orientar a monitorização de glicemia e aplicação de insulina considerando o tipo de dieta e o cenário clínico.
- Coordenar processo de monitorização de glicemia e aplicação de insulina antes das refeições principais (desjejum, almoço, jantar e/ ou ceia) nos pacientes em dieta oral.
- Orientar as diretrizes para manejo e prevenção de hipoglicemia.
- Cuidado e prevenção de feridas em pacientes com DM.
- Orientar prevenção e cuidados com os pés.
- Realizar ações de educação em diabetes para pacientes, familiares e comunidade.
- Realizar orientações de alta hospitalar para pacientes e familiares.

Nutricionistas:

- Realizar e orientar a avaliação nutricional.
- Realizar e orientar plano nutricional individualizado durante internação contemplando as necessidades nutricionais e controle glicêmico.
- Realizar alterações na dieta acompanhadas de alterações na prescrição de insulina e/ou antidiabéticos.
- Auxiliar na coordenação do processo de monitorização de glicemia e aplicação de insulina de acordo com a dieta;
- Realizar e orientar a contagem de carboidratos da dieta.
- Orientar a prevenção e o tratamento de hipoglicemia.
- Realizar ações de educação nutricional em diabetes a paciente e/ou seus familiares objetivando alimentação saudável e apropriada ao controle glicêmico.
- Realizar orientações de alta hospitalar para pacientes e familiares.

Farmacêuticos:

- Promover a reconciliação medicamentosa.
- Orientar o tratamento farmacológico proposto com base na farmacocinética, farmacodinâmica e nas interações medicamentosas.
- Prevenir e identificar efeitos adversos de medicamentos.
- Gerenciar e orientar armazenamento de medicamentos e insumos.
- Realizar ações de educação sobre uso de insulinas e antidiabéticos para pacientes, familiares e comunidade.

Fisioterapeutas:

- Realizar avaliação e orientações fisioterapêuticas individualizadas.
- Orientar práticas de exercícios físicos adaptados às necessidades da paciente.
- Realizar a avaliação dos pés em risco de úlcera e orientar prevenção e cuidados com pés.

Psicólogos:

- Realizar avaliação e orientação psicológicas individualizadas.
- Avaliar e orientar as questões psicológicas relacionadas a aceitação, autocuidado, adesão ao tratamento e prevenção de complicações do DM.

Literatura Recomendada

1. Controle da glicemia no paciente hospitalizado. Posicionamento oficial da Sociedade Brasileira de Diabetes n0 3/ 2015.
2. Momesso DP, Costa Filho RC, Costa JLF, Saddy F, Mesquita A, Calomeni M, et al. Impact of an inpatient multidisciplinary glucose control management program. Arch Endocrinol Metab. 2018 Oct;62(5):514–22.

Caso 48

Roberta Santiago Vitorino

Importância da educação em diabetes para paciente e família no hospital

I.S., 78 anos admitido na Unidade Semi-intensiva após atendimento na Emergência com diagnóstico acidente vascular transitório. Possui histórico de *diabetes mellitus*, hipertensão arterial sistêmica, fibrilação atrial paroxística, acidente vascular isquêmico prévio com sequela motora. Após estabilização do quadro neurológico e hemodinâmico, os ajustes das medicações para o controle glicêmico incluíram a administração de insulina subcutânea no esquema basal-*bolus* e aumento da frequência da monitorização da glicemia capilar. O paciente apresentou dificuldade de manutenção da monitorização da glicemia e adesão ao medicamento injetável, por ser idoso e apresentar sequela motora.

Quais ações podem ser estabelecidas para minimizar as barreiras do tratamento?

Comentários

Os pacientes com diabetes e a população em geral necessitam de informações sobre *diabetes mellitus* e suas terapias. Dessa forma, os profissionais de saúde e os pacientes devem regularmente compartilhar conhecimentos e as diferentes opções de tratamento e todo processo para que o paciente possa atingir o bom controle da doença. A partir do diagnóstico do diabetes, os pacientes e suas famílias devem adquirir esse conhecimento e desenvolver habilidades necessárias para o autocuidado.

O envolvimento da família no tratamento adequado para o paciente com diabetes é essencial. Nesse caso, foi necessário realizar reuniões com os familiares: esposa, filha, genro e netos para orientação do processo de compra, armazenamento, manipulação, aspiração, aplicação de insulina e o conhecimento dos insumos. Além da verificação de custo-benefício das variedades do mercado. Importante a questão do descarte do material no ambiente domiciliar.

O conhecimento sobre diabetes, entendimento da influência da instabilidade da glicemia e complicações de saúde, uso adequado dos medicamentos e da insulina bem como a monitorização da glicemia através de sensor e a importância do acompanhamento ambulatorial para diminuir internações foram assuntos abordados e debatidos durante as consultas de Enfermagem na internação.

Literatura Recomendada

1. Controle da glicemia no paciente hospitalizado. Posicionamento oficial da Sociedade Brasileira de Diabetes n0 3/ 2015.
2. Sociedade Brasileira de Diabetes. https://diabetes.org.br/enfermagem/
3. Toledo MM, Rodrigues Costa JS, da Silva E (2016) Diabetes Educator: Current Perspectives on their Importance. JSM Diabetol Manag 1(1): 1001.
4. Momesso DP, Costa Filho RC, Costa JLF, Saddy F, Mesquita A, Calomeni M, et al. Impact of an inpatient multidisciplinary glucose control management program. Arch Endocrinol Metab. 2018 Oct;62(5):514-22.
5. Chrvala CA, Sherr D, Lipman RD. Diabetes self-management education for adults with type 2 diabetes mellitus: A systematic review of the effect on glycemic control. Patient Educ Couns. 2016;99(6):926-43.

Parte 2

Tireoide

Caso 49

Denise Momesso

Doença arterial coronariana e hipotireoidismo subclínico

J.M., sexo masculino, 61 anos, admitido com angina instável, realizou angioplastia percutânea com inserção de *stent* em artéria coronária direita, com boa evolução clínica. História de dislipidemia, hipertensão. Relata alteração nos "exames de tireoide" realizados ambulatorialmente, um mês antes da internação, com resultado TSH 7,6 UI/mL e T4 livre 1,3 ng/dL. Exames laboratoriais solicitados durante internação evidenciam TSH 8,8 UI/mL, T4 livre 1,1 ng/dL, anti-TPO e antitireoglobulina negativos. Foi solicitado parecer da endocrinologia.

Qual conduta mais apropriada?

Comentários

Quadro clínico compatível com hipotireoidismo subclínico em adulto com doença arterial coronariana. O hipotireoidismo subclínico tem sido associado ao aumento do risco cardiovascular, dislipidemia com elevação de colesterol total e LDL, aumento do índice de massa corporal, hipertensão arterial e estado pró-coagulante. Estudos prospectivos evidenciam aumento do risco de doença coronariana, infarto, acidente vascular cerebral, insuficiência cardíaca e mortalidade. O risco parece ser mais alto em adultos jovens e com níveis mais elevados de TSH. As recomendações atuais, preconizam a reposição de levotiroxina em adultos na presença de TSH > 10 UI/mL ou TSH 7,0-9,9 UI/mL e idade < 65 anos e/ou alto risco cardiovascular. Dessa forma, foi iniciada reposição de levotiroxina nesse paciente.

Literatura Recomendada

1. Sgarbi JA, Teixeira PA, Maciel LMZ, Mazeto GMFS, Vaisman M, Montenegro Jr RM, Ward LS. Consenso brasileiro para a abordagem clínica e tratamento do hipotireoidismo subclínico em adultos: recomendações do Departamento de Tireoide da Sociedade Brasileira de Endocrinologia e Metabologia. Arq Bras Endocrinol Metab. 2013;57/3.
2. Floriani C, Gencer B, Collet TH, Rodondi N. Subclinical thyroid dysfunction and cardiovascular diseases: 2016 update. Eur Heart J. 2018 Feb 14; 39(7): 503-507.
3. Biondi B, Cappola AR, Cooper DS. Subclinical hypothyroidism. JAMA. 2019; 322: 153-160.

Caso 50

Denise Momesso e Roberta Santiago Vitorino

Reposição de levotiroxina e dieta enteral

T.R.M., sexo masculino, 94 anos, admitido com sonolência e fecaloma. Apresenta síndrome demencial, restrito ao leito, dieta enteral por gastrostomia e está em regime de internação domiciliar. Comorbidades: cardiomiopatia isquêmica, hipertensão, diabetes, hipotireoidismo secundário à tireoidectomia. Avaliação clínica e laboratorial da admissão evidenciando as seguintes alterações: hiponatremia e TSH 18,8 UI/mL e T4 livre 0,79 ng/dL (VR: 0,93-1,7 ng/dL). Não foram observadas evidências de processo infeccioso, disfunção renal ou cardíaca. O paciente foi hospitalizado para correção do distúrbio hidroeletrolítico, resolução do fecaloma e otimização terapêutica. Foi realizado ajuste da dose de levotiroxina de 88 mcg para 112 mcg. Após quatro dias, foi observada boa evolução clínica e exames laboratoriais com TSH = 24 UI/mL e T4 livre 0,98 ng/dL.

Qual hipótese diagnóstica e conduta mais apropriada?

Comentários

Quadro clínico de hipotireoidismo descompensado associado a distúrbio hidroeletrolítico e constipação. Paciente em uso de levotiroxina e dieta enteral, sendo a provável causa da descompensação o uso inapropriado de levotiroxina. A equipe de cuidadores e familiares devem ser orientados sobre administração correta de levotiroxina pela via enteral (gastrostomia ou sonda enteral) que envolve: maceração do comprimido, diluição em água, lavagem da sonda antes e após a administração, suspensão da infusão da dieta idealmente por duas horas antes e uma hora após a administração; não administrar outros medicamentos no mesmo horário. A dose de levotiroxina deve ser ajustada, sendo sugerido aumento de 20-30%. Após ajuste da dose, os níveis de TSH podem levar até 12 semanas para estarem no alvo terapêutico. Dessa forma, o aumento do TSH, quatro dias após o ajuste não tem significado clínico. Por outro lado, o T4 livre, por ter uma meia-vida curta (6-7 dias), pode fornecer uma estimativa de sucesso do ajuste da medicação; neste caso houve um aumento do T4 livre que, associado a melhora clínica, evidencia sucesso do ajuste.

Literatura Recomendada

1. Jonklass J, Bianco AC, Bauer AJ, Burman KD, Cappola AR, Celi FS. Guidelines for treatment of hypothyroidism. Thyroid 2014; 24: 1670-1754.

Caso 51

Denise Momesso

Preparo pré-operatório e hipotireoidismo

M.G.G., sexo masculino, 58 anos, admitido com cólica biliar e indicação de colecistectomia eletiva. Apresenta hipotireoidismo por tireoidite de Hashimoto diagnosticado há 10 anos; em uso de levotiroxina 88 mcg/dia, de forma regular e em jejum. Dosagem laboratorial de TSH 8,0 UI/mL, e T4l 0,9 ng/dL.

Qual orientação deve ser fornecida como parte do preparo pré-operatório?

Comentários

O preparo pré-operatório de cirurgias eletivas em indivíduos com hipotireoidismo envolve a revisão e otimização da terapia com levotiroxina. O hipotireoidismo descompensado pode estar associado a desfechos cirúrgicos desfavoráveis. Ademais, o hipotireoidismo subclínico pode proporcionar um estado pró-cogulante e dificuldade de cicatrização. No hipotireoidismo, a dose de levotiroxina deve ser ajustada com objetivo de manter os níveis de TSH dentro do intervalo laboratorial de normalidade para a faixa etária, sendo no adulto jovem sugerido níveis mais próximos da metade inferior da normalidade. No caso acima, portanto, a dose de levotiroxina deve ser ajustada de acordo com peso e o paciente deve ser orientado sobre uso adequado da medicação. Após ajuste terapêutico, os níveis de TSH podem demorar até 12 semanas para atingirem os valores desejados. No contexto de preparo pré-operatório deve-se avaliar o risco-benefício de aguardar esse período. Do ponto de vista prático, após ajuste da dose de levotiroxina, o paciente pode ser liberado para cirurgia. Caso seja de interesse, podem ser avaliados os níveis séricos de T4 livre que, devido à meia-vida curta (6-7 dias), podem servir como uma estimativa de sucesso do ajuste da medicação.

Literatura Recomendada

1. Jonklass J, Bianco AC, Bauer AJ, Burman KD, Cappola AR, Celi FS. Guidelines for treatment of hypothyroidism. Thyroid 2014; 24: 1670-1754.
2. Xu Q, Wang Y, Shen X, Zhang Y, Fan Q, Zhang W. The Effect of Subclinical Hypothyroidism on Coagulation and fibrinolysis: A Systematic Review and Meta-Analysis. Front Endocrinol (Lausanne). 2022;13:861746.
3. Biondi B, Cappola AR, Cooper DS. Subclinical hypothyroidism. JAMA 2019; 322: 153-160.

Caso 52

Denise Momesso

Constipação, pseudo-obstrução intestinal e função tireoidiana

J.C.S., masculino, 89 anos, deu entrada na emergência com quadro de distensão abdominal, desorientação, naúseas, vômitos e constipação com relato de cinco dias sem evacuar. Apresenta demência; hemiplegia direita devido a AVC prévio; incontinência urinária e disfagia com ingesta de dieta pastosa. Comorbidades: demência multivascular, HAS, AVC prévio, IAM prévio, hipotireoidismo. Exames laboratoriais da admissão evidenciando hiponatremia, anemia. Tomografia de abdome evidenciando fecaloma com distensão importante de alças intestinais. Sem sinais de processo infeccioso em curso. Realizado tratamento clínico com sintomáticos, hidratação e clister, com boa resposta. Exames laboratoriais do segundo dia de internação evidenciando TSH 64 mU/L e T4l 0,8 ng/dL.

Como deve ser conduzido este caso?

Comentários

Paciente idoso, com limitação funcional e múltiplas comorbidades, admitido no hospital com pseudo-obstrução intestinal por fecaloma. Nesse cenário clínico deve ser avaliada a função tireoidiana em pacientes com e sem história de hipotireoidismo. Hipotireoidismo é comum em idosos, podendo se apresentar de forma oligossintomática. Manifestações gastrointestinais são frequentes e incluem constipação, dispepsia, náusea, flatulência e desconforto abdominal. Constipação resulta da lentificação da motilidade intestinal e pode resultar em íleo, megacólon e menos frequentemente com pseudo-obstrução intestinal.

No presente caso, foi realizado ajuste da dose de levotiroxina e orientações para uso correto da medicação. Após compensação clínica, paciente recebeu alta hospitalar com orientações de seguir acompanhamento ambulatorial e realizar nova dosagem de hormônios tireoidianos em quatro semanas.

Literatura Recomendada

1. Jonklass J, Bianco AC, Bauer AJ, Burman KD, Cappola AR, Celi FS. Guidelines for treatment of hypothyroidism. Thyroid 2014; 24: 1670- 1754.
2. Ebert EC. The thyroid and the gut. J Clin Gastroenterol. 2010 Jul;44(6):402-6.

Caso 53

Denise Momesso

Hipotireoidismo e desmame ventilatório

F.M., sexo masculino, 80 anos, internação prolongada devido à sepse pulmonar grave tratada e em fase de desmame ventilatório apresentando falhas no processo de desmame. No 20⁰ dia de internação, solicitado parecer da endocrinologia devido a alterações em exames de função tireoidiana. História de hipotireoidismo em reposição de levotiroxina 100 mcg/dia. No momento da avaliação, encontrava-se lúcido, colaborativo, em ventilação mecânica via traqueostomia, mantendo estabilidade hemodinâmica sem drogas vasoativas, sem antibiótico, em reabilitação, dieta oral com fonoaudiologia. Exames laboratoriais: TSH 50 UI/mL, e T4l 0,9 ng/dL. Foi realizado ajuste de dose de levotiroxina para 125 mcg/ dia e revisão da prescrição médica com objetivo de manter o uso de levotiroxina distante das demais medicações e obedecendo jejum mínimo. Paciente teve boa evolução clínica, foi realizado desmame ventilatório e recebeu alta com 30 dias de internação hospitalar.

Diante desse cenário, o hipotireoidismo pode ter interferência no processo de desmame ventilatório?

Comentários

O hipotireoidismo está associado a alterações nos sistemas respiratório e muscular que podem interferir na recuperação da função ventilatória após quadro de sepse grave e interferir no processo de desmame ventilatório. O hipotireoidismo pode levar a redução da capacidade ventilatória e hipoventilação alveolar; em casos de descompensação crônica, podem ocorrer macroglossia e derrame pleural. Estudos em pacientes com hipotireoidismo demonstram alterações nos exames de função respiratória em repouso, incluindo espirometria e capacidade de difusão de monóxido de carbono. No exame de espirometria de pacientes com com hipotireoidismo podem ser evidenciadas reduções nos seguintes parâmetros: capacidade vital forçada, fluxo expiratório forçado e volume expiratório forçado no primeiro segundo. Foram descritas também alterações nos parâmetros respiratórios durante exercício, mesmo em fases iniciais. Ademais, hipotireoidismo promove fraqueza muscular que afeta também a musculatura respiratória. Todos esses efeitos podem influenciar negativamente a capacidade de ventilação espontânea do paciente, sendo importante otimizar o tratamento do hipotireoidismo durante processo de desmame de ventilação mecânica.

Literatura Recomendada

1. Jonklass J, Bianco AC, Bauer AJ, Burman KD, Cappola AR, Celi FS. Guidelines for treatment of hypothyroidism. Thyroid 2014; 24: 1670- 1754.
2. Sadek SH, Khalifa WA, Azoz AM. Pulmonary consequences of hypothyroidism. Ann Thorac Med. 2017; 12(3): 204-208.
3. Chacker L, Bianco AC, Jonklass J, Peeters RP. Hypothyroidism. Lancet 2017; 390: 1550-1562.

Caso 54

Denise Momesso e Fernanda Vaisman

Coma mixedematoso

R.M.C., 92 anos, com demência, limitação funcional, acamada e dieta enteral via gastrostomia (GTT). História de diabetes, em uso de linagliptina 5 mg, hipotireoidismo em uso de levotiroxina 88 mcg/dia, hipertensão, dislipidemia, demência de Alzheimer. Família relata piora progressiva do quadro clínico no último mês, evoluindo com sonolência e desorientação. Admitida na emergência com rebaixamento do sensório, pouco responsiva, hipocorada, hipo-hidratada, temperatura 36,6°C, glicemia capilar 60 mg/dL, PA 100 × 60 mmHg, FC 60 bpm, ritmo cardíaco regular, saturação de oxigênio em ar ambiente 88%, FR 10 irpm a 12 irpm, ausculta pulmonar reduzida em bases e com crepitações em base direita, edema em membros inferiores, má distribuição hídrica, pele infiltrada. Foram iniciadas reposição volêmica, antibiótico venoso e oxigenioterapia, entretanto paciente evoluiu com piora do sensório, insuficiência respiratória e hipotensão com necessidade de intubação orotraqueal e uso de aminas. Exames laboratoriais da admissão com as seguintes alterações: anemia, leucocitose com desvio à esquerda, escória renais elevadas, aumento de proteína C reativa, hiponatremia. Exame de imagem evidenciando consolidação em lobo inferior direito e derrame pleural moderado bilateral. Paciente foi internada em unidade de terapia intensiva com quadro de sepse pulmonar grave. Nas primeiras 48 horas da internação houve piora progressiva do quadro, a despeito do tratamento clínico otimizado. Foi solicitada a dosagem de hormônios tireoidianos que evidenciou TSH 110 mU/L e T4 livre 0,4 ng/dL. Foi realizada administração de levotiroxina (LT4) via GTT dose de ataque 300 mcg, ajuste da dose de LT4 para 175 mcg/dia e hidrocortisona intravenosa (IV). Paciente teve boa evolução clínica e recebeu alta para internação domiciliar sem suporte ventilatório.

Qual hipótese diagnóstica principal para esse caso?

Comentários

Quadro clínico compatível com Coma Mixedematoso (CM), pela presença da tríade clássica de alteração do estado mental e rebaixamento do nível de consciência (não necessariamente coma), termorregulação deficiente com hipotermia absoluta (< 35°C) ou relativa (ausência de febre na presença de infecção), e presença de fator precipitante. Neste caso, alguns fatores chamam a atenção: idosa com história de hipotireoidismo de longa data; quadro de sepse pulmonar com sintomas predominantes de alteração do sensório, ausência de taquicardia ou febre, presença de insuficiência respiratória por rebaixamento do nível de consciência e depressão ventilatória, hiponatremia e hipoglicemia. Além da infecção como fator desencadeante, a paciente provavelmente está com administração inapropriada de LT4 via GTT. O tratamento específico consiste em reposição de LT4, idealmente por via endovenosa (IV) em virtude da redução na absorção gastrointestinal por edema de mucosa (dose de ataque = 200-500 µg IV, doses de manutenção após 24 horas = 50-100 µg / dia IV). Entretanto, no nosso meio não estão facilmente disponíveis apresentações IV de LT4 e o tratamento pode ser realizado com LT4 via oral (VO) dose de ataque elevada (300-500 µg/dia ou o dobro da dose de manutenção) durante a fase crítica (4-7 dias), seguido por dose de manutenção habitual para tratamento do hipertireoidismo (adulto 1,0-2,0 µg/kg/dia, média 1,6 µg/kg/dia). Deve ser realizada reposição de glicocorticoide (hidrocortisona: ataque 300 mg, manutenção 100 mg IV 8/8h), pois a CM pode cursar com redução da produção de cortisol pela supressão do eixo hipotálomo-hipofisário-adrenal e/ou insuficiência adrenal associada (primária autoimune ou central).

Literatura Recomendada

1. Jonklass J, Bianco AC, Bauer AJ, Burman KD, Cappola AR, Celi FS. Guidelines for treatment of hypothyroidism. Thyroid 2014; 24: 1670-1754.
2. Wall CR. Myxedema coma: diagnosis and treatment. Am Fam Physician. 2000 1; 62 (11): 2485-90.
3. Popoveniuc G, Chandra T, Sud A, Sharma M, Blackman MR, Burman KD, et al. A diagnostic scoring system for myxedema coma. Endocr Pract. 2014; 20(8): 808-17.

Caso 55

Denise Momesso

Arritmias e hipertireoidismo subclínico

A.M.N., sexo masculino, 68 anos, deu entrada no pronto atendimento com relato de palpitações, falta de ar e ansiedade de início há três dias. Nega episódios prévios. Comorbidades: hipertensão arterial, dislipidemia. Ao exame, PA: 150 × 60 mmHg, FC: 130 bpm, ritmo cardíaco irregular, ausculta pulmonar e exame de abdome sem alterações, ausência de edema periférico. Foi diagnosticado fibrilação atrial de alta resposta e paciente foi submetido à cardioversão elétrica após realização de ecocardiograma transesofágico ter afastado a presença de trombos. Na investigação diagnóstica, foi evidenciado TSH = 0,03 UI/mL, T4 livre = 1,1 ng/dL dentro da normalidade.

Como deve ser conduzido este caso?

Comentários

Trata-se de caso de Fibrilação Atrial (FA) e exames laboratoriais sugestivos de hipertireoidismo subclínico (HiperS) em paciente com fibrilação atrial. Para confirmação do quadro de HiperS é necessário excluir causas não tireoidianas de TSH baixo como: síndrome do eutireoideu doente, hipotireoidismo central, uso de medicações que suprimem a secreção hipofisária do TSH (altas doses de glicocorticoides, dopamina, análogos da somatostatina, dobutamina, anfetaminas, entre outras), interferentes no ensaio do TSH (biotina, anticorpos heterofilos), alteração fisiológica do TSH em idoso, doenças psiquiátricas. Ademais, nova dosagem de hormônios tireoidianos foi solicitada e o resultado foi de TSH = 0,02 UI/mL, T4 livre 1,2 ng/dL e T3 = 85 ng/dL, confirmando HiperS. Na investigação do diagnóstico etiológico, foi evidenciado TRAB negativo e ultrassonografia de tireoide bócio multinodular, com nódulos pequenos (< 1,0 cm) e aspecto ultrassonográfico benigno.

O HiperS está associado a aumento do risco de FA e mortalidade cardiovascular, principalmente com idade maior ou igual a 65 anos, com TSH < 0,01 mUi/L e em homens.

O tratamento do HiperS tem como objetivos reduzir risco de recorrência da FA, morbimortalidade cardiovascular e fraturas. Na decisão terapêutica do HiperS devem ser considerados: níveis de TSH (grau 1= TSH entre 0,1 UI/mL e 0,44 UI/mL e limite inferior da normalidade; grau 2 = TSH < 0,1 UI/mL), idade e comorbidades. Pacientes com HiperS grau 2 (TSH < 0,1 UI/mL) devem ser tratados. Nos pacientes HiperS grau 1 pode ser considerado o tratamento na presença de um ou mais dos seguintes fatores: idade maior ou igual a

65 anos, doença cardiovascular, osteoporose, menopausa sem terapia de reposição hormonal e/ ou sintomas (tratamento individualizado). Pacientes com HiperS grau 1 e idade menor do que 65 anos, assintomáticos e sem comorbidades não devem ser tratados. Neste caso, foi iniciado tapazol 10 mg durante internação em associação ao tratamento da FA e programado iodoterapia ambulatorial.

Literatura Recomendada

1. Ross DS, Burch HB, Cooper DS, Greenlee MC, Laurberg P, Maia AL, et al. 2016 American Thyroid Association Guidelines for Diagnosis and Management of Hyperthyroidism and Other Causes of Thyrotoxicosis. Thyroid. 2016; 26(10): 1343-1421.
2. Sgarby JÁ, Matsumura LK, Kasamatsu TS, Ferreira SR, Maciel RM. Subclinical thyroid dysfunctions are independent risk factors for mortality in a 7.5 year follow-up: the Japanese- Brazilian thyroid study. Eur J Endocrinol 2010; 162: 569-77.
3. Collet T-H, Gussekloo J, Bauer DC, den Elzen WPJ, Cappola AR, et al. Subclinical hyperthyroidism and the risk of coronary heart disease and mortality. Arch Intern Med 2012; 172: 799-809.

Caso 56

Elaine Maria dos Santos Gomes e Denise Momesso

Insuficiência cardíaca e hipertireoidismo

P.A.C.S., sexo masculino, 27 anos, foi admitido com quadro de dispneia aos esforços e taquicardia de início há cinco meses, com piora progressiva. Refere perda de 20 kg no período, insônia e ansiedade. História de hipertireoidismo diagnosticado há cinco anos com tratamento por aproximadamente três anos e suspenso há dois anos. Nega uso contínuo de medicações, tabagista (7 maços/ ano). Apresentando agitação, sudorese e tremor de extremidades. PA: 140 × 60 mmHg, FC: 113 bpm, $SatO_2$: 97%, peso: 89,2 kg, IMC: 30,15 kg/m^2. Exame ocular: nistagmo horizontal, hiperemia conjuntival e edema palpebral leve bilateral, sinal de Lid lag positivo. Tireoide: aumentada difusamente em 4×, consistência fibroelástica, móvel à deglutição, indolor. AR: MVUA com crepitações em base, sinais de esforço respiratório leve. ACV: RCR 3T, B3, bulhas cardíacas hipofonéticas. Sopro holossistólico mais evidente em foco mitral 2+/4+, com irradiação para linha média, *ictus cordis* desviado para a esquerda; edema MMII 3+/4+. Exames laboratoriais: TSH < 0,01 UI/ mL, T4 Livre > 7,7 ng/dL, troponina discretamente elevada e com curva de troponina negativa. Ecocardiograma: aumento de cavidades cardíacas, disfunção diastólica grau 3, função sistólica de ventrículo esquerdo limítrofe. Fração de ejeção 45%, sinais de hipertensão pulmonar, sem evidências de lesões valvares e ausência de disfunções segmentares.

Qual a principal hipótese para causa da insuficiência cardíaca?

Comentários

A Insuficiência Cardíaca (IC) é uma complicação clássica do hipertireoidismo, ocorre em geral em pacientes com hipertireoidismo de longo prazo sem tratamento apropriado e com apresentação clínica de IC alto débito. Todavia, em alguns casos pode haver miocardiopatia dilatada e fração de ejeção baixa. Há ainda relatos na literatura de IC direita isolada, secundária ao hipertireoidismo.

Os hormônios tireoidianos em excesso promovem diminuição da resistência vascular sistêmica, aumento da frequência cardíaca em repouso, da volemia e hipertrofia ventricular esquerda. Além disso, proporcionam maior potencial de desenvolvimento de arritmias atriais, sendo a fibrilação atrial mais comumente associada com a IC no hipertireoidismo.

O restabelecimento do eutiroidismo, do ritmo sinusal, e o controle da frequência cardíaca proporcionam a resolução da IC na maioria dos casos. Para tanto, recomenda-se o uso de drogas antitireoidianas e os betabloqueadores no arsenal terapêutico de primeira linha para compensação clínica.

No presente caso foram afastadas principais causas de IC e hipertireoidismo foi considerado fator etiológico. Foi iniciado tratamento com metimazol na dose de 40 mg/dia. Como terapêutica específica da IC foi indicado tratamento com as medicações que promovem aumento da sobrevida, que são os inibidores do cotransportador sódio-glicose 2 (iSGLT2), inibidores da enzima conversora de angiotensina (iECA) ou bloqueadores do receptor de angiotensina (II) (BRA) ou inibidores do sistema renina-angiotensina com inibidores do receptor de angiotensina-neprilisina (iRANs), antagonistas do receptor de mineralocorticoide e betabloqueadores, além do uso de drogas para controle dos sintomas, como os diuréticos e menos frequentemente necessários, os digitálicos.

A compensação do hipertireoidismo levou à melhora clínica progressiva.

Literatura Recomendada

1. Quiroz-Aldave JE, Durand-Vásquez MDC, Lobato-Jeri CJ, Muñoz-Moreno JM, Deutz Gómez Condori DC, Ildefonso-Najarro SP, et al. Thyrotoxic Cardiomyopathy: State of the Art. touchREV Endocrinol. 2023;19 (1):78-84.
2. Theresa A McDonagh, Marco Metra, Marianna Adamo, Roy S Gardner, Andreas Baumbach, Michael Böhm, et al., ESC Scientific Document Group 2023 Focused Update of the 2021 ESC Guidelines for the diagnosis and treatment of acute and chronic heart failure: Developed by the task force for the diagnosis and treatment of acute and chronic heart failure of the European Society of Cardiology (ESC) With the special contribution of the Heart Failure Association (HFA) of the ESC, Europ Heart J. 2023; 44: 3627-3639.
3. Heidenreich PA, Bozkurt B, Aguilar D, Allen LA, Byun JJ, Colvin MM, et al. 2022 AHA/ACC/HFSA Guideline for the Management of Heart Failure: A Report of the American College of Cardiology/American Heart Association Joint Committee on Clinical Practice Guidelines. Circulation. 2022;145(18):e895-e1032.
4. Ross DS, Burch HB, Cooper DS, Greenlee MC, Laurberg P, Maia AL, et al. 2016 American Thyroid Association Guidelines for Diagnosis and Management of Hyperthyroidism and Other Causes of Thyrotoxicosis. Thyroid. 2016; 26(10): 1343-1421.

Caso 57

Denise Momesso, Bianca Ayres Puppin e Marcus Vinicius Leitão de Souza

Hipertensão pulmonar e função tireoidiana

M.L.O., sexo feminino, 60 anos, admitida com quadro de dispneia aos esforços, palpitações periódicas, perda de peso, aumento do volume abdominal de início e edema em membros inferiores há cerca de um ano e piora no último mês. Nega comorbidades prévias, tabagismo ou uso de medicamentos. Exame físico evidenciando tremor fino de extremidades, pulso irregular (72 bpm), pressão arterial de 130 × 70 mmHg. Tireoide aumentada duas vezes, irregular e firme. Foram observados hiperfonese do componente pulmonar da segunda bulha cardíaca e sinais de falência ventricular direita, com turgência jugular patológica; sopro de insuficiência tricúspide e ventrículo direito palpável. Ausculta respiratória sem alterações. Havia ascite, hepatomegalia e edema dos membros inferiores, bilateral e simétrico. Avaliação laboratorial evidenciando aumento discreto de transaminases, funções hepáticas e renais preservadas, marcadores inflamatórios baixos e T4 livre = 3,9 ng/dL (VR 0,8-1,8 ng/dL), TSH < 0,1 UI/mL (VR 0,45- 4,2 UI/L) e anti-TPO = 600 UI/mL (VR até 34 UI/mL). Eletrocardiograma mostrava Fibrilação Atrial (FA). Ecocardiograma transtorácico com hipertensão arterial sistólica pulmonar, com PSAP estimada em 60-65 mmHg, aumento das cavidades direitas, disfunção moderada do ventrículo direito (VD) e importante regurgitação tricúspide, cavidades esquerdas de dimensões normais, com função de ventrículo esquerdo (VE) preservada e fração de ejeção fisiológica (64%). Ultrassonografia (US) abdominal evidenciou hepatomegalia, esplenomegalia, ascite, veias hepáticas dilatadas e sistema porta de calibre aumentado (13,6 mm). A US da tireoide demonstrou glândula aumentada, heterogênea, com pequenas formações nodulares esparsas.

Qual hipótese diagnóstica e conduta?

Comentários

Paciente com quadro clínico de hipertensão pulmonar (HP) e insuficiência cardíaca direita, hipertireoidismo e fibrilação atrial (FA). Investigação diagnóstica afastou as principais causas secundárias de HP e foi confirmado diagnóstico de hipertireoidismo por doença de Graves. Foi iniciado tratamento para compensação clínica da disfunção cardíaca e controle da fibrilação atrial, associada à terapia específica para hipertireoidismo com propiltiouracil. Foi observada melhora clínica progressiva e eutireoidismo estabelecido com dois meses de tratamento. Após 12 meses, paciente encontrava-se em eutireoidismo com uso de propiltiouracil, assintomática, sem sinais de disfunção cardíaca, com resolução espontânea de FA e melhora dos parâmetros ecocardiográficos, com diminuição da PSAP (35 mmHg), função de VD preservada, leve insuficiência tricúspide e fração de ejeção de VE preservada (79%).

Hipertensão pulmonar pode ser uma complicação associada à tireotoxicose. Estudos relatam prevalência de HP no ecocardiograna de pacientes com hipertireoidismo de 40% a até 94%. A apresentação clínica de HP e insuficiência cardíaca direita é mais rara. De extrema relevância é a reversibilidade das anormalidades cardiovasculares após o controle do hipertireoidismo, independentemente do tratamento utilizado para restabelecimento do eutireoidismo. A fisiopatogenia permanece pouco elucidada, podendo estar relacionada a alterações direta na vasculatura pulmonar ocasionadas pelo excesso de hormônios tireoidianos e/ou autoimunidade.

Literatura Recomendada

1. Ross DS, Burch HB, Cooper DS, Greenlee MC, Laurberg P, Maia AL, et al. 2016 American Thyroid Association Guidelines for Diagnosis and Management of Hyperthyroidism and Other Causes of Thyrotoxicosis. Thyroid. 2016; 26 (10): 1343-1421.
2. Song X, Yang K, Chen G, Duan W, Yao D, Li S, Yuan G, Liu L. Characteristics and Risk Factors of Pulmonary Hypertension in Patients with Hyperthyroidism. Endocr Pract. 2021; 27 (9): 918-924.
3. Scicchitano P, Dentamaro I, Tunzi F, Ricci G, Carbonara S, Devito F, Zito A, Ciampolillo A, Ciccone MM. Pulmonary hypertension in thyroid diseases. Endocrine. 2016; 54 (3): 578-587.

Caso 58

Denise Momesso

Disfunção hepática e função tireoidiana

R.C.N., sexo masculino, 50 anos, admitido com quadro clínico progressivo de dor abdominal, perda de apetite, náuseas, alteração cor da pele e fezes claras iniciado há cerca de duas semanas. Apresenta hipertireoidismo por doença de Graves diagnosticado há dois anos e está em tratamento com tapazol (TPZ) 40 mg. Apresenta como dados positivos no exame clínico: taquicardia, tremor de extremidades, icterícia, hepatomegalia dolorosa, espaço de traube com macicez a percussão e edema moderado de membros inferiores. Exames laboratoriais da admissão com as seguintes alterações: anemia, aumento de transaminases em 6×, aumento de gama GT em 4× e fosfatase alcalina em 5×, leucopenia, TSH < 0,01 UI/mL,T4 livre = 10 ng/dL. Foi suspenso tapazol, iniciadas medicações para controle de frequência cardíaca, hidratação e sintomáticos.

Quais hipóteses diagnósticas?

Comentários

No presente caso, as hipóteses diagnósticas principais são hepatite medicamentosa pelo uso de TPZ ou disfunção hepática por hipertireoidismo.

Hepatite medicamentosa é efeito colateral raro das medicações antitireoidianas, dose-dependente, tende a acontecer nos primeiros três meses do início ou em aumento de dose, apresenta classicamente padrão colestático com uso de TPZ e hepatotóxico com uso de propiltiouracil (PTU). Antitireoidanos devem ser suspensos com elevação de transaminases acima de três vezes o limite de referência laboratorial e são contraindicados em caso de disfunção hepática moderada-grave. Em geral, ocorre melhora da progressiva disfunção hepática após suspensão dos medicamentos.

Disfunção hepática é comum em pacientes com hipertireoidismo por doença de Graves, sendo prevalência estimada pelos estudos de 65%. Os casos, em maioria, são leves, oligossintomáticos e aumento de transaminases é a manifestação laboratorial mais comum. Entretanto, insuficiência hepática grave e progressão para falência hepática podem ser observadas de forma mais rara. Os fatores de risco para maior gravidade da hepatopatia por hipertireoidismo são: idade (maior ou igual 45 anos), duração maior do que 3 anos, anticorpos anti-TPO positivos, níveis elevados de T4 livre e de TRAB. A literatura descreve remissão da disfunção hepática com estabelecimento do eutireoidismo em cerca de 89% dos casos de hepatopatia leve, 66% na moderada e 56% na grave, em geral em até seis meses. Pacientes com disfunção hepática leve secundária ao hipertireoidismo e aumento de transaminases até cinco vezes o valor de normalidade podem ser tratados com medicamentos antitireoidianos, ocorrendo redução das enzimas hepáticas com controle do hipertireoidismo. Entretanto, na presença de hepatopatia moderada-grave, o tratamento do hipertireoidismo deve ser realizado com cirurgia ou iodoterapia.

Literatura Recomendada

1. Ross DS, Burch HB, Cooper DS, Greenlee MC, Laurberg P, Maia AL, et al. 2016 American Thyroid Association Guidelines for Diagnosis and Management of Hyperthyroidism and Other Causes of Thyrotoxicosis. Thyroid. 2016; 26 (10): 1343-1421.
2. Scappaticcio L, Longo M, Maiorino MI, Pernice V, Caruso P, Esposito K, Bellastella G. Abnormal Liver Blood Tests in Patients with Hyperthyroidism: Systematic Review and Meta-Analysis. Thyroid. 2021; 31(6): 884-894.
3. Wang R, Tan J, Zhang G, Zheng W, Li C. Risk factors of hepatic dysfunction in patients with Graves' hyperthyroidism and the efficacy of 131iodine treatment. Medicine (Baltimore). 2017; 96 (5).

Caso 59

Denise Momesso

Diarreia e perda de peso

J.F.F., sexo masculino, 30 anos, deu entrada no pronto atendimento com relato de dor abdominal difusa e inespecífica, náuseas, diarreia e perda de peso (10 kg), iniciados há cerca de 1 mês e com piora na última semana. Ao exame, apresentava sinais de desidratação, hipocorado, FC: 130 bpm, PA: 150 × 60 mmHg, taquipneico, tireoide aumentada em 3×, sem nódulos palpáveis, indolor; restante do exame físico sem alterações. Paciente foi hospitalizado para investigação e compensação clínica, com hidratação e medicamentos sintomáticos. Na investigação diagnóstica, foi evidenciado TSH suprimido, T4 livre aumentado e exame de imagem de abdome sem alterações.

Qual hipótese diagnóstica e como realizar investigação no pronto atendimento?

Comentários

Quadro clínico sugestivo de tireotoxicose. Foi solicitada dosagem de TSH, T4 livre, T3 e tireoglobulina. Exames laboratoriais evidenciaram TSH suprimido, T4 livre aumentado, T3 aumentado, tireoglobulina sérica dentro da normalidade. US de tireoide evidenciou glândula de volume e vascularização aumentados, sem nódulos. Dessa forma, o paciente apresenta abertura do quadro de hipertireoidismo com diagnóstico presumido de doença de Graves. O diagnóstico de tireoidite foi afastado pelo quadro clínico, achados ultrassonográficos e dosagem de tireoglobulina sérica baixa. Não há necessidade de realização de dosagem de TRAB ou cintilografia para confirmação diagnóstica durante hospitalização. Paciente foi hospitalizado para compensação clínica e hidratação. Recebeu alta hospitalar em 36 horas em uso de tapazol e betabloqueador, sendo encaminhado para seguimento ambulatorial.

Literatura Recomendada

1. Ross DS, Burch HB, Cooper DS, Greenlee MC, Laurberg P, Maia AL, et al. 2016 American Thyroid Association Guidelines for Diagnosis and Management of Hyperthyroidism and Other Causes of Thyrotoxicosis. Thyroid. 2016; 26(10): 1343-1421.
2. Smith TJ, Hegedüs L. Graves' Disease. N Engl J Med. 2016; 375 (16): 1552-1565.

Caso 60

Elaine Maria dos Santos Gomes e Denise Momesso

Hipertireoidismo e febre

L.M.F., sexo masculino, 29 anos, deu entrada na emergência com febre há dois dias e odinofagia. Relato de hipertireoidismo por doença de Graves, diagnosticado há cinco anos; em uso tapazol 80 mg/ dia e betabloqueador; relata tratamento prévio irregular e uso correto da medicação há dois meses.

Qual hipótese diagnóstica e conduta mais apropriada? Como deve ser o manejo a longo prazo do hipertireoidismo?

Comentários

O paciente em tratamento com droga antitireoidiana que apresenta febre e sintomas sugestivos de infecção de vias aéreas superiores, tem como principal hipótese diagnóstica a agranulocitose secundária ao uso da medicação. Trata-se de um efeito adverso raro, porém grave e potencialmente fatal. Ocorre em 0,1-0,5% dos casos e tem a autoimunidade como suposta etiologia. É mais frequente nos primeiros meses após o início do tratamento, em pacientes de mais idade, e o uso irregular, com períodos de pausa e reinício da droga, pode aumentar o risco de desenvolvimento dessa complicação. No presente caso, houve confirmação com exames evidenciando contagem de leucócitos 1800 mm^3 e granulócitos 324 mm^3. Foi realizada suspensão imediata do tapazol, internação hospitalar para antibioticoterapia de amplo espectro e suporte clínico. Iniciado tratamento com fator estimulador de colônias de granulócitos pode ser considerado, sendo a indicação de uso individualizada. Em relação ao hipertireoidismo, a o uso de tionamidas fica contraindicado e deve ser realizado tratamento definitivo recomendado com tireoidectomia total ou radioiodoterapia. Paciente foi encaminhado a tireoidectomia total, por ser a opção que promove controle mais rápido do quadro. O preparo pré-operatório foi realizado com betabloqueadores, glicocorticoides, iodeto de potássio (lugol) e lítio, podendo ser utilizados outros medicamentos para controle do hipertireoidismo, como por exemplo colestiramina. Procedimento cirúrgico foi realizado após estabilização clínica e recuperação da contagem de leucócitos, com bom desfecho clínico.

Literatura Recomendada

1. Yu W, Wu N, Li L, Wang J, OuYang H, Shen H. Side effects of PTU and MMI in the treatment of hyperthyroidism: a systematic review and meta-analysis. Endocr Pract. 2020; 26 (2): 207-217.
2. Kahaly GJ, Bartalena L, Hegedüs L, Leenhardt L, Poppe K, Pearce SH. 2018 European Thyroid Association Guideline for the Management of Graves' Hyperthyroidism. Eur Thyroid J. 2018; 7 (4): 167-186.
3. Ross DS, Burch HB, Cooper DS, Greenlee MC, Laurberg P, Maia AL, et al. 2016 American Thyroid Association Guidelines for Diagnosis and Management of Hyperthyroidism and Other Causes of Thyrotoxicosis. Thyroid. 2016; 26 (10): 1343-1421.

Caso 61

Denise Momesso e Fernanda Vaisman

Crise tireotóxica

C.M.F., sexo masculino, 32 anos, deu entrada na emergência com quadro iniciado há dois dias de febre com calafrios, mialgia, diarreia, náuseas e dor abdominal. Relato de hipertireoidismo por doença de Graves, diagnosticado há seis meses, tendo suspenso uso de tapazol 60 mg/ dia há 10 dias por conta própria. Ao exame, apresentando como dados positivos: agitação psicomotora; tremor de extremidades; sinais de hipo-hidratação; febre (temperatura axilar 38,0ºC); sudorese; taquicardia (FC = 120 bpm) com ritmo cardíaco regular; tireoide aumentada em 3× sem nódulos; abdome doloroso a palpação profunda sem visceromegalias e edema periférico (1+/4+). Exames laboratoriais iniciais com anemia, leucocitose sem desvio à esquerda, aumento de transaminases em 2×, função renal, eletrólitos e exame de urina sem alterações. Radiografia de tórax e ultrassonografia abdominal sem alterações.

Qual hipótese diagnóstica e como realizar manejo inicial?

Comentários

Quadro clínico compatível com hipertireoidismo descompensado com alta suspeita clínica de crise tireotóxica considerando-se os critérios diagnósticos da Tabela 4. Os fatores precipitantes devem ser investigados e tratados, sendo os mais comuns infecção e suspensão do uso de medicamentos. No presente caso, avaliação clínica e laboratorial inicial não evidenciou processo infeccioso em curso ou outro possível fator desencadeante, ficando como causa mais provável da descompensação a interrupção inadvertida do uso de medicamentos. A presença de quadro clínico compatível com crise tireotóxica associado a história de hipertireoidismo prévio e/ou bócio são suficientes para estabelecer o diagnóstico presuntivo. O tratamento deve ser iniciado precocemente e não deve ser postergado no aguardo dos resultados dos hormônios tireoidianos. A terapêutica envolve adequado controle da tireotoxicose, dos fatores precipitantes e terapia de suporte (Tabela 5). Dessa forma, foi iniciado tratamento hidratação venosa, sintomáticos, propranolol, tapazol, glicocorticoide e lugol. Os exames coletados na admissão confirmaram hipertireoidismo com TSH < 0,01 UI/mL e T4 livre = 6,5 ng/dL. Importante ressaltar que os níveis de hormônios tireoidianos podem ser similares aos do hipertireoidismo não complicado, sendo a velocidade de elevação dos hormônios fator importante para surgimento dos sintomas.

Tabela 61.1. Critérios diagnósticos de crise tireotóxica (índice de Burch e Wartfosky)

Disfunção termorreguladora	**Disfunção cardiovascular**
Temperatura (°C)	Taquicardia (bpm)
37,2-37,7 = 5	100-109 = 5
37,8-38,3 = 10	110-119 = 10
38,4-38,8 = 15	120-129 = 15
38,8-39,4 = 20	130-139 = 20
39,5-39,9 = 25	> 140 = 25
> 40 = 30	
Efeitos sobre o sistema nervoso central	**Insuficiência cardíaca congestiva**
Ausentes = 0	Ausente = 0
Ligeiros: agitação = 10	Leve: edema periférico = 5
Moderados: *delirium*, psicose = 20	Moderada: estertores bases pulmonares = 10
Severos: crise convulsiva, coma = 30	Severa: edema pulmonar = 20
Disfunção Gastrointestinal-Hepática	**Fibrilação atrial**
Ausente = 0	Ausente = 0
Moderada = 10	Presente = 10
Diarreia, náuseas/ vômitos, dor abdominal	**Fator desencadeante**
Grave = 20	Negativo = 0
Icterícia inexplicável	Positivo = 10
Escore (somatório dos pontos)	
45 = Altamente sugestivo de tireotoxicose	
25- 44 = Sugestivo de tireotoxicose	
< 25 = baixa probabilidade de tireotoxicose	

Tabela 61.2. Tratamento da crise tireotóxica

Medicação	Dose	Efeito
Propiltiouracil	Ataque: 50-1000 mg Manutenção 200-250mg 4/4 h VO	Bloqueio síntese hormonal Inibe conversão de T4 em T3
Tapazol	60-80 mg/ dia VO	Bloqueio síntese hormonal
Iodeto	Solução lugol ou iodeto de potássio concentrado 5 gotas 6/6h VO Iodeto de sódio 0,5-1,0 g 12/12h IV Iopadato ou ácido iopanoico 0,5 g 12/12h VO	Bloqueio síntese hormonal Inibe liberação hormonal
Propanolol	40-80 mg VO a cada 4h ou 6 h	Bloqueio efeito adrenérgicos Inibe conversão de T4 em T3
Glicocorticoides	Hidrocortisona: ataque 300 mg, manutenção 100 mg IV 8/8h Dexametasona: 2 mg 6/ 6 horas IV	Inibe conversão de T4 em T3 Profilaxia insuficiência adrenal relativa

Literatura Recomendada

1. Kahaly GJ, Bartalena L, Hegedüs L, Leenhardt L, Poppe K, Pearce SH. 2018 European Thyroid Association Guideline for the Management of Graves' Hyperthyroidism. Eur Thyroid J. 2018; 7 (4): 167-186.
2. Ross DS, Burch HB, Cooper DS, Greenlee MC, Laurberg P, Maia AL, et al. 2016 American Thyroid Association Guidelines for Diagnosis and Management of Hyperthyroidism and Other Causes of Thyrotoxicosis. Thyroid. 2016; 26 (10): 1343-1421.

Caso 62

Inês Carolina Siqueira Freitas, Pedro Paulo Martins Raimundo, Patrícia Pereira, Jéssica Valéria Izquierdo Vásquez, Elaine Maria dos Santos Gomes, Denise Momesso

Hipertireoidismo grave em paciente jovem

Paciente do sexo feminino, 22 anos, encaminhada para internação hospitalar por suspeita de insuficiência hepática. Havia sido diagnosticada com Doença de Graves (DG) há seis anos, porém relatava pelo menos cinco anos e meio sem tratamento com metimazol, pois havia interrompido por conta própria. Na admissão hospitalar apresentava bócio, taquicardia, tremor de extremidades, icterícia, cansaço aos pequenos esforços, edema de membros inferiores bilateral, ausência de queixas oculares, T4 Livre: 5,08 ng/dL, TSH < 0,001 UI/mL; TRAB 32, hipoalbuminemia, alargamento de INR, elevação de enzimas canaliculares e transaminases normais. Sorologias de hepatites virais e anticorpos hepáticos não reagentes. Ausência de neutropenia. Índice de burch-Wartfosky: 40. Tomografia computadorizada de abdome evidenciando hepatopatia importante, sem alterações de vias biliares. Eletrocardiograma com fibrilação atrial. Ecocardiograma mostrando insuficiência cardíaca de câmara direita por disfunção hepática, com fração de ejeção preservada. Iniciada corticoterapia associada a 30 mg de metimazol e 120 mg de propranolol por dia. Houve controle da frequência cardíaca, melhora parcial dos sintomas com T4L:1,69 ng/dL após 10 dias de tratamento. Devido à gravidade do caso, foi optado por tireoidectomia total para resolução do quadro o mais breve possível.

Comentários

1. Paciente apresentava-se em crise tireotóxica ou hipertireoidismo descompensado?

Hipertireoidismo descompensado.

Crise tireotóxica consiste em exacerbação dos sintomas do hipertireoidismo: insônia, ansiedade, confusão mental, sudorese, emagrecimento, febre (hipertermia grave), intolerância ao calor, pele quente e úmida, amenorreia ou oligomenorreia, perda de peso, polifagia, hiperdefecação, tremor fino e sustentado, taquicardia sinusal e alopecia. A fim de melhorar a acurácia diagnóstica da crise tireotóxica, foi criada escala de Burch e Wartfosky, que avalia temperatura, frequência cardíaca, presença de disfunções cardiovasculares, de sistema nervoso central e presença de fator desencadeante. Por meio da pontuação obtida sugere ou não crise tireotóxica. A paciente citada, obteve 40 pontos na escala, sendo provável crise tireotóxica iminente, porém não sendo diagnóstico de crise tireotóxica.

2. Quais complicações graves do hipertireoidismo a paciente apresentou? Essas complicações são reversíveis?

A hiperfunção da tireoide está diretamente ligada a efeitos deletérios que podem ser reversíveis com tratamento adequado. No caso, a paciente desenvolveu insuficiência cardíaca (IC) e colestase intra-hepática secundária ao hipertireoidismo por doença de Graves cronicamente descompensado.

As complicações cardíacas são as mais prevalentes e podem ser causadas ou agravadas pelo hipertireoidismo. Entre elas, as mais frequentes são a fibrilação atrial e a IC. O hipertireoidismo descompensado também pode se apresentar com disfunções hepáticas, sendo as mais comuns o aumento de enzimas hepáticas em especial gama GT, hepatomegalia, icterícia, e mais raramente, colestase intra-hepática.

3. Considerando a presença de disfunção hepática, o tratamento com metimazol, foi apropriado?

O paciente apresentava hipertireoidismo grave com necessidade de tratamento imediato. As drogas antitireoidianas estão contraindicadas na presença de aumento de transaminases maior do que cinco vezes o limite superior da normalidade e/ou leucopenia menor do que 1000 mm^3. Foi iniciado metimazol, por apresentar menor hepatotoxicidade do que o porpiltiouracil e ter toxicidade diretamente relacionado a dose e tempo de uso. Por isso, metimazol foi iniciado em dose baixa com rigorosa monitorização de transaminases e função hepática. O metimazol foi bem tolerado.

4. Como deve ser o manejo pré-operatório dessa paciente?

Quanto ao manejo nesse caso, devido à dificuldade em estabelecer eutireoidiano antes da tireoidectomia, recomenda-se que a paciente seja hospitalizada para o preparo pré-operatório com bloqueador β-adrenérgico (propranolol 40 mg de 8/8 h), solução de Lugol e glicocorticoides (dexametasona 2 mg VO ou IV).

Literatura Recomendada

1. Ross, SD, et al. 2016 American Thyroid Association Guidelines for Diagnosis and Management of Hyperthyroidism and Other Causes of Thyrotoxicosis. 2016;26(10):1343-1421.
2. Maia AL, et al. Brazilian Society of Endocrinology and Metabolism. The Brazilian consensus for the diagnosis and treatment of hyperthyroidism: recommendations by the Thyroid Department of the Brazilian Society of Endocrinology and Metabolism. Arq Bras Endocrinol Metabol. 2013;57(3):205-232.

Caso 63

Ana Beatriz Winter Tavares e Rodrigo do Rego Barros de Lucena Washington

Paralisia periódica tireotóxica

Paciente masculino, 22 anos, com diagnóstico de doença de Graves há quatro anos, em tratamento com propiltiouracil 200 mg/dia e propranolol 120 mg/dia. Refere episódio de paraplegia (duração duas horas) um ano após o diagnóstico de doença de Graves, que foi relacionado ao estado emocional. Nos últimos dois meses apresentou sete episódios de paraplegia e um episódio de tetraplegia transitórios (autolimitados, duração entre duas e três horas), sendo o último episódio há 24 horas. Ao exame físico, FC: 104 bpm, PA: 140/90 mmHg, bócio (tireoide aumentada 2×, superfície lisa, consistência fibroelástica, sem nódulos ou sopro), tremor fino de extremidades. Força muscular preservada, reflexos profundos e cutaneoplantar preservados. Exames laboratoriais: TRAb 9,9 UI/L (<1,75), TSH < 0,001 UI/mL, e T4 livre aumentado quatro vezes o limite superior da normalidade; laboratório do último episódio de paralisia evidenciou potássio sérico 3,2 mEq/L (referência 3,5-5,0 mEq/L).

Qual a hipótese diagnóstica?

Comentários

O paciente apresenta paralisia periódica tireotóxica, uma complicação rara e potencialmente fatal do hipertireoidismo, geralmente associada à hipocalemia, e muitas vezes subdiagnosticada nos serviços de emergência médica. É mais comum no sexo masculino e em asiáticos. Ocorre por um aumento da atividade da bomba de Na^+/K^+ ATPase, com consequente transporte de potássio do extracelular para o intracelular. Mutações no gene *KCNJ18* foram detectadas em até 33% dos pacientes. Os episódios de paresia ou plegia ocorrem principalmente à noite ou ao acordar, sobretudo nos membros inferiores. Hipertireoidismo não controlado, fatores genéticos e ambientais (exposição ao sol, desidratação, ingestão de bebidas alcoólicas, exercício físico extenuante) aumentam a chance dos episódios de paresia/plegia. O tratamento no momento do episódio deve ser feito com a correção dos níveis de potássio sérico e propranolol. A profilaxia de novos ataques de paralisia é feita com o tratamento adequado do hipertireoidismo no intuito de retorno ao eutireoidismo, propranolol, e orientações para evitar fatores precipitantes. O tratamento definitivo do hipertiroidismo com radioiodo ou cirurgia é indicado nesses pacientes.

Literatura Recomendada

1. Allard M, Barrallier M, PIsaroni H, et al. Thyrotoxic periodic paralysis associated with lactic metabolic acidosis: Case report of an African man and review of literature. Ann Endocrinol (Paris) 2023; 84(4): 440-445.
2. Falhammar H, Thorén M, Calissendorff J. Thyrotoxic periodic paralysis: clinical and molecular aspects. Endocrine 2013; 43: 274-284.
3. Kung AWC. Clinical review: Thyrotoxic Periodic Paralysis: A Diagnostic Challenge. J Clin Endocrinol Metab 2006; 91(7): 2490-2495.

Caso 64

Denise Momesso

Amiodarona e alterações nos hormônios tireoidianos

M.L.L., sexo masculino, 45 anos, admitido com fibrilação atrial, em uso de amiodarona há dois anos. Realizou cardioversão elétrica sem intercorrência. Foi feita dosagem de hormônios tireoidianos com resultado TSH 0,66 UI/mL (VR: 0,4-5,8) e T4 livre 1,95 ng/dL (VR: 0,93-1,7). Solicitado parecer da endocrinologia.

Qual manejo apropriado para esse caso?

Comentários

A maioria dos pacientes em uso de amiodarona permanece eutireoidiana. Entretanto, o uso da amiodarona pode provocar alterações nas dosagens laboratoriais dos hormônios tireoidianos, mesmo nos indivíduos em eutireoidismo. A terapia a longo prazo (maior do que três meses) pode estar associada ao aumento dos níveis sérico de T4 livre, com TSH normal, T3 levemente reduzido ou no limite inferior e aumento do T3 reverso. Já na terapia a curto prazo (menor ou igual a três meses) pode estar associada a níveis séricos elevados de TSH, T4 livre e T3 reverso. Essas alterações laboratoriais são decorrentes da alta carga de iodo da molécula de amiodarona que pode interferir na atividade das deiodinases. No presente caso, foi realizada nova dosagem laboratorial que evidenciou TSH 1,13 UI/mL, T4 livre 1,75 ng/dL, T3 dentro da normalidade, anti-TPO negativo, confirmando alteração laboratorial secundária a uso de amiodarona a longo prazo em indivíduo eutireoidiano.

Literatura Recomendada

1. Bartalena L, Bogazzi F, Chiovato L, Hunalewska- Dydejczyk A, Links TP, Vanderpump M. 2018 European Thyroid Association (ETA) Guidelines for the Management of Amiodarone-Associated Thyroid Dysfunction. Eur Thyroid J 2018;7:55-66

Caso 65

Cintia Marques dos Santos Silva

Tireotoxicose induzida por amiodarona

Paciente masculino 37 anos, com história de internação hospitalar por episódio de taquicardia ventricular não sustentada. Entre outros medicamentos ele está sendo tratado com amiodarona 200 mg /dia há cinco meses e aguardando ablação. Não tem história pessoal ou familiar de doença da tireoide. Queixa-se de tremor de extremidades e emagrecimento não intencional. Apresentava em seus exames de laboratoriais: TSH 0,005 (0,34-5,60 UI/mL); T4L 4,15 (0,7-1,8 ng/dL); TRAB 40 (até 1,75 U/L). Ultrassonografia de tireoide com doppler evidenciando aumento difuso de 3 × da tireoide e aumento da vascularização.

Qual a hipótese diagnóstica?

Comentários

Trata-se de um paciente com provável diagnóstico de Tireotoxicose Induzida por Amiodarona (TIA). A amiodarona é um medicamento antiarrítmico classe III contendo alta concentração de iodo. Pacientes em uso de amiodarona devem ser cuidadosamente monitorados porque distúrbios da tireoide induzidos pela amiodarona podem se apresentar a qualquer momento durante o tratamento. A TIA requer um diagnóstico adequado para permitir um tratamento eficaz. É importante tentar diferenciar se a TIA é do tipo 1 ou tipo 2 (Tabela 6). A droga antitireoidiana (Metimazol) é o tratamento de primeira linha da TIA tipo 1 e a prednisona usada para o TIA tipo 2. Porém, quando a apresentação é mista tipo 1/tipo 2 ou difícil de distinguir, o uso de metimazol e prednisona associado é sugerido. A tireoidectomia também pode ser considerada. Diante do quadro clínico e laboratorial do paciente do caso com o aumento do hormônio tireoidiano, do TRAB positivo e aumento do tamanho da tireoide e da sua vascularização foi iniciado metimazol 30 mg/dia e encaminhado para tratamento definitivo da arritmia, buscando suspensão da amiodarona. Em todos os casos de TIA, o paciente deve ser acompanhado para monitorizar os níveis de TSH e T4L e ajustar o manejo de acordo com a sua evolução.

Tabela 65.1. Características da Tireotoxicose Induzida pela Amiodarona (TIA)

Características	TIA tipo 1	TIA tipo 2
Patogênese	Hipertireoidismo induzido pelo iodo	Tireoidite destrutiva
Duração terapia com amiodarona	Mais curta (média 3 meses)	Mais longa (média 30 meses)
Anticorpos antitireoidianos	Presente se relacionado à doença de Graves	Usualmente ausentes
Doppler fluxometria	Fluxo glandular aumentado	Fluxo glandular normal ou diminuído
Captação do radioido nas 24h	Normal/ alto	Baixo/suprimida
Tratamento	Drogas antitireoidianas	Prednisona

Literatura Recomendada

1. Ylli D, Wartofsky L, Burman KD. Evaluation and Treatment of Amiodarone-Induced Thyroid Disorders. J Clin Endocrinol Metab. 2021;106 (1): 226-236.
2. Souza LVF, Campagnolo MT, Martins LCB, Scanavacca MI. Amiodarone-Induced Thyrotoxicosis - Literature Review & Clinical Update. Arq Bras Cardiol. 2021; 117 (5): 1038-1044.

Caso 66

Ana Carolina Nader

Tireoidite induzida por imunobiológicos

C.M.M.B., sexo feminino, 65 anos, encaminhada ao serviço de endocrinologia por dor cervical anterior em topografia tireoidiana com irradiação posterior de início há uma semana, associada a calafrios e palpitações. Nega sudorese, tremores, febre ou outras queixas associadas. História patológica prévia de acompanhamento por doença de Crohn com início de uso de infliximabe há pouco mais de um mês. Função tireoidiana inicial apresentando hipertireoidismo com anticorpos negativos e cintilografia de tireoide com captação heterogênea do traçador evidenciando áreas de hipocaptação. Foi tratada com corticosteroides. Evoluiu com normalização espontânea de função tireoidiana.

Comentários

A avaliação de um paciente com dor cervical anterior e sintomas sistêmicos deve incluir o diagnóstico de tireoidite, que nada mais é do que um processo inflamatório da glândula tireoidiana. A etiologia do quadro pode estar associada a doença autoimune e/ou a consequência de processos infecciosos. A tireoidite induzida por imunobiológicos é um efeito colateral raro, mas que tem acontecido com maior frequência pela ampliação das indicações desse grupo de medicamentos. A evolução acontece semelhante à tireoidite destrutiva ou subaguda podendo ocorrer até seis a 12 meses após início do uso da medicação. O exato mecanismo de ação ainda é desconhecido. A principal apresentação clínica acontece por redução dos níveis de T4 livre, mas assim como o caso apresentado, podemos nos deparar com manifestações secundárias ao hipertireoidismo. O tratamento é feito com drogas anti-inflamatórias e corticosteroides para controle da dor e inflamação. O uso de drogas antireoidianas, betabloqueadores e reposição de levotiroxina devem ser individualizados caso a caso.

Tabela 66.1. Tabela de evolução laboratorial

	TSH-UI/mL (valor referência 0,5-4,0)	T4 livre-ng/dL (valor referência 0,61-1,12)
Primeira avaliação	0,32	0,62
Quatro semanas	0,55	0,49
12 semanas	1,07	0,67

Literatura Recomendada

1. Kaklamanos M, Thomas D, Pikazis D, Kaltsas G. Thyroid specific changes following treatment with biological therapies in patients with rheumatic diseases. Endocrine. 2015; 50(1): 146-153.
2. Paschou S A, Palioura E, Kothonas F, Myroforidis A, Loi V, Poulou A, Vryonidou A. The effect of anti-TNF therapy on thyroid function in patients with inflammatory bowel disease. Endocr J. 2018; 65 (11): 1121-1125.
3. Kawashima J, Naoe H, Sasaki Y, Araki E. A rare case showing subacute thyroiditis-like symptoms with amyloid goiter after antitumor necrosis factor therapy. Endocrinol Diabetes Metab Case Rep. 2015: 140117.
4. Spain L, Diem S, Larkin J. Management of toxicities of immune checkpoint inhibitors. Cancer Treat Rev. 2016; 44: 51-60.

Caso 67

Denise Momesso e Carlos Gil

Disfunção tireoidiana associada ao uso de inibidores de tirosinoquinases

C.R.O.B, sexo feminino, 72 anos, em tratamento para câncer de pulmão não pequenas células com Osimertinibe iniciado há três meses, após cirurgia torácica. Apresentou piora clínica, mal-estar inespecífico, adinamia, anorexia, náuseas e parestesias. Realizada avaliação clínica e laboratorial que evidenciou TSH 66 UI/mL e T4 livre 0,2 ng/dL.

Qual hipótese etiológica para hipotireoidismo?

Comentários

Osimertinibe é um inibidor de tirosinoquinases (TKI) de terceira geração aprovado para uso em carcinoma de pulmão não pequenas células metastático com mutação positiva para receptor de fator de crescimento epidérmico (EGFR). Os TKIs podem interferir com metabolismo da tireoide e induzir hipotireoidismo ou descompensação de hipotireoidismo prévio. Os mecanismos envolvidos ainda não são totalmente esclarecidos e incluem o aumento do *clearance* de hormônios tireoidianos. Os TKIs mais frequentemente associados ao hipotireoidismo são sorafenibe, sunitinibe, dasatinibe e nilodinibe, sendo menos frequente com uso do osimertinibe. Durante tratamento com TKI deve haver alto nível de suspeição clínica para o diagnóstico oportuno de hipotireoidismo na presença de piora do estado clínico, uma vez que muitos pacientes podem ser oligossintomáticos e/ou apresentar sintomas inespecíficos. Monitorização da função tireoidiana antes e durante o uso de TKI é recomendada, com frequência individualizada.

No presente caso, foi iniciada reposição de levotiroxina com significativa melhora do quadro clínico após estabelecimento do eutireoidismo. Foram afastadas as causas mais comuns de hipotireoidismo primário (tireoidite de Hashimoto, bócio multinodular, tireoidite) através da investigação clínica e laboratorial que evidenciou: TSH 72 UI/mL e T4 livre 0,5 ng/dL; presença de anticorpos negativos; tireoglobulina sérica dentro da normalidade, e ultrassonografia de tireoide sem alterações significativas. Dessa forma, o diagnóstico de hipotireoidismo secundário ao uso do TKI foi confirmado.

Literatura Recomendada

1. Odogwu L, Mathieu L, Goldberg KB, Blumenthal GM, Larkins E, Fiero MH, et al. FDA Benefit-Risk Assessment of Osimertinib for the Treatment of Metastatic Non-Small Cell Lung Cancer Harboring Epidermal Growth Factor Receptor T790M Mutation. Oncologist. 2018; 23(3): 353- 359.
2. Shyam Sunder S, Sharma UC, Pokharel S. Adverse effects of tyrosine kinase inhibitors in cancer therapy: pathophysiology, mechanisms and clinical management. Signal Transduct Target Ther. 2023 Jul 7;8(1):262.

Caso 68

Denise Momesso

Síndrome do eutireoideu doente, fase aguda

C.R.O.B, sexo feminino, 49 anos, sem comorbidades, hospitalizada com sepse urinária grave em unidade de terapia intensiva. No terceiro dia de internação, mantinha quadro de gravidade, sedada, em ventilação mecânica por tubo orotraqueal, hemodinâmica mantida com uso de drogas vasoativas em doses elevadas e hidrocortisona venosa, dieta enteral, antibioticoterapia e reposição volêmica. Apresentou episódios de taquiarritmias que motivaram equipe a solicitar dosagem de hormônios tireoidianos, sendo obtidos os seguintes resultados: TSH 0,05 UI/mL (valor de referência [VR] 0,4-4,5 UI/mL), T4 livre 0,7 ng/dL (valor de referência 0,7-1,8 ng/dL). Solicitado parecer da endocrinologia.

Qual hipótese diagnóstica e manejo apropriados?

Comentários

As alterações nos níveis séricos dos hormônios tireoidianas descritas no caso são compatíveis com Síndrome do eutireoideu doente (SED) em fase aguda e agravada pelo uso de medicações que interferem na secreção hormonal.

Na fase inicial, a SED caracteriza-se pela redução dos níveis séricos do T3 e aumento do T3 reverso, secundários ao aumento da atividade da deiodase (D) tipo 3. Na fase aguda, ocorre também redução gradual da secreção e pulsatilidade do TRH e TSH, que em quadros graves pode resultar níveis de TSH suprimidos. Como consequência, ocorre diminuição gradual dos níveis de T4, agravada pelo aumento do metabolismo do T4. Essas alterações nos hormônios tireoidianos fazem parte da resposta endocrinometabólica fisiológica e adaptativa ao estresse e a inflamação. Ademais, em pacientes críticos é comum o uso de corticoides e de drogas vasoativas como dobutamina e dopamina, que ocasionam supressão direta nos níveis de TSH.

A apresentação da SED tem valor prognóstico, havendo uma correlação entre baixos níveis de T4 com maior gravidade e morbimortalidade. Entretanto, não há evidências científicas de que a reposição de levotiroxina ocasione melhor nos desfechos clínicos.

Para confirmação diagnóstica foi solicitada nova dosagem hormonal que evidenciou: TSH 0,02 UI/mL, T4 livre 0,7 ng/dL, T3 reverso 0,6 ng/dL (VR: 0,1-0,35 ng/dL), T3 72 ng/dL (VR: 72-214 ng/dL). A equipe assistente foi orientada a observar e realizar nova dosagem hormonal apenas após resolução da fase crítica e aguda da doença.

Literatura Recomendada

1. Fliers E, Boelen A. An update on non-thyroidal illness syndrome. J Endocrinol Invest. 2022; 44 (8): 1597-1607.

Caso 69

Denise Momesso

Síndrome do eutireoideu doente, fase de recuperação

J.R.B., sexo masculino, 72 anos, hospitalizado por pneumonia secundária à infecção por Influenza A, com quadro inicial grave e boa evolução clínica à terapia instituída com antimicrobianos, medidas de suporte respiratório não invasivas, hidratação e sintomáticos. História de cardiopatia isquêmica e angioplastia há quatro anos, hipertensão, dislipidemia, hipotireoidismo em reposição de levotiroxina 125 mcg/dia. No sétimo dia de internação, em planejamento de alta hospitalar, foi solicitada dosagem de hormônios tireoidianos sendo obtido os seguintes resultados: TSH 16 UI/mL (valor de referência[VR] 0,4-4,5 UI/mL), T4 livre 1,1 ng/dL (valor de referência 0,7-1,8 ng/dL). Solicitado parecer da endocrinologia.

Qual manejo apropriado?

Comentários

As alterações nos níveis séricos dos hormônios tireoidianos descritas no caso são compatíveis com Síndrome do eutireoideu doente (SED) em fase de recuperação.

Na fase de recuperação, a SED caracteriza-se pela elevação dos níveis de TSH e normalização dos níveis de T4 e T3. Os valores de TSH estão levemente aumentados, em geral TSH < 20 UI/mL e aumentos mais expressivos devem motivar o diagnóstico de hipotireoidismo e/ou necessidade de otimização terapêutica de paciente em uso de levotiroxina. A fase de recuperação pode ser prolongada e os níveis de TSH podem demorar a normalizar.

No presente caso, não foi necessário ajuste no tratamento com levotiroxina. Paciente recebeu alta no oitavo dia de internação e foi orientado a realizar nova dosagem de TSH e T4 livre, ambulatorialmente. Paciente retornou para avaliação um mês após alta com exames que evidenciaram TSH 4,3 UI/mL e T4 livre 1,0 ng/dL em uso de levotiroxina 125 mcg.

Literatura Recomendada

1. Fliers E, Boelen A. An update on non-thyroidal illness syndrome. J Endocrinol Invest. 2022; 44 (8): 1597-1607.

Caso 70

Flavio Eduardo Nácul

Alterações nos hormônios tireoidianos no paciente hospitalizado

Paciente feminina, 65 anos, no segundo dia pós-cirurgia de revascularização miocárdica, que apresenta TSH = 0,9 UI/mL (0,5-5,0 UI/mL); T3 = 59 ng/dL (80-120 ng/dL), T4 = 7,0 ng/dL (5-12 mcg/dL) e T4 livre =1,0 ng/dL (0,8-1,6 ng/dL).

Qual a sua hipótese diagnóstica?

Comentários

Trata-se de um caso de síndrome do eutireoideu doente (SED) que ocorre por inibição da enzima 5'monideiodinase secundária à presença de citocinas inflamatórias. Ocorre redução da conversão de T4 em T3 e consequente redução da concentração plasmática de T3 com concomitante aumento do T3 reverso, isômero do T3 sem ação fisiológica (Figura 6). Em alguns casos, a concentração plasmática de T4 também fica reduzida. Assim, a SED pode se manifestar através da síndrome do T3 baixo (T3 baixo, T4 normal, TSH normal) que é muito comum no paciente grave, ou síndrome do T3 e T4 baixos (T3 baixo, T4 baixo e TSH normal), bem menos comum, mas associada com mau prognóstico. O principal diagnóstico diferencial da SED é o hipotireoidismo, onde ocorre aumento do TSH plasmático. Como a SED é apenas uma adaptação à doença, ela não deve ser tratada com hormônios da tireoide.

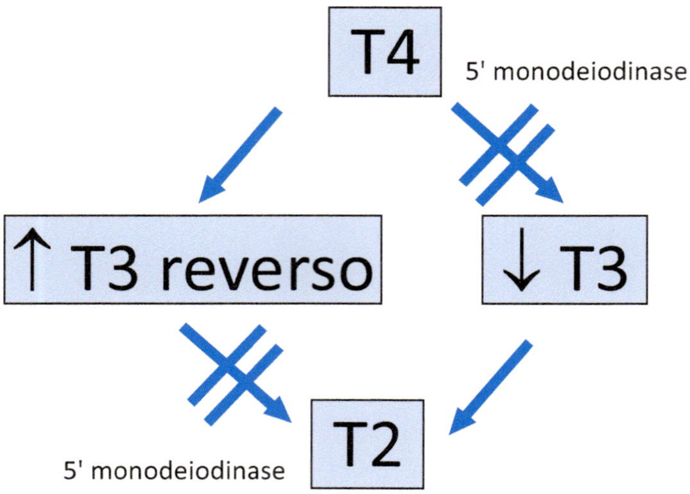

Figura 70.1. Inibição da enzima 5' monodeiodinase com redução da formação de T3 e aumento do T3 reverso.

Literatura Recomendada

1. Fliers E, Boelen A. An update on non-thyroidal illness syndrome. J Endocrinol Invest. 202144(8):1597-1607.

Caso 71

Denise Momesso e Elaine Maria dos Santos Gomes

Preparo pré-operatório de cirurgia para hipertireoidismo

P.C.A., 28 anos, sexo feminino, com indicação de tireoidectomia total como tratamento definitivo de hipertireoidismo por doença de Graves em bócio nodular. Apresenta hipertireoidismo por doença de Graves há seis meses, intolerância a tapazol devido à alergia cutânea e evoluiu com aumento de transaminases em uso de propiltiouracil, sendo indicado tratamento definitivo. Apresenta bócio multinodular com destaque a nódulo de 4 cm em lobo direito e 2 com em lobo esquerdo (ambos Tirads 4). Indicado tratamento cirúrgico.

Como deve ser realizado preparo pré-operatório?

Comentários

O preparo para cirurgia por hipertireoidismo envolve controle do hipertireoidismo, idealmente com tionamidas. Na presença contraindicações às tionamidas, podem ser utilizadas outras medicações para controle temporário do hipertireoidismo, como carbonato de lítio (300-450 mg 8/8h VO) ou colestiramina (4 g 6/6 h VO). Nos 10 dias antes da cirurgia deve ser administrada solução oral de iodo na forma de lugol (lugol 5% 5-7 gotas 8/8h VO) ou iodeto de potássio solução saturada (50 mg iodeto/gota, 1 a 2 gotas 8/8h VO). Em casos de cirurgia de urgência ou hipertireoidismo descompensado, o preparo deve ser realizado com paciente hospitalizado e uso de corticoide (dexametasona 2 mg VO ou IV), propranolol (40 mg de 8/8 h) e solução oral de iodo (lugol ou iodeto de potássio).

No presente caso, paciente apresenta contraindicação ao uso de tionamidas. Foram prescritos para controle do hipertireoidismo carbonato de lítio 300 mg 8/8 horas VO, propanolol 40 mg 8/8h VO e sete dias antes da cirurgia lugol 5 gotas 8/8 horas VO e dexametasona 2 mg 6/6 h VO. Na internação, foram mantidos propranolol, lugol até dia da cirurgia, dexametasona até o dia seguinte da cirurgia e carbonato de lítio suspenso no dia da cirurgia. Paciente evoluiu bem no peroperatório e no pós-operatório e recebeu alta hospitalar com cinco dias de pós-operatório e níveis de T4 livre dentro da normalidade.

Literatura Recomendada

1. Ross DS, Burch HB, Cooper DS, Greenlee MC, Laurberg P, Maia AL, et al. 2016 American Thyroid Association Guidelines for Diagnosis and Management of Hyperthyroidism and Other Causes of Thyrotoxicosis. Thyroid. 2016; 26(10): 1343-1421.

Caso 72

Pedro Eder Portari Filho

Hipertireoidismo e carcinoma folicular

F.S., sexo masculino, 55 anos, com quadro clínico de insônia, perda de 18 kg em um ano, tremores de extremidades, irritabilidade e aumento significativo do volume cervical. Foram solicitados exames, que mostraram: TSH < 0,001 mUi/L; T4 Livre = 7,8 ng/dL; anticorpos elevados e TRAB = 28 U/L. Ultrassonografia de tireoide demonstrou glândula aumentada difusamente, de aspecto heterogêneo, nódulo no lobo direito sólido de 5,3 cm, com área central de degeneração. Diante desse quadro iniciamos tratamento para doença de Graves (propiltiouracil + propranolol). Solicitada cintilografia tireoidiana: captação de 52% em 24 horas, hipercaptação bilateral, com extensa área no lobo direito com hipocaptação em topografia do nódulo (Figura 7). Realizada punção por agulha fina do nódulo com o diagnóstico citológico de Bethesda 4. Paciente com indicação de cirurgia e durante quatro meses foi tratado com as medicações acima descritas. Nos 14 dias antes da cirurgia utilizou solução de lugol a 2%, 2 mL ao dia. Submetido à tireoidectomia total sem intercorrências e no pós-operatório não houve complicações. Laudo histopatológico (Figura 8): tireoide com aumento importante, peso final 293 g, hiperplasia difusa das células foliculares compatível com doença de Basedow Graves; carcinoma folicular tireoidiano em lobo direito medindo 5,2 × 3,0 × 2,5 cm, sólido, compacto, com áreas de hemorragia. Realizou iodo radioativo: 150 mCi no Instituto Nacional do Câncer (INCA).

Comentários

Paciente masculino com Doença de Basedow-Graves (DG), que habitualmente se apresenta de maneira mais grave nas mulheres. No caso descrito, paciente apresentava glândula tireoide com volume muito acentuado, exoftalmia importante e sintomas exuberantes, além da perda de peso extrema, o que determinou maior tempo de preparo. Iniciado tratamento imediatamente, e os exames de sangue estavam de acordo com a hipótese clínica. O que chamou a atenção foi a ultrassonografia com um nódulo volumoso no lobo direito com sinais de degeneração, o que nos levou a pensar em outra doença tireoidiana associada. A cintilografia foi solicitada, imaginando a hipótese de que a área de degeneração não era devido à DG, e sim a um tumor degenerado. A hipocaptação confirmou a suspeita e indicou a punção citológica, que revelou ser uma lesão folicular. Geralmente não solicitamos cintilografia, se há indicação cirúrgica e não há dúvidas do diagnóstico de Basedow-Graves. Poderíamos não ter realizado a cirurgia sem a punção, mas com a hipótese de câncer seria importante a confirmação. O laudo histopatológico confirmou a hipótese de lesão maligna associada ao hipertireoidismo. Paciente foi submetido à radiodoterapia por ser de alto risco para metástases e morte. Segue em acompanhado por quatro anos e não apresentou recidiva da doença.

Literatura Recomendada

1. Mssrouri R, Benamr S, Essadel A, Mdaghri J, Mohammadine el H, Lahlou MK, et al. Thyroid cancer in patients with Grave's Disease. J Chir (Paris). 2008;145(3):244-246.
2. Salih AM, Kakamad FH, Nihad H. Hyperfunctioning papillary thyroid carcinoma: A case report with literature review. Int J Surg Case Rep. 2016; 26: 202-204.

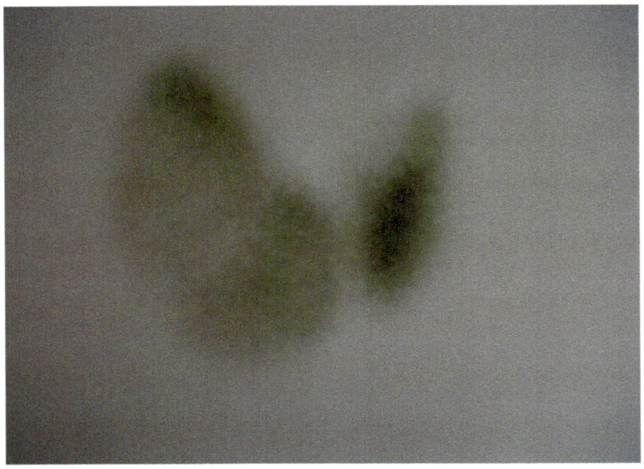

Figura 72.1. Cintilografia de tireoide.

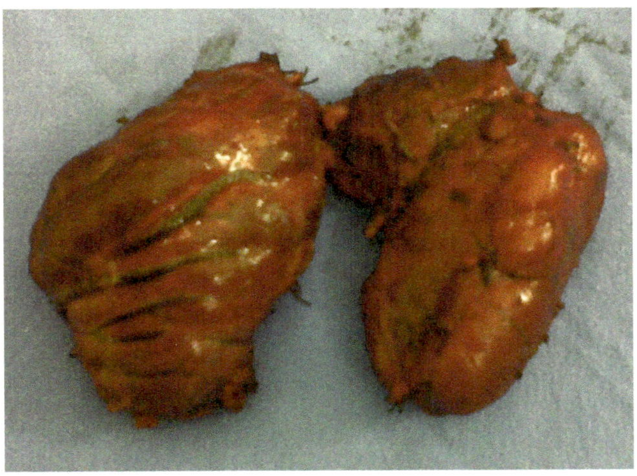

Figura 72.2. Tireoide após ressecção cirúrgica.

Caso 73

Pedro Eder Portari Filho

Metástase de carcinoma papilífero para veia jugular

F.L.N., 63 anos, masculino, notou aumento do volume da região cervical anterior direita de crescimento rápido e realizou ultrassonografia (US) de região cervical que evidenciou nódulo de 3 cm hipoecoico em lobo direito de tireoide. Evoluiu em seis meses com piora dos sintomas, alteração da deglutição, disfagia, engasgos frequentes e rouquidão.

Ao exame físico, apresentava volumosa lesão sólida, de consistência pétrea em lobo direito de tireoide, que deslocava o lateralmente a musculatura lateral. US: lobo direito da tireoide medindo 7,3 cm todo ocupado por lesão hipoecoica, sem linfonodomegalia; lobo esquerdo normal. Videolaringoscopia: abaulamento extrínseco da laringe, dificuldade de visualização do esôfago, cordas vocais normais. Realizou punção aspirativa por agulha fina do nódulo com resultado Bethesda 5. Submetido à tireoidectomia total com esvaziamento central direito, ressecção focal de esôfago e de anel traqueal. Histopatologia: carcinoma papilífero variante folicular difusa de 8 cm, sem invasão vascular e necrose, invasão da cápsula, adventícia de esôfago e fáscia traqueal, linfonodos centrais negativos. Tratado com radioiodoterapia, 150 mCi no INCA. Pesquisa de corpo inteiro (PCI) pós-dose com captação residual na região cervical anterior e tireoglobulina (Tg) sérica 3,2 ng/mL com anticorpo (antiTg) negativa. Após um ano da cirurgia, apresentou aumento volume cervical a direita, Tg: 38,2 ng/mL com antiTg negativa, US cervical com linfonodos em cadeia jugular níveis 3 e 4, trombo intravenoso na veia jugular direita (Figura 9). Submetido à esvaziamento linfonodal cervical direito cadeias 2, 3, 4, 5, com ressecção da veia jugular interna direita.

Comentários

Paciente com quadro clínico de câncer de tireoide agressivo, de crescimento rápido, operado com esvaziamento linfonodal central, que foi negativo, mas a doença já extravasava para estruturas adjacentes, traqueia e esôfago que foram ressecados focalmente. Não havia indicação para linfadenectomia cervical lateral pela inexistência de sinais de metástase. Foi tratado como um paciente de alto risco, com dose alta de radiodoterapia, evoluiu bem durante um ano, mas no acompanhamento laboratorial demonstrou aumento significativo de Tg, sem sinais clínicos exuberantes e exame físico com poucas alterações na palpação cervical. A importância de um bom exame de imagem, no caso US, que demonstrou alteração pequena da morfologia dos linfonodos e uma lesão sugestiva de trombo no interior da veia jugular interna, o que determinou a cirurgia mais agressiva, com linfadenectomia cervical lateral extensa e exérese da veia jugular. Permaneceu com doença estabilizada por alguns anos, porém houve progressão com metástase de carcinoma papilífero para o cérebro, pulmões e traqueia, tendo realizado tratamento com inibidor de tirosino quinase no INCA. Evoluiu para óbito, nove anos após a segunda cirurgia, apesar de todo o acompanhamento e tratamento realizado no INCA e HUGG.

Literatura Recomendada

1. Kobayashi K, Hirokawa M, Yabuta T, Fukushima M, Kihara M, Higashiyama T, et al. Tumor thrombus of thyroid malignancies in veins: importance of detection by ultrasonography. Thyroid. 201; 21(5): 527-31.
2. Kavanal AJ, Singh D, Sood A, Kumar SB, Satapathy S, Mittal BR. Radioactive Iodine as a Single-Modality Treatment in a Tumor Thrombus Arising from Follicular Thyroid Carcinoma. J Nucl Med Technol. 2021; 49(1): 82-83.

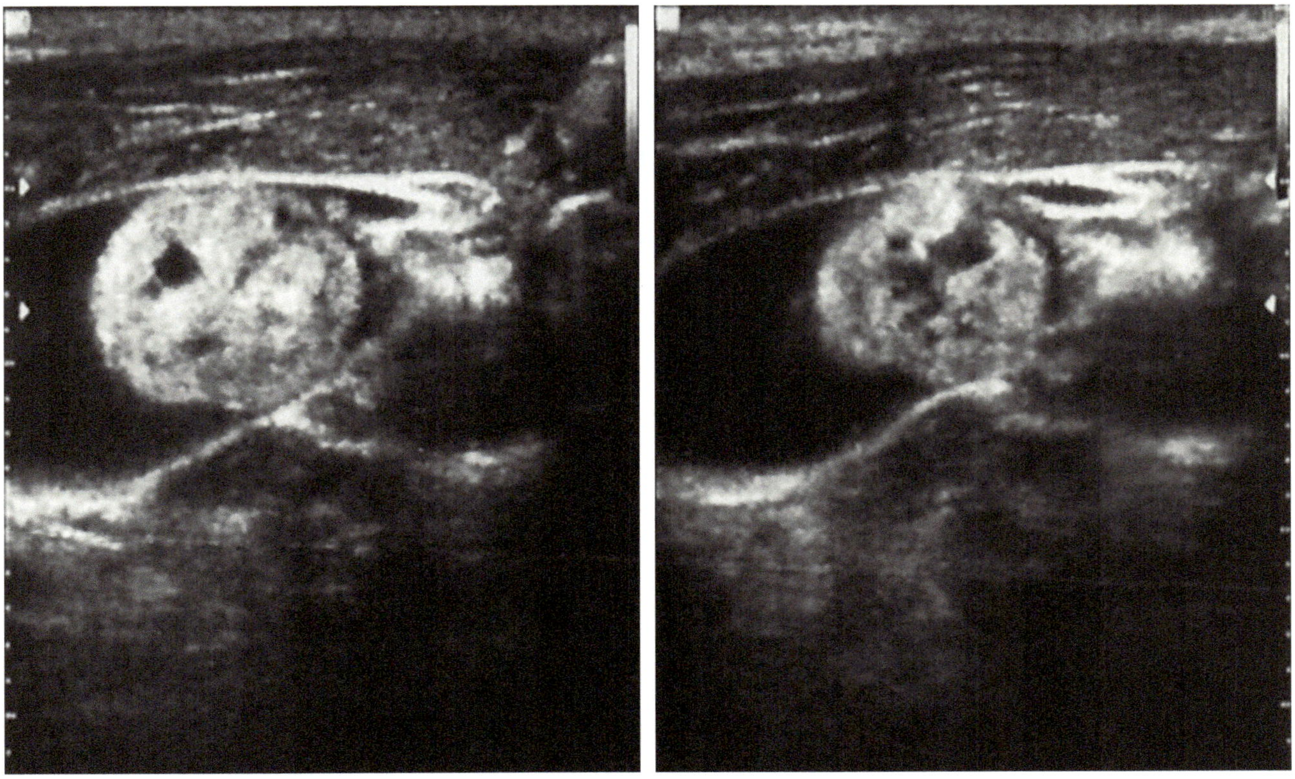

Figura 73.1. Ultrassonografia evidenciando trombo no interior da veia jugular interna direita.

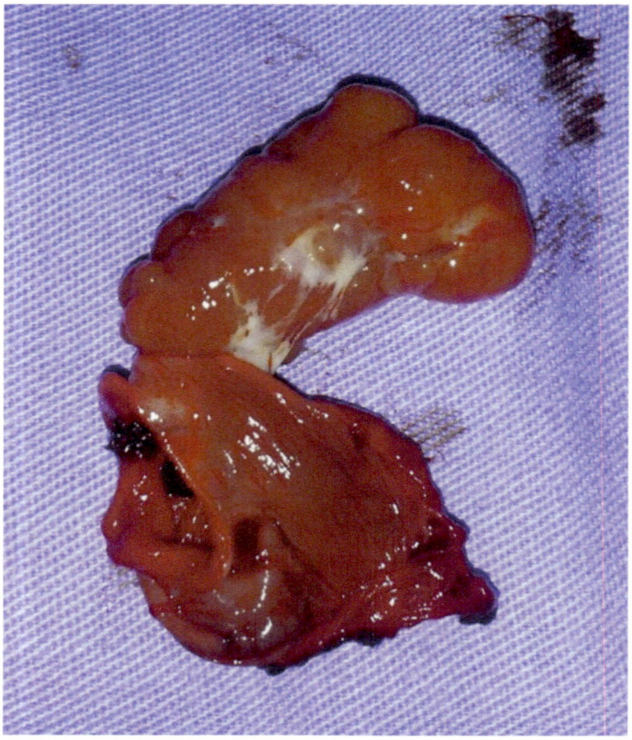

Figura 73.2. Metástase tireoidiana no interior da veia jugular direita. Metástase com a mesma característica do parênquima tireoidiano.

Caso 74

Leonardo Guimarães Rangel e *Pedro Henrique Esteves Gonçalves*

Tireoidectomia transoral

Paciente de 32 anos, sem comorbidades prévias, descobre nódulo tireoidiano TIRADS 5 com características suspeitas de malignidade em ultrassonografia, acompanhado de tireoidite e resultado de PAAF Bethesda VI. Optou-se pela tireoidectomia total por via transoral endoscópica (TOETVA) com esvaziamento central bilateral, preservando o nervo laríngeo recorrente e paratireoides. No pós-operatório, apresenta boa evolução, sem complicações, com PTH e cálcio normais. O laudo histopatológico revelou carcinoma papilífero de tireoide variante de "células altas" (90%), com invasão linfática e extensão extratireoidiana microscópica, e metástase para 3 de 10 linfonodos ressecados. Indicado tratamento complementar com radioiodoterapia.

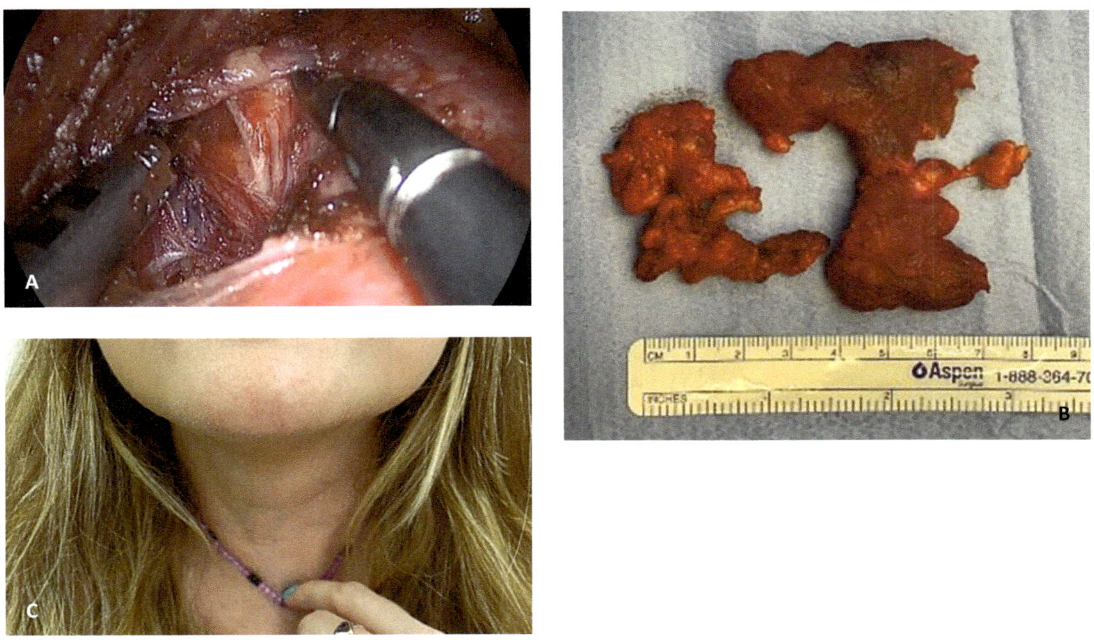

Figura 74.1 A. Dissecção do nervo durante esvaziamento cervical. **B.** Peça cirúrgica – tireoide + esvaziamento. **C.** Aspecto do pescoço no pós-operatório.

Tabela 74.1.

Indicações cirúrgicas de TOETVA	- Pacientes entre 18 e 65 anos - ASA I e II - Volume glandular até 35 cm^3 - Nódulos até 4 cm
Vantagens	- Ausência de cicatrizes visíveis - Recuperação estética favorável - Segurança comparável à da cirurgia convencional para pacientes selecionados - Magnificação da imagem - Delicadeza dos instrumentos
Futuros avanços	- Inteligência artificial - Realidade aumentada

Comentários

Escolha da cirurgia: optou-se pela TOETVA considerando o desejo da paciente por uma abordagem "sem cicatriz". Essa técnica é uma escolha adequada para pacientes selecionados, oferecendo resultados cosméticos favoráveis sem comprometer os resultados oncológicos.

Manejo intraoperatório: a preservação do nervo laríngeo recorrente e das paratireoides é fundamental para reduzir a morbidade pós-operatória, como disfunção vocal e hipocalcemia. O esvaziamento central bilateral foi apropriado, dado a alta suspeita pré-operatória de comprometimento linfonodal.

Resultados pós-operatórios: a boa evolução pós-operatória, sem complicações e com funções paratireoidiana e vocal preservadas, reflete o sucesso técnico da cirurgia.

Diagnóstico histopatológico: o diagnóstico de carcinoma papilífero, especialmente com variantes de células altas e clássicas, reforça a importância da tireoidectomia total, dada a natureza invasiva da doença.

Tratamento adjuvante: a indicação para radioiodoterapia é apropriada e está alinhada com as diretrizes para o manejo de carcinoma papilífero de tireoide com características de alto risco, como metástase linfonodal e extensão extratireoidiana.

Esse caso ilustra a complexidade do manejo do carcinoma papilífero de tireoide e destaca a importância de uma abordagem multidisciplinar, desde a avaliação diagnóstica inicial até o tratamento cirúrgico e adjuvante.

Literatura Recomendada

1. Bertelli et al., 2019. Transoral endoscopic thyroidectomy by vestibular approach (TOETVA): initial experience in an academic hospital. Arch Head Neck Surg. 2019; 48(3): e00262019.
2. De Cicco et al., 2020. Transoral endoscopic thyroidectomy vestibular approach: initial experience and comparison with conventional thyroid surgery. Arch Head Neck Surg. 2020; 49: e00592019.
3. Anuwong A, Ketwong K, Jitpratoom P, Sasanakietkul T, Duh QY. Safety and Outcomes of the Transoral Endoscopic Thyroidectomy Vestibular Approach. JAMA Surg. 2018; 153 (1):21-27
4. Lira RB, De Cicco R, Rangel LG, Bertelli AA, Duque Silva G, de Medeiros Vanderlei JP, Kowalski LP. Transoral endoscopic thyroidectomy vestibular approach: Experience from a multicenter national group with 412 patients. Head Neck. 2021;43(11):3468-3475.

Caso 75

Leonardo Guimarães Rangel e Pedro Henrique Esteves Gonçalves

Radioablação de nódulos tireoidianos

Paciente de 37 anos, portadora de nódulo misto no lobo direito da tireoide de 2,6×2,6×3,7 cm, não responsiva às tentativas iniciais de redução por meio de múltiplas alcoolizações. Diante da vontade da paciente de evitar procedimentos invasivos, decidiu-se pela realização de ablação por Radiofrequência (RFA). Nos meses subsequentes à RFA, paciente apresentou melhora clínica significativa, com resolução dos sintomas compressivos e sem queixas. Acompanhamentos regulares evidenciaram uma redução progressiva no volume do nódulo: 60% em com três meses, 77% com seis meses e uma redução final, após um ano de 86%. Durante todo esse período, o paciente permaneceu assintomática.

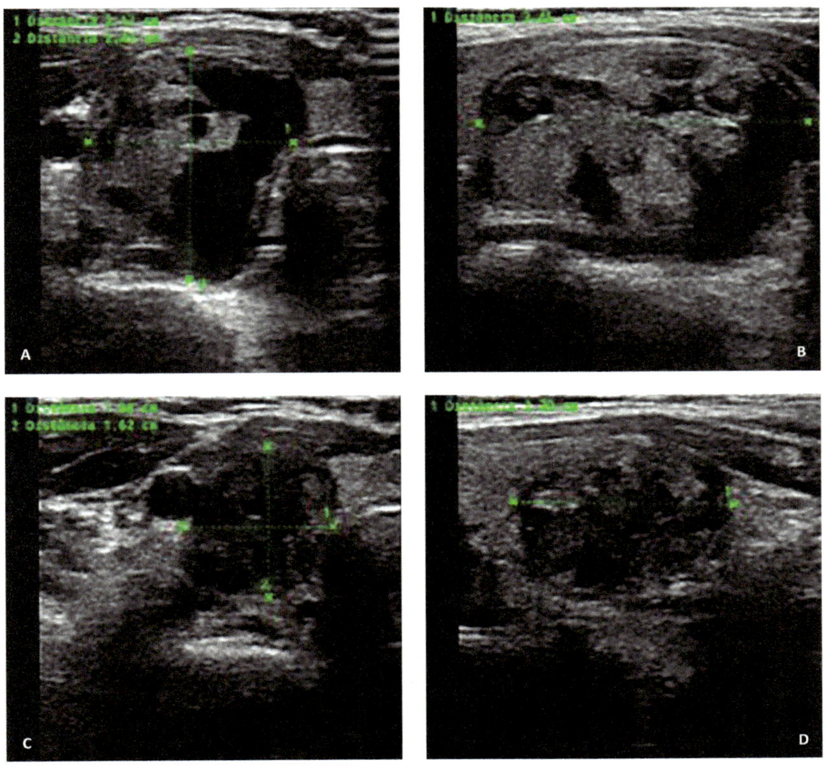

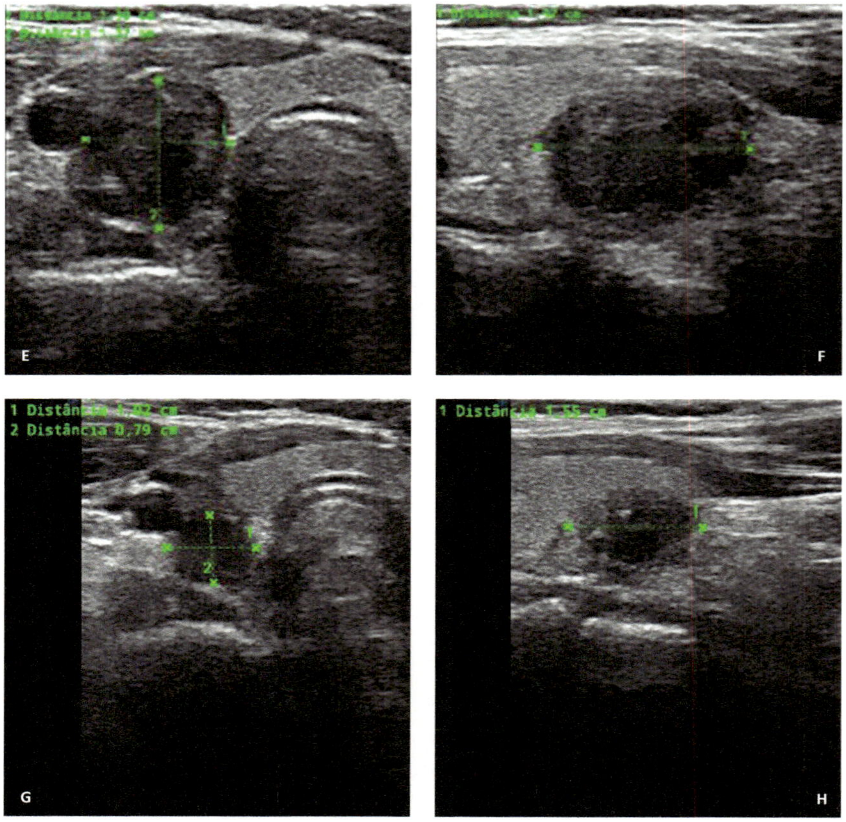

Figura 75.1 A-B. Pré-ablação, C-D. Seis meses pós-ablação. E-F. Um ano pós-ablação; G-H. Três anos após ablação.

Comentários

A ablação por RFA surge como uma alternativa terapêutica valiosa para o tratamento de nódulos tireoidianos. Este método é particularmente indicado para: nódulos benignos sintomáticos; nódulos benignos em crescimento; nódulos funcionais autônomos; pacientes com alto risco cirúrgicos e nódulos malignos de até 1cm em pacientes de baixo risco, considerando nesses casos o desejo e/ou necessidade de evitar cirurgia.

Vantagens da RFA: (a) eficácia: a RFA demonstrou ser capaz de reduzir significativamente o volume de nódulos tireoidianos, melhorando os sintomas compressivos e a qualidade de vida dos pacientes; (b) segurança: comparada à cirurgia, a RFA apresenta menor risco de complicações, como danos aos nervos laríngeos ou hipoparatireoidismo; (c) menor invasividade: o procedimento é menos invasivo que a cirurgia, com recuperação mais rápida e menos dor pós-procedimento, e (d) conservação da tireoide: permite maior preservação do tecido tireoidiano saudável em comparação com a remoção cirúrgica, aumentando a chance de não tomar hormônio. Apesar da maior eficiência da RFA, para nódulos císticos e mistos majoritariamente císticos a alcoolização também apresenta bons resultados e menor custo, sendo muitas vezes utilizada como a primeira linha de tratamento minimamente invasivo nesses casos.

Em resumo, a RFA representa uma opção de tratamento eficaz e segura para nódulos tireoidianos, oferecendo uma alternativa menos invasiva à cirurgia com resultados promissores, como demonstrado nesse caso. Contudo, a seleção cuidadosa do paciente e a consideração das limitações são cruciais para o sucesso do tratamento.

LITERATURA SUGERIDA

1. Kim JH, Baek JH, Lim HK, Ahn HS, Baek SM, Choi YJ, et al; Guideline Committee for the Korean Society of Thyroid Radiology (KSThR) and Korean Society of Radiology. 2017 Thyroid Radiofrequency Ablation Guideline: Korean Society of Thyroid Radiology. Korean J Radiol. 2018;19(4):632-655.
2. RangeL L, VolpI E, Steck J, Volpi L, Russell J, Muhammad H, Tufano R. Radiofrequency for benign thyroid nodules—critical review of the literature. Annals of Thyroid, North America, 6, mar. 2021. Available at: <https://aot.amegroups.org/article/view/6090>. Date accessed: 23 Feb. 2024.
3. Rangel LG, Steck JH, Volpi EM, Russell JO, Tufano RP. Radiofrequency Ablation of Papillary Thyroid Microcarcinomas. AACE Clin Case Rep. 2022; 8(2): 99-101.
4. Silva AM, Rocha TG, Fernandes VL, Sousa MJ. (2022). Eficácia da ablação por radiofrequência em nódulos tireoidianos: Uma revisão de 5 anos. Revista Brasileira de Endocrinologia e Metabologia, 68(2), 150-158.

Caso 76

Denise Momesso e Patricia Tavares da Silva Candido

Pós-operatório imediato de tireoidectomia total por carcinoma diferenciado de tireoide

P.C, 38 anos, sexo feminino, submetida à tireoidectomia total e esvaziamento ganglionar devido a nódulo tireoidiano de 1,0 cm com Punção Aspirativa por Agulha Fina (PAAF), suspeita de malignidade (Bethesda V) e congelação intraoperatória sugestiva de carcinoma papilífero.

Como deve ser realizado o manejo clínico no pós-operatório imediato?

Comentários

No pós-operatório de tireoidectomia total deve ser dada especial atenção ao cálcio sérico, que pode reduzir devido Hipoparatireoidismo (HipoPT) transitório ou permanente. Fatores de risco para hipoPT incluem tireoidectomia total, esvaziamento ganglionar, bócio subesternal, tireoidite autoimune, pouca experiência do cirurgião e disabsorção gastrointestinal. Medidas preventivas envolvem otimização dos níveis séricos de vitamina D no pré-operatório e uso de técnicas cirúrgicas visando a preservação da vascularização e integridade das paratireoides. Para avaliação a dosagem de PTH no intraoperatório e pós-operatório imediato, quando disponíveis, auxiliam no diagnóstico precoce do HipoPT. Monitorização do cálcio sérico deve ser realizada no pós-operatório, sendo a frequência de dosagens variável em diferentes protocolos. Em geral, cálcio (corrigido pela albumina) deve ser dosado a cada 12- 24 horas nas primeiras 48 horas, a fim de avaliar a curva de cálcio sérico. A presença de PTH pós-operatório < 15 pg/mL e/ou curva de cálcio descendente e/ou valor absoluto. Cálcio corrigido < 8 mg/dL são sugestivos de HipoPT. Alternativamente, pode ser realizada reposição pós- operatória empírica de cálcio e calcitriol orais, com avaliação posterior da função das paratireoides, visto que a alta hospitalar geralmente precede o nadir do cálcio que pode ocorrer 24 a 72 horas pós-tireoidectomia.

Reposição de levotiroxina deve ser prescrita para manhã seguinte da tireoidectomia. Em casos de carcinoma diferenciado de tireoide deve ser avaliada a indicação de terapia supressiva com levotiroxina que depende das estratificações iniciais de risco e do resultado histopatológico. Dessa forma, sugere-se iniciar dose empírica de levotiroxina com objetivo de induzir supressão leve de TSH (dose aproximada de 1,8-2,2 mcg/kg/dia) e reavaliar após disponibilização do histopatológico. Da mesma forma, a decisão sobre radioidoterapia (RAI) deve ser definida baseado nas estratificações de risco e níveis séricos de tireoglobulina obtidos em um a três meses do pós-operatório. Logo, não se deve deixar o paciente em hipotireoidismo aguardando a definição de RAI.

No presente caso, foram prescritos levotiroxina 112 mcg e profilaxia com carbonato de cálcio D 500 mg 2 cp 2×/dia e sigmatriol 0,25 mg 1 cp 2×/dia. Paciente recebeu alta hospitalar com indicação de acompanhamento ambulatorial com exames laboratoriais para avaliar ajuste de levotiroxina e necessidade de manutenção do cálcio.

Literatura Recomendada

1. Haugen BR, Alexander EK, Bible KC, Doherty GM, Mandel SJ, Nikiforov YE, et al. 2015 American Thyroid Association Management Guidelines for Adult Patients with Thyroid Nodules and Differentiated Thyroid Cancer: The American Thyroid Association Guidelines Task Force on Thyroid Nodules and Differentiated Thyroid Cancer. Thyroid. 2016; 26 (1): 1-133.
2. Orloff LA, Wiseman SM, Bernet VJ, Fahey TJ 3rd, Shaha AR, Shindo ML, et al. American Thyroid Association Statement on Postoperative Hypoparathyroidism: Diagnosis, Prevention, and Management in Adults. Thyroid. 2018; 28 (7): 830-841.

Caso 77

Fernanda Accioly de Andrade

Hipocalcemia em pós-operatório de tireoidectomia

J.F.S., 42 anos, sexo feminino, deu entrada na unidade de pronto atendimento com queixa de mal-estar inespecífico, espasmos musculares e parestesia em mãos. Havia recebido alta hospitalar há dois dias após realização de tireoidectomia total e esvaziamento cervical central e lateral por carcinoma papilífero de tireoide com metástase ganglionar, sem intercorrências. Não apresentava comorbidades prévias, fazia uso apenas de fluoxetina para manejo de ansiedade.

Qual sua hipótese diagnóstica e conduta?

Comentários

No presente caso, a principal suspeita diagnóstica é de hipocalcemia decorrente de hipoparatireoidismo (HipoPT) pós-operatório.

O HipoPT é uma complicação comum após tireoidectomia total ou reabordagem cervical. Pode ocorrer de forma transitória em até 20% dos casos ou definitiva em 0,8%-3,0%. Os mecanismos envolvem alteração de vascularização das paratireoides e/ou remoção de uma ou mais glândulas.

O quadro clínico envolve sintomas inespecíficos, mal-estar geral, mialgia, fraqueza e parestesias. A educação do paciente submetido à tireoidectomia sobre os sintomas de hipocalcemia é fundamental, uma vez que o nadir de cálcio ocorre 48-72h após a cirurgia, quando muitos pacientes já receberam alta hospitalar. A presença dos sinais de Chvostek ou de Trousseau ao exame físico é altamente sugestivo de hipocalcemia, no entanto, dosagem de cálcio (Ca) e albumina (calcular Ca corrigido pela albumina) ou Ca iônico, fósforo e PTH são necessárias para confirmação diagnóstica.

O tratamento tem como objetivos prevenir os sintomas de hipocalcemia e suas complicações. Quadros HipoPT leve/moderado apresentam PTH < 15 pg/mL e/ ou cálcio sérico entre 7,0 mg/dL e 8,5 mg/dL (ou ca iônico < 1,1 mmol/L) podem ser tratados com cálcio oral (400-1200 mg de cálcio elementar/dia) e calcitriol. Nos casos de HipoPT grave (cálcio sérico < 7 mg/dL), sintomático e/ou com redução da calcemia em vigência do tratamento oral, deve-se administrar reposição de cálcio venoso durante 20 minutos (1-2 g de gluconato de cálcio diluído em soro glicosado 5%), seguido de infusão contínua. Nesses pacientes também deve-se avaliar a necessidade de reposição de magnésio e realizar avaliação eletrocardiográfica.

Literatura Recomendada

1. Orloff LA, Wiseman SM, Bernet VJ, Fahey TJ 3rd, Shaha AR, Shindo ML, et al. American Thyroid Association Statement on Postoperative Hypoparathyroidism: Diagnosis, Prevention, and Management in Adults. Thyroid. 2018; 28(7): 830-841.

Caso 78

Denise Momesso e Marcelo Cruzick de Sousa

Reposição de levotiroxina em paciente com carcinoma diferenciado de tireoide e arritmia

J.M., sexo feminino, 42 anos. Admitida na emergência com taquicardia e palpitações. Apresenta diagnóstico de taquicardia supraventricular paroxística e prolapso de valva mitral e refere piora do quadro após cirurgia de tireoide. Realizou tireoidectomia total e esvaziamento ganglionar por carcinoma papilífero de tireoide (T3N1M0, risco intermediário) e radioiodoterapia há um ano. Está em reposição de levotiroxina. Trouxe exames laboratoriais evidenciando: TSH 0,02 UI/mL, T4 livre 1,8 ng/dL, tireoglobulina 1,8 ng/mL, antitireoglobulina indetectável. Exame clínico região cervical sem alterações.

Comentários

A paciente está em uso de reposição de levotiroxina após tireoidectomia total por CDT e apresenta níveis suprimidos de TSH. A reposição de levotiroxina e níveis desejáveis de TSH devem considerar as estratificações de risco e a presença de comorbidades que conferem maior risco para supressão do TSH, conforme descrito na Tabela 9. A paciente apresenta CDT de risco intermediário e resposta bioquímica incompleta. Entretanto, apresenta taquicardia que foi agravada pela terapia supressiva com levotiroxina. Dessa forma, podemos reduzir a dose de levotiroxina e diminuir o nível de supressão de TSH, mantendo TSH entre 0,1 mU/L e 0,5 mU/L

Tabela 78.1. Alvos de TSH no manejo a longo prazo do carcinoma diferenciado da tireoide

Fatores de risco para efeitos adversos da supressão de TSH	Resposta excelente ao tratamento	Resposta indeterminada	Resposta bioquímica incompleta*	Resposta estrutural incompleta
Fatores de risco ausentes	Risco baixo-intermediário: TSH 0,5 a 2,0 mU/L Alto risco:[#] TSH 0,1 a 0,5 mU/L	Baixo risco: TSH 0,5 a 2,0 mU/L Risco intermediário: TSH 0,1 a 0,5 mU/L Alto risco:[#] TSH < 0,1 mU/L	Risco baixo-intermediário: TSH 0,1 a 0,5 mU/L Alto risco:[#] TSH < 0,1 mU/L	TSH < 0,1 mU/L
Menopausa	Risco baixo-intermediário: TSH 0,5 a 2,0 mU/L Alto risco:[#] TSH 0,1 a 0,5 mU/L	Baixo risco: TSH 0,5 a 2,0 mU/L Risco intermediário: TSH 0,1 a 0,5 mU/L Alto risco:[#] TSH < 0,1 mU/L	Risco baixo-intermediário: TSH 0,1 a 0,5 mU/L Alto risco:[#] TSH < 0,1 mU/L	TSH < 0,1 mU/L
Taquicardia	Risco baixo-intermediário: TSH 0,5 a 2,0 mU/L Alto risco:[#] TSH 0,1 a 0,5 mU/L	Baixo risco: TSH 0,5 a 2,0 mU/L Risco intermediário: TSH 0,1 a 0,5 mU/L Alto risco:[#] TSH < 0,1 mU/L	Risco baixo-intermediário: TSH 0,1 a 0,5 mU/L Alto risco:[#] TSH < 0,1 mU/L	TSH < 0,1 mU/L

Osteopenia	Risco baixo-intermediário: TSH 0,5 a 2,0 mU/L Alto risco:[#] TSH 0,1 a 0,5 mU/L	Baixo risco: TSH 0,5 a 2,0 mU/L Risco intermediário: TSH 0,1 a 0,5 mU/L Alto risco:[#] TSH < 0,1 mU/L	Risco baixo-intermediário: TSH 0,1 a 0,5 mU/L Alto risco:[#] TSH < 0,1 mU/L	TSH < 0,1 mU/L
Idade > 60 anos	Risco baixo-intermediário: TSH 0,5 a 2,0 mU/L Alto risco:[#] TSH 0,1 a 0,5 mU/L	Risco baixo-intermediário: TSH 0,5 a 2,0 mU/L Alto risco:[#] TSH < 0,1 mU/L	Risco baixo-intermediário: TSH 0,1 a 0,5 mU/L Alto risco:[#] TSH < 0,1 mU/L	TSH < 0,1 mU/L
Osteoporose	Risco baixo-intermediário: TSH 0,5 a 2,0 mU/L Alto risco:[#] TSH 0,1 a 0,5 mU/L	Risco baixo-intermediário: TSH 0,5 a 2,0 mU/L Alto risco:[#] TSH < 0,1 mU/L	Risco baixo-intermediário: TSH 0,1 a 0,5 mU/L Alto risco:[#] TSH < 0,1 mU/L	TSH < 0,1 mU/L
Fibrilação atrial	Risco baixo-intermediário: TSH 0,5 a 2,0 mU/L Alto risco:[#] TSH 0,1 a 0,5 mU/L	Risco baixo-intermediário: TSH 0,5 a 2,0 mU/L Alto risco:[#] TSH 0,1 a 0,5 mU/L	Risco baixo-intermediário: TSH 0,5 a 2,0 mU/L Alto risco:[#] TSH < 0,1 mU/L ou 0,1- 0,5	TSH < 0,1 mU/L ou 0,1 a 0,5 mU/L

*Alvos de TSH podem ser diferentes de acordo com os níveis séricos e a curva da tireoglobulina (Tg).
Considerar maior supressão do TSH na presença de curva de Tg ascendente.
Considerar menor supressão de TSH na presença de baixos níveis de Tg estáveis ou em queda.
[#] Pacientes de alto risco devem ser mantidos com TSH suprimido por período mínimo de cinco anos.
TSH 0,5 mUI/L representa o limite inferior de normalidade do ensaio e valor pode variar dependendo do ensaio utilizado.
Risco baixo, intermediário e alto de acordo com a Estratificação Inicial de Risco da American Thyroid Association (ATA).

Literatura Recomendada

1. Momesso DP, Tuttle RM. Update on differentiated thyroid cancer staging. Endocrinol Metab Clin N Am. 2014; 43:401-21.
2. Haugen BR, Alexander EK, Bible KC, et al. 2015 American Thyroid Association management guideline for adult patients with thyroid nodules and differentiated thyroid cancer: The American Thyroid Association Task Force on thyroid nodules and differentiated thyroid cancer. Thyroid. 2016; 26(1):1-133.

Caso 79

Felipe Hemerly Villela Pedras

Ablação de remanescentes tireoidianos no tratamento carcinoma papilífero

Paciente sexo feminino, 56 anos de idade, com diagnóstico de carcinoma papilífero clássico de tireoide, submetida à tireoidectomia total em setembro de 2023. Histopatológico evidenciou carcinoma papilífero de tireoide (CPT), variante clássica, multicêntrico, com lesão principal de 0,6 cm e um linfonodo acometido com 0,2 cm. Ausência de invasão vascular. TNM 8ª edição pT1aN1aMx com risco baixo de recorrência de acordo com a *America Thyroid Association* (ATA).

Quando e como realizar ablação de remanescentes tireoidianos?

Comentários

A indicação de radioiodoterapia (RAI) deve-se basear nas estratificações iniciais de risco e nível de tireoglobulina (Tg) sérica (dosada no mínimo quatro semanas após cirurgia, idealmente com três meses). Foram solicitados exames de sangue com dosagens de Tg, TSH e antitireoglobulina (antiTg), bem como imagem do pescoço (ultrassonografia ou cintilografia da tireoide) para avaliar remanescentes tireoidianos e definição de dose ablativa. Exames de sangue evidenciando TSH: 46,7 mUi/L; Tg: 4,3 ng/mL; antiTg: 16 UI/mL (negativa). Cintilografia da tireoide (Figura 13) realizada em 30/01/2024 mostrou captação do radiotraçador de 3,5% na região cervical (valores acima de 12% merecem ser avaliados para possível reabordagem cirúrgica).

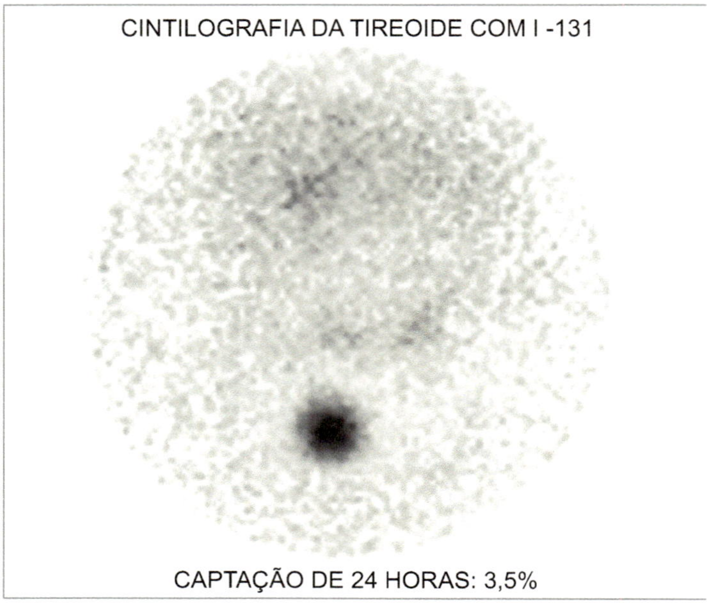

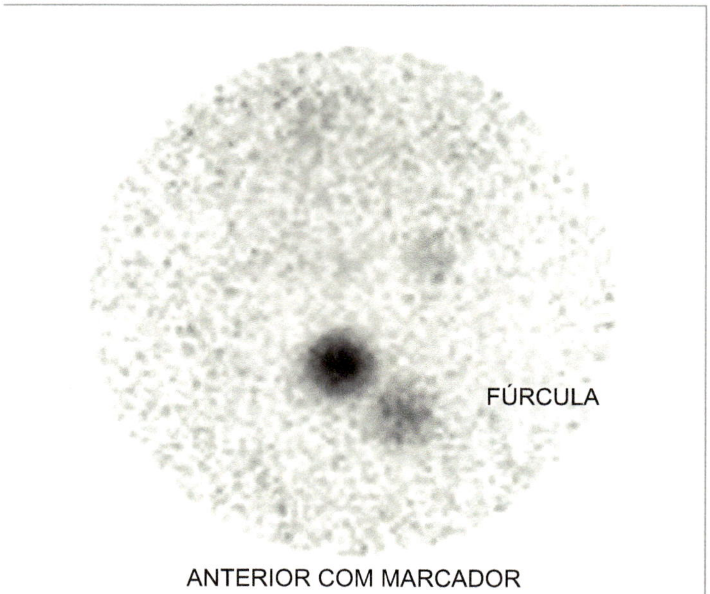

Figura 79.1. Cintilografia de tireoide.

No contexto clínico de CPT de baixo risco com Tg positiva, foi indicada ablação de remanescente tireoidiano com baixa atividade de 30 mCi de iodo-131, seguida de pesquisa de corpo inteiro (PCI) após cinco dias da data do tratamento.

RAI em regime ambulatorial foi administrada em 31/01/2024 sem intercorrências. De acordo com a Norma da Comissão Nacional de Energia Nuclear (CNEN NN 3.05), doses acima de 50 mCi devem ser administradas em quarto terapêutico, enquanto doses menores podem ser administradas ambulatorialmente, com instruções de radioproteção que devem ser seguidas por três a sete dias.

PCI com SPECT/CT realizada em 06/02/2024 (Figura 14) mostrou apenas captação em remanescentes tireoidianos cervicais constatando boa extração do radiotraçador e a ausência de lesões a distância

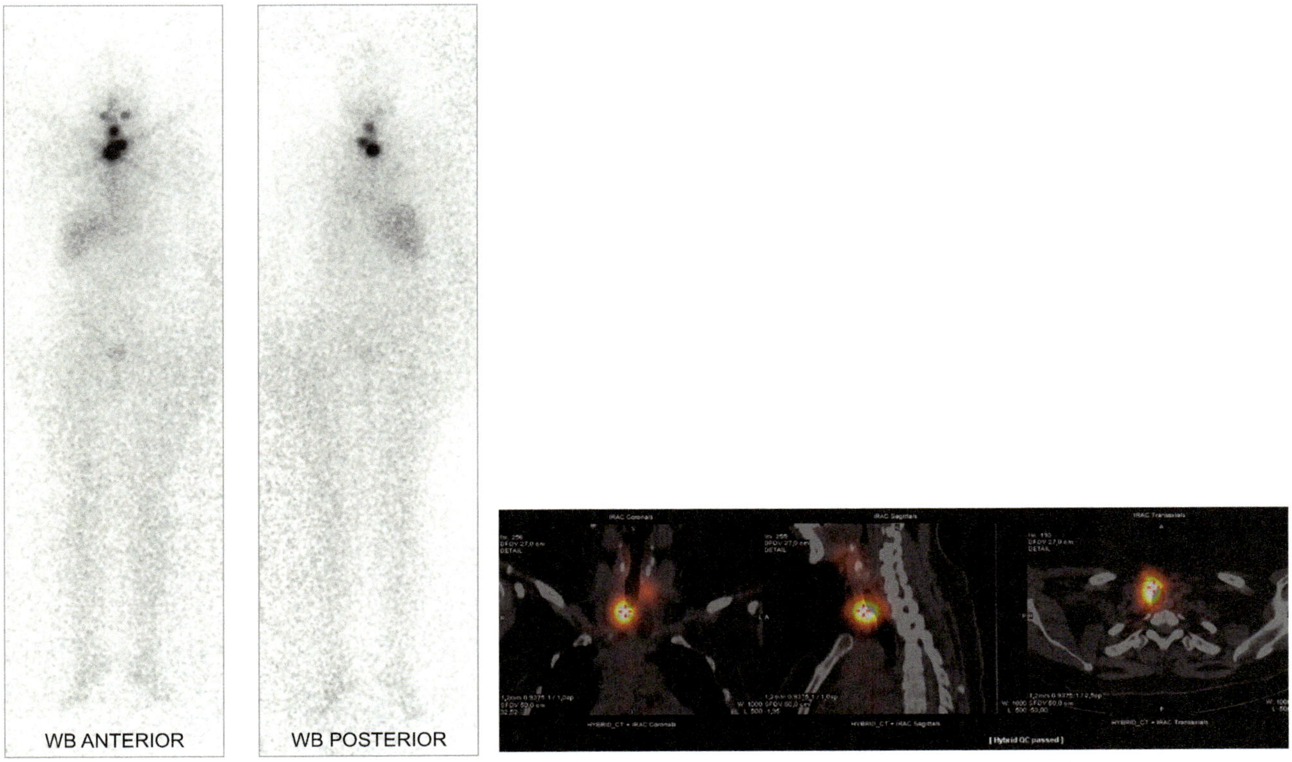

Figura 79.2. Cintilografia com pesquisa de corpo inteiro (PCI) com SPECT/ CT após dose terapêutica com I^{131}.

Literatura Recomendada

1. Haugen BR, Alexander EK, Bible KC, et al. 2015 American Thyroid Association management guideline for adult patients with thyroid nodules and differentiated thyroid cancer: The American Thyroid Association Task Force on thyroid nodules and differentiated thyroid cancer. Thyroid. 2016; 26(1):1-133.

Caso 80

Felipe Hemerly Villela Pedras

Radiodoterapia com 100 mci em internação de curta permanência

Paciente sexo masculino, 55 anos de idade, com diagnóstico de carcinoma papilífero clássico de tireoide, submetido à tireoidectomia total em fevereiro de 2024. Histopatológico evidenciou carcinoma papilífero de tireoide (CPT), variante clássica, com lesão principal de 2,4 cm, extensão extratireoidiana a tecidos adiposo e muscular, invasão vascular e linfática microscópicas, sem metástases linfonodais e à distância identificáveis ao diagnóstico. TNM 8ª edição pT3bN0Mx com risco intermediário de recorrência de acordo com a *America Thyroid Association* (ATA).

A radioiodoterapia (RAI) teria papel nesse caso? Se sim, como definir o objetivo do tratamento e quais os cuidados de radioproteção?

Comentários

A RAI é usada no tratamento de câncer de tireoide desde 1946. Entretanto, recentemente, mudanças relevantes ocorreram em sua indicação, no preparo dos pacientes para terapia e nos cuidados após a terapia. Inicialmente é necessário fazer o correto estadiamento da doença para definir o objetivo do tratamento: ablação de remanescentes, terapia adjuvante ou tratamento de doença metastática conhecida. Fatores críticos, como dados histopatológicos, dosagens da tireoglobulina pós-operatória e achados de imagens morfofuncionais (p. ex.: ultrassonografia cervical, cintilografia da tireoide, pesquisa de corpo inteiro com iodo 131) são fundamentais para nortear a decisão.

Neste caso, exames de sangue pré-tratamento mostraram tireoglobulina (Tg) sérica indetectável, porém com antitireoglobulina (antiTg) muito elevada e TSH de 20 mUI/L. Cintilografia da tireoide para avaliar remanescentes tireoidianos, realizada em 06/06/2024, mostrou captação de 4% na região cervical. Considerando o cenário de paciente com risco intermediário de recorrência, níveis de Tg sérica não confiáveis diante da elevada antiTg e da presença de captação cervical, optou-se por realização de terapia adjuvante com dose de 100 mCi, feito mediante preparo com dieta pobre em iodo por cerca de 15 dias e uso de TSH recombinante (Thyrogen ®).

Paciente foi admitido no dia 06/06/2024 em regime de *day clinic* em quarto preparado para realização da RAI por equipe técnica treinada, após receber as duas doses intramusculares do Thyrogen ®. Novos exames de sangue evidenciaram TSH: 126,7 mUi/L; Tg: < 0,1 ng/mL; antiTg: 723 UI/mL. Dose de 100 mCi foi administrada por via oral às 12:20 pm e registros da radiometria do paciente foram feitos durante o tratamento conforme tabela abaixo. Não houve intercorrências e o paciente teve alta para casa às 18:30.

Tabela 80.1.

Data	Horário	Radiometria (µSv/h) a 2 metros
06/06/2024	13:35	42,57
	14:55	40,20
	17:00	33,80
	18:30	27,34

No dia 14/06/2024, o paciente realizou a pesquisa de corpo inteiro (PCI) após a dose terapêutica que mostrou boa extração do radiotraçador pelos tecidos iodocaptantes na região cervical (Figura 15).

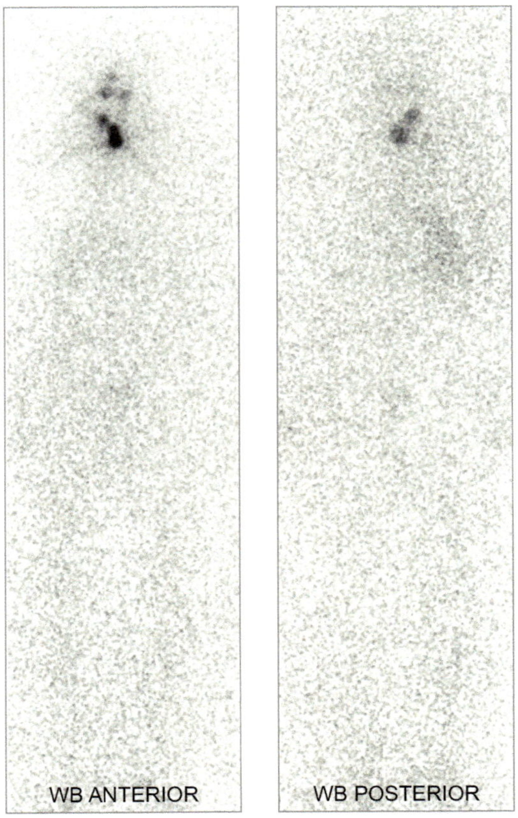

Figura 80.1. Cintilografia com pesquisa de corpo inteiro (PCI) após dose terapêutica com I^{131}.

Comentários sobre cuidados de radioproteção

No quarto terapêutico o paciente recebe orientações de radioproteção para uso e cuidados do ambiente antes da administração da dose. O quarto é arrumado, limpo, objetos e móveis que ficam em contato com paciente são recobertos com plástico filme. Os pacientes são orientados a retirar adereços pessoais e colocar roupas para a internação. Devem ser preconizados alimentos mais pastosos que gerem menos resíduos de mastigação. O contato com o paciente é restrito após a administração da dose, por este motivo o quarto deve contar com campainha de emergências próximo a cama e no banheiro e comunicação deve ser feita por interfone.

O paciente recebe alta do quarto terapêutico após os níveis de taxa de exposição ficarem abaixo de 30 µSv/h a dois metros do paciente. Mas também devem ser consideradas as condições socioeconômicas do paciente, tais como condições de moradia, número de pessoas que moram com o paciente e meios de transporte utilizados para retorno a residência. A alta deve respeitar as condições médicas e de radioproteção, portanto devem estar em comum acordo com o médico nuclear e supervisor de radioproteção.

Após a alta, o paciente recebe orientações de evitar o contato próximo com pessoas em geral, especialmente mulheres grávidas e crianças menores de 12 anos. Locais com aglomerações devem ser evitados, e o paciente deve dormir sozinho e utilizar o vaso sanitário sentado. Recomenda-se também separar um conjunto de louças exclusivo para uso durante o período de restrição e lavar as roupas de cama e pessoais separadamente.

O quarto terapêutico só é liberado para uso, após a completa descontaminação radioativa do ambiente, os rejeitos gerados são segregados de acordo com os níveis de radiação e armazenados em depósitos apropriados até que os níveis de radiação atinjam valores de dispensa recomendados pelas normas da Comissão Nacional de Energia Nuclear (CNEN NN 3.05).

Essas medidas são essenciais para garantir a segurança de todos os envolvidos.

Literatura Recomendada

1. Haugen BR, Alexander EK, Bible KC, et al. 2015 American Thyroid Association management guideline for adult patients with thyroid nodules and differentiated thyroid cancer: The American Thyroid Association Task Force on thyroid nodules and differentiated thyroid cancer. Thyroid. 2016; 26(1):1-133.

Caso 81

Denise Momesso e Felipe Hemerly Villela Pedras

Tireoidite após radioiodoterapia para doença de Graves

J.D.E.P., sexo feminino, 42 anos, com diagnóstico de doença de Graves há quatro meses, apresentou intolerância as drogas antitireoidianas por reação alérgica ao tapazol e propiltiouracil. Foi encaminhada à radioiodoterapia (RAI) para tratamento definitivo. Exames laboratoriais: TSH < 0,01 UI/mL, T4l 2,29 ng/dl, TRAB positivo 6,65 U/L. Recebeu dose terapêutica de 20 mCi de I^{131} sem intercorrências e orientada ao uso de propranolol e sintomáticos. Sete dias após o tratamento apresentou dor em região cervical anterior, odinofagia, disfagia, insônia, irritabilidade, piora da ansiedade e tremor de extremidades. Ao exame, tireoide aumentada com dor e hiperemia local.

Qual hipótese diagnóstica e como realizar o manejo do caso?

Comentários

Quadro clínico compatível com tireoidite secundária ao tratamento com I^{131} com sinais de inflamação na glândula tireoidiana, aumento dos níveis de T4 livre 3,57 ng/dL e TSH < 0,01 UI/mL. Foram iniciados prednisona 40 mg e anti-inflamatório por três dias, seguido de redução gradual da dose do corticoide. Houve boa resposta clínica e no segundo dia de tratamento não havia dor ou sinais inflamatórios na topografia da tireoide. Paciente evoluiu para hipotireoidismo 30 dias após RAI e foi iniciada reposição de levotiroxina.

Tireoidite actínica é complicação pouco comum após RAI, com prevalência estimada de 1%-5%. Em geral, ocorre alguns dias e em até duas semanas após RAI, de forma oligossintomática ou com dor local, sinais inflamatórios na área de tireoide e menos frequentemente com exacerbação do hipertireoidismo. A maioria dos casos tem resolução espontânea e melhora clínica com anti-inflamatórios; o uso de corticoides fica reservado aos casos mais graves e/ou sem resposta satisfatória aos anti-inflamatórios.

Literatura Recomendada

1. Shah KK, Tarasova V, Davidian M, Anderson RJ. Painful acute radiation thyroiditis induced by 131I treatment of Graves' disease. BMJ Case Rep. 2015; 2015:bcr2014207670.
2. Hyer S, Newbold K, Harmer C. Early and later toxicity of radioiodine therapy: detection and management. Endocr Pract 2010;16:1064-1070.
3. Ross DS, Burch HB, Cooper DS, Greenlee MC, Laurberg P, Maia AL, et al. 2016 American Thyroid Association Guidelines for Diagnosis and Management of Hyperthyroidism and Other Causes of Thyrotoxicosis. Thyroid. 2016; 26(10): 1343-1421.

Parte 3

Paratireoide e Metabolismo Ósseo

Caso 82

Fernanda Vaisman

Hipoparatireoidismo agudo

Paciente com história de carcinoma papilífero de tireoide submetido à tireoidectomia total associada a esvaziamento cervical com retirada de linfonodos metastáticos há cinco dias apresenta-se na emergência com câimbras fortes, hiperreflexia, taquicardia e história de crise convulsiva no caminho para o hospital. Nos exames de admissão apresenta cálcio total 5,5 mg/dL, albumina 4,3 PTH sérico 5 pg/mL; fósforo 7,2 mg/dL.

Comentários

Trata-se de paciente com um quadro de hipoparatireoidismo pós-operatório grave que necessita de correção da calcemia em ambiente hospitalar. Neste cenário, o tratamento do hipoparatireoidismo visa restabelecer os níveis adequados de cálcio e fósforo no organismo, aliviar os sintomas e melhorar a qualidade de vida do paciente. A abordagem inicial envolve a administração de cálcio endovenoso sob forma de gluconato de cálcio e aos poucos faz-se a associação de suplementos de cálcio e vitamina D (calcitriol e colecalciferol) para compensar a deficiência e auxiliar na absorção de cálcio pelo intestino. Em geral, pacientes com hipoparatireoidismo grave só ficarão bem compensados com o uso associado de calcitriol, já que não há PTH o suficiente para conversão da 25OH vitamina D3 (colecalciferol) para a 1,25OH vitamina D3 (calcitirol) sua forma ativa.

O ajuste das doses desses suplementos é feito com base nos níveis sanguíneos de cálcio e fósforo, sendo necessário um monitoramento regular para garantir um equilíbrio mineral adequado já após a alta hospitalar.

Sobre o tratamento, o *guideline* mantém a reposição de calcitriol e de carbonato de cálcio como primeira linha, a despeito da disponibilidade do PTH1-84; e estabelece os seguintes alvos terapêuticos:

1. Níveis de cálcio sérico na metade inferior da normalidade ou levemente abaixo do limite inferior.
2. Evitar a hiperfosfatemia.
3. Evitar a hipercalciúria, havendo aqui uma mudança da orientação prévia de se manter o cálcio urinário < 300 mg/24h. A nova recomendação determina que este ponto de corte depende do sexo: para o masculino, mantém-se esse valor < 300 mg/24h; mas, para o feminino, passa a ser < 250 mg/24h.
4. A 25-hidroxivitamina D deve ser mantida > 30 ng/mL, podendo ser feito reposição de vitamina D3 para se atingir este objetivo. No entanto, esta recomendação não se baseia em ensaios clínicos randomizados.

Quando o hipoparatireoidismo ocorre como uma consequência de cirurgia cervical, ele pode ser temporário e o paciente recuperar a função das paratireoides semanas a meses após o procedimento. Infelizmente, nos demais casos, o hipoparatireoidismo é uma condição crônica e não tem cura definitiva. O objetivo do tratamento é controlar os sintomas e manter os níveis de cálcio dentro de uma faixa normal, para minimizar os riscos de complicações.

Literatura Recomendada

1. Khan AA, Bilezikian JP, Brandi ML, Clarke BL, Gittoes NJ, Pasieka JL, et al. Evaluation and management of hypoparathyroidism. Summary statement and guidelines from the 2nd International Workshop. J Bone Miner Res. 2022.
2. Clarke BL. Hypoparathyroidism: update of guidelines from the 2022 International Task Force. Arch Endocrinol Metab. 2022 Nov 11;66(5):604-610.

Caso 83

Paulo Lacativa

Hiperparatireoidismo

Paciente do sexo feminino de 73 anos, com diagnóstico prévio de Alzheimer avançado associado à doença de Parkinson, foi levada a emergência pelos familiares com a rebaixamento agudo do nível de consciência, poliúria, desidratação e disfagia. Na admissão, a paciente estava torporosa, sem interação com o examinador, apresentando sinais de desidratação. Tomografia Computadorizada de Crânio (TCC) e ressonância magnética cerebral sem alterações; exame laboratorial com cálcio iônico (Cai) de 2,12 mmol/L (Valor de referência (VR): 1,11-1,40 mmol/L), fósforo 2,7. Realizou eletroencefalograma e exame liquor sem alterações. No quarto dia de internação houve piora do quadro clínico e neurológico, sendo realizada intubação orotraqueal e iniciados ventilação mecânica, suporte nutricional com dieta enteral e suporte hemodinâmico através de acesso venoso profundo. Exames laboratoriais apresentavam Cai de 2,46 mmol/L, cálcio total corrigido pela albumina (Ca corrigido) de 16,7 mg/dL, creatinina sérica (Cr) de 4,6 mg/dL, sódio sérico (Na) de 162 mEq/L. Iniciada hemodiálise.

No oitavo dia de internação foi realizada ultrassonografia abdominal sem sinais de nefrolitíase. Exames laboratoriais: TSH: 3,4 µUI/mL, T4L: 0,86 ng/dL, Cai = 1,96 mmol/L, Ca corrigido = 12,8 mg/dL, sódio = 147 mEqL, Cr: 1,3 mg/dL, PTH = 1030 pg/mL.

No 10º dia de internação foi solicitado cintilografia de paratireoide e parecer do endocrinologista

Parecer endocrinologia

Paciente com quadro clínico sugestivo de hiperparatireoidismo primário (PTH elevado > 1000 pg/mL com cálcio elevado). Foram excluídas outras causas de hipercalcemia como uso de medicamentos (lítio e hidroclorotiazida), imobilidade prolongada, câncer. Hipercalcemia acentuada provavelmente por desidratação e uso de vitamina D (paciente em uso de vitamina D 10.000 2×/dia). A hipercalcemia gera hipercalciúria que explica a poliúria, levando a uma piora da desidratação, piora da hipercalcemia e consequentemente piora do quadro neurológico.

Medidas para controle da hipercalcemia aguda

Para controle da hipercalcemia aguda foi administrado ácido zoledrônico 4 mg IV, a fim de parar a reabsorção óssea e diminuir o cálcio. Foi prescrito paracetamol 500 mg 1 cp antes da infusão para evitar sintomas *flu-like*. A dose é única, devendo ser reavaliado após sete dias necessidade de repetir a dose. Furosemida 40 mg 8/8 horas pode ser iniciado após a suspensão da diálise e apenas se a paciente estiver hidratada; podendo ser avaliar uso associado de hidratação venosa. Mantidos suspensos reposição de cálcio, vitamina D e hidroclorotiazida.

Tabela 83.1.

Internação	D1	D4	D10	D11	D12	*D14*	*VR*
Fato	Internação	Piora clínica	Pós-HD	D0 AZ	D2 AZ	D3 AZ	
Cálcio iônico (mmol/L)	2,2	2,46	1,96	1,99	1,63	1,35	*1,11-1,40*
Cálcio corrigido pela albumina (mg/dL)	17,7	16,7	12,8	14,4	12,5	11,5	*8,5-10,3*
Fósforo (mg/dL)	2,7	5,1	5,5	4,9	3,1	2,7	*2,5-4,5*
PTH (pg/mL)		1030		1001			*10-65*
Conduta	Suporte clínico, hidratação	Iniciado HD	Parecer endocrinologia	Albumina + furosemida + SF		Furosemida + SF	

VR: Valor de Referência; HD: hemodiálise; AZ: ácido zolendrônico; SF: Soro Fisiológico 0,9%

Comentários 1

A hipercalcemia pode ser controlada com medidas gerais, que incluem hidratação com soro fisiológico, seguido de uso de diuréticos de alça (furosemida), e diálise em casos mais graves, como o relatado. Deve-se suspender e evitar uso de vitamina D, tiazídicos e imobilização. O uso de antirreabsortivos ósseos, como os bisfosfonatos e o denosumabe também são úteis. Neste caso, o antirreabsortivo também foi útil para prevenir ou minimizar a síndrome de osso faminto que ocorre no pós-operatório de paratireoidectomia. Quanto maior o cálcio sérico, PTH, fosfatase alcalina; e quanto menor a densidade mineral óssea, maior o risco de síndrome de osso faminto. Neste caso relatado, o risco era muito alto.

Evolução do caso

Hiperparatireoidismo: exames para localização

- **Ultrassonografia de tireoide/paratireoide**: demonstrou tireoide com dimensões aumentadas exibindo nódulo hipoecoico no 1/3 superior do lobo esquerdo, de limites definidos, contorno regular e calcificações periféricas, de 1,2 cm no maior eixo; nódulo ecogênico no 1/3 inferior do lobo esquerdo; cisto de aspecto coloide no lobo direito.

- **Cintilografia de tireoide com sestamibi**: o exame apresentava discreto foco de espessamento posterior ao lobo direito da tireoide, sem aumento da captação do radiotraçador; foco de aumento do radiotraçador em tórax, na topografia de átrio direito / veia cava superior.
- **Tomografia computadorizada de tórax, realizada previamente durante a internação**: confirmou um nódulo de 2 cm posterior ao pólo inferior direito da tireoide.
- **Ressonância magnética foi realizada para avaliar a hipercaptação cardíaca na cintilografia:** não evidenciou nenhuma alteração

Comentários 2

Quando a cintilografia de sestamibi é negativa, pode-se fazer uso de outros métodos de imagem, como a ultrassonografia, tomografia computadorizada e ressonância magnética. Todos estes métodos apresentam baixa sensibilidade quando há hiperplasia de paratireoides, e não adenoma. Em um grupo de pacientes com doença renal crônica, em quem predominam hiperplasia de paratireoides, analisados por nosso grupo de estudos, a sensibilidade da ultrassonografia em detectar paratireoides doentes foi de 48,3% e da cintilografia de sestamibi foi de 35% (Gomes EMS 2007).

Em caso de nódulo em topografia de tireoide, a Punção Aspirativa por Agulha Fina (PAAF) com dosagem de PTH pode diferenciar um nódulo tireoidiano de paratireoidiano. O endocrinologista não sugeriu realizar PAAF com dosagem de PTH, pois o exame de sestamibi mostrava foco no lobo direito, e a ultrassonografia mostrou nódulo no lobo esquerdo. Além disso, foi aventada a hipótese de carcinoma de paratireoide.

A hipótese de carcinoma de paratireoide se justificava pelo grande aumento de cálcio sérico e PTH, pela presença de linfonodo peritireoidianos e pela hipótese de metástase devido ao exame de cintilografia de sestamibi com captação ectópica. Por outro lado, seria uma apresentação muito atípica, pois câncer geralmente tem acima de 3 cm, o quadro clínico é muito mais exuberante (com doença óssea e renal concomitante) e a mestástase geralmente ocorre no pulmão.

Evolução do caso

Paratireoidectomia

Foi indicado cirurgia de paratireoidectomia. Foram localizados um adenoma de paratireoide inferior direito, e um nódulo em ambos os lobos da tireoide, sendo realizada a retirada da paratireoide e tireoidectomia total. Exame de congelação confirmado adenoma de paratireoide.

Histopatológico evidenciando adenoma de paratiroide direita e hiperplasia tireoidiana multinodular, com áreas de fibrose / esclerose, calcificação distrófica e hiperplasia microfolicular.

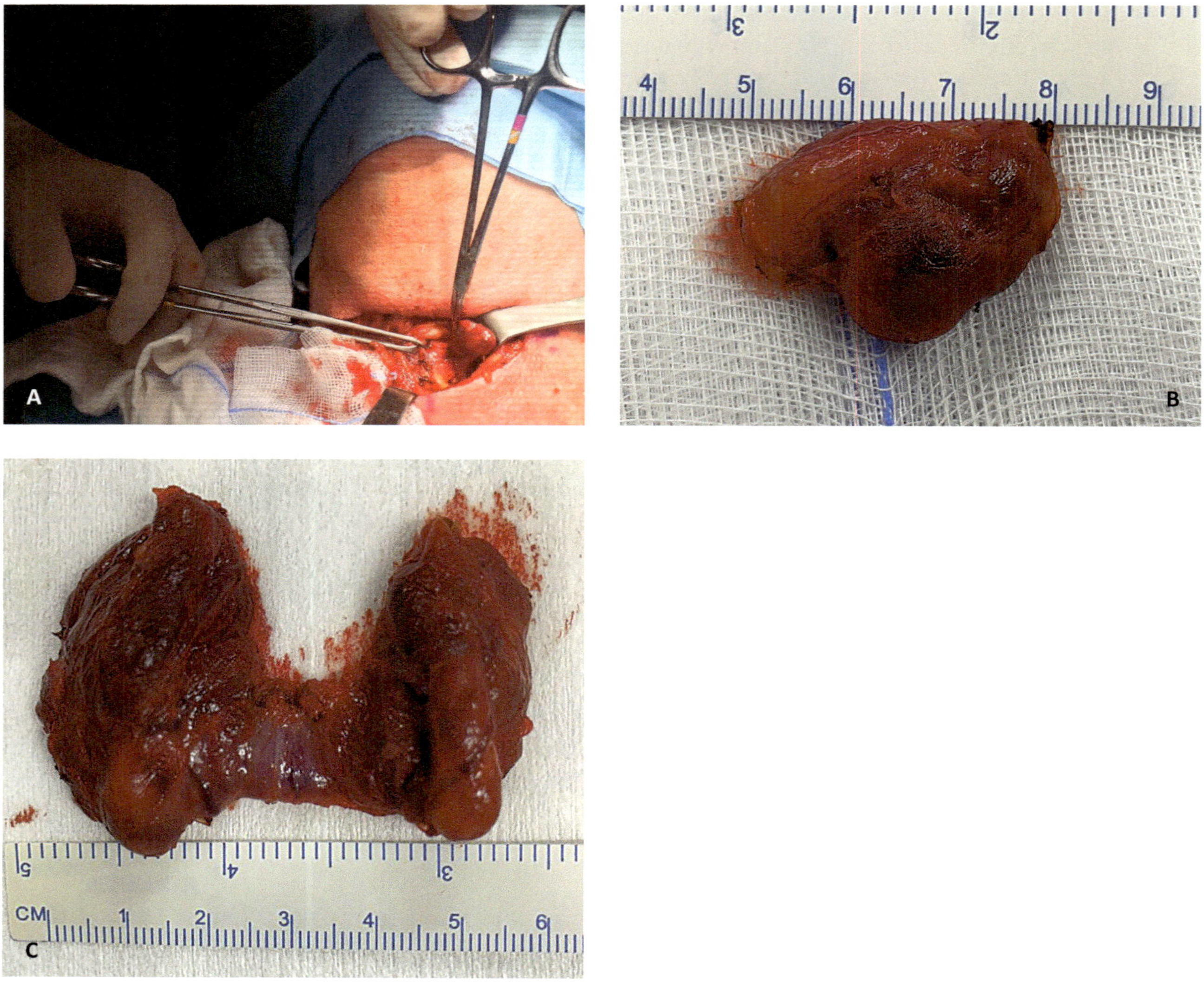

Figura 83.1. Fotos feitas pelo Dr. Manuel Domingos, mostrando (1) a identificação do adenoma de paratireoide no momento da cirurgia, (2) adenoma de paratireoide, e (3) tireoide.

Controle do cálcio peroperatório

Paciente apresentava muito risco de desenvolver síndrome de osso faminto, mesmo tendo feito no pré-operatório bisfosfonato. Foram dosados cálcio e fósforo de 6/6 horas no pós-operatório.

Tabela 83.2. Evolução laboratorial peroperatória

Cirurgia	D0	D1	D1	D1	*D2*	*D2*	*D3*	*D4*	*VR*
Tempo após cirurgia	Pré-OP	8h	16h	24h	48h	56h	72h	96h	
Ca iônico (mmol/L)	1,30	1,31	1,18	1,13	1,19	1,09	1,39	1,19	*1,11-1,40*
Ca corrigido (mg/dL)	10,3	10,5			8,6		9,9	8,9	*8,5-10,3*
Fósforo (mg/dL)	2,7	3,7	2,3	2,2	2,3	2,1	3,3	2,9	*2,5-4,5*
PTH (pg/mL)		88							*10-65*
Conduta				Ca IV			Suspenso Ca IV		

OP=operatório; Ca IV (Cálcio venoso)

Prescrição de cálcio venoso

D0 e D1

- Gluconato de cálcio 10% - 10 ampolas diluído em 900 mL de SG5%, 50 mL/h
- Gluconato de cálcio 10% 10 mL IV (SOS), se sinais de tetania

D2

- Carbonato de cálcio 500 mg 2cp 3 ×/dia (fora das refeições) VO
- Calcitriol 0,25 mcg 2 cp 2×/dia VO

Paciente recebeu alta no D5 pós-operatório, com exames de cálcio sérico normalizado.

Comentários 3

No pós-operatório de hiperparatireoidismo primário, deve-se aguardar a hipocalcemia para iniciar reposição de cálcio IV. No entanto, se demorar a iniciá-lo, invariavelmente aumenta o número de dias internados, tentando-se "correr atrás do prejuízo". Portanto, deve-se tentar se antecipar à queda do cálcio, quando estiver iminente. A maior dica é o fósforo sérico. Com a retirada da paratireoide doente, a tendência é o aumento do fósforo sérico. Na síndrome de osso faminto, o fósforo diminui, e esta queda usualmente é mais precoce. Por isso que neste caso, o cálcio venoso foi iniciado com o cálcio ainda normal (no limite inferior), mas com o fósforo já reduzido (D1, com 24h).

Literatura Recomendada

1. Gomes EMS, Lacativa PGS, Farias MLF, Gonçalves MDC et al. Location of ectopic and extranumerary parathyroid glands in patients with secondary hyperparathyroidism to end stage renal disease". Acta Cir. Bras. 22(2);2007.
2. Bilezikian JP, Khan AA, Silverberg SJ, et al. International Workshop on Primary Hyperparathyroidism. Evaluation and Management of Primary Hyperparathyroidism: Summary Statement and Guidelines from the Fifth International Workshop. J Bone Miner Res. 2022; 37(11):2293-2314.

Caso 84

Daniel Barretto Kendler e Maria Caroline Alves Coelho Amaral

Hipercalcemia

Masculino, 55 anos, internado por criptococose disseminada, com relato de abandono do tratamento com Fluconazol. Durante a internação foi iniciado anfotericina lipossomal e durante exames de rotina foi observado hipercalcemia (Ca corrigido 12,72 mg/dL – valor de referência[VR]: 8,6-10,2 mg/dL). Quadro clínico: paciente apresentava tremores, ansiedade e parestesia de membros inferiores. Solicitada dosagem de PTH com resultado de 9,55 pg/mL (VR: 15-65 pg/mL). Ultrassonografia das vias urinárias com rins tópicos com aumento da ecogenicidade do parênquima, mas dissociação parenquimo-sinusal preservada e sem evidência de hidronefrose.

Qual (is) a(s) hipótese(s) diagnóstica (s) e conduta?

Comentários

As principais hipóteses diagnósticas foram: (1) hipercalcemia associada à doença granulomatosa, (2) mieloma múltiplo, e (3) hipercalcemia da malignidade. O primeiro passo foi repetir a dosagem de PTH, pois o PTH é um hormônio que pode ser facilmente degradado durante o seu processamento. O segundo exame confirmou níveis elevados de Cálcio (13,4 mg/dL) e baixos de PTH (10,06 pg/mL). Devido ao fato de o paciente estar em tratamento de uma doença fúngica, nossa primeira hipótese foi hipercalcemia associada à doença granulomatosa, sendo solicitada dosagem de 1,25OH vitamina D, que veio aumentada: 1,25 OH vit D - 102 pg/mL (VR: 19,9-79,3), confirmando nossa hipótese de granuloma produtor de 1,25OHvitD. Após quatro semanas de prednisona de 30 mg houve normalização dos níveis de cálcio. Iniciada diminuição progressiva do corticoide e após quatro meses de tratamento regular com antifúngico, houve suspensão do corticoide e manutenção da normocalcemia.

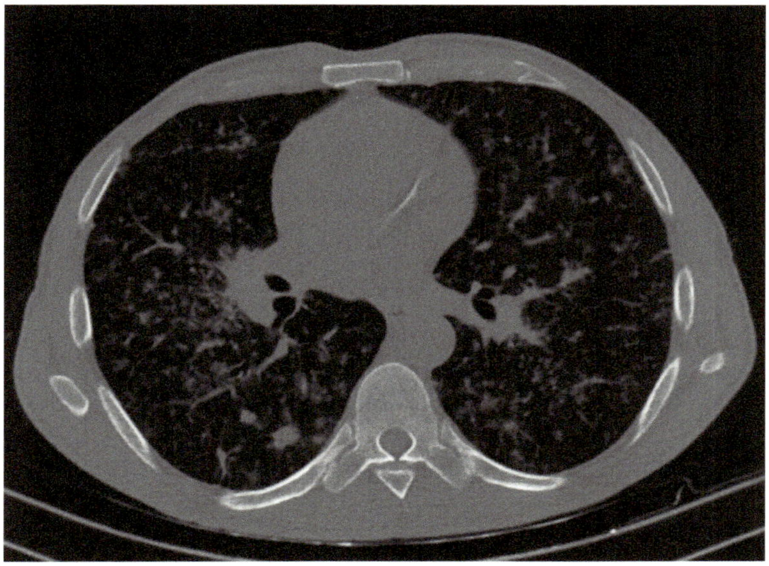

Figura 84.1. Tomografia computadorizada de pulmão evidenciando padrão micronodular difuso com áreas de confluência.

Literatura Recomendada

1. Minisola S, Pepe J, Piemonte S, Cipriani C. The diagnosis and management of hypercalcaemia. BMJ. 2015 Jun 2;350:h2723.
2. Goltzman D. Nonparathyroid Hypercalcemia. Front Horm Res. 2019;51:77-90.
3. Aziz H, Adam NL, Karim NA. Hypercalcaemia associated with disseminated cryptococcosis. BMJ Case Rep. 2021 Dec 8;14(12):e245025.

Caso 85

Fernanda Accioly de Andrade

Carcinoma paratireoide

Paciente masculino, 55 anos, interna por quadro de dor abdominal intensa em mesogastro e refere episódio de pancreatite aguda há menos de 30 dias. Na história patológica pregressa apresenta DM controlada com antidiabéticos orais e hipertensão. Nega história prévia de disfunção renal, nefrolitíase, fraturas ou etilismo.

Exame laboratoriais na admissão hospitalar revelaram amilase 1,601 U/L, lipase 11,924 U/L, Ureia 53 mg/dL, Creatinina 1,8 mg/dL (TFG 44 mL/min), PCRt 5,9 mg/dL, Paratormônio (PTH) 1.656 pg/mL (valor de referência: 13-85,8), Cálcio 13 mg/dL e enzimas hepáticas normais. A tomografia computadorizada evidenciou ascite moderada e infiltração peripancreática e esplênica, sugestiva de pancreatite e a ultrassonografia abdominal não demonstrou litíase biliar.

Apesar da hidratação venosa vigorosa, houve piora da hipercalcemia, sendo necessário uso de ácido zoledrônico, com ajuste de dose para função renal, para controle de níveis de cálcio sérico. Realizada cintigrafia com Sestamib 99mTc com SPECT, que evidenciou hipercaptação do radiotraçador em loja tireoidiana na projeção do lobo esquerdo. No SPECT, nota-se que o foco de hipecaptação está em correspondência com massa de contornos lobulados, retrotireoidiana com aparente invasão da traqueia.

Após controle do quadro inflamatório abdominal, foi submetido à paratireoidectomia esquerda com tireoidectomia parcial, esvaziamento cervical e esofagectomia segmentar, no entanto, devido a doença localmente invasiva, permanece com doença macroscópica.

Qual sua hipótese diagnóstica?

Comentários

Trata-se de um caso de hiperparatireoidismo primário, associado a massa cervical invasiva em topografia de paratireoide e elevação acentuada de PTH e hipercalcemia grave, com consequente disfunção renal e pancreatite de repetição. O laudo histopatológico revelou carcinoma de paratireoide 4,0×3,0×2,0 cm com invasão vascular e perineural.

O carcinoma de paratireoide é uma doença rara, responsável por menos 1% de casos de hiperparatireoidismo primário. Em geral, o diagnóstico ocorre a partir nefrolitíase de repetição, fraturas ou presença de massa cervical. Mais raramente pode apresentar sintomas neuropsiquiátricos ou gastrointestinais.

Pacientes com carcinoma de paratireoide, tipicamente apresentam elevações acentuadas na calcemia e valores de PTH sérico. O tumor tende a crescer lentamente, sendo raro efeito de massa. No entanto, frequentemente geram lesões volumosas e aderentes às estruturas adjacentes, sendo invasão vascular e capsular frequentes na análise histológica. Metástases à distância podem ocorrer mais tardiamente, comumente afetando pulmão, linfonodos e fígado.

Devido à sua raridade, não há consenso sobre o manejo ideal dessa patologia. No entanto, sabe-se que a cirurgia e a única possibilidade de cura do carcinoma de paritireoide. O papel da radioterapia externa e quimioterapia citotóxica é limitado. Nos casos de recorrência tumoral, as cirurgias de *debulking* ou metastectomia podem a remissão temporária e/ou controle da calcemia.

Literatura Recomendada

1. McInerney NJ, Moran T, O'Duffy F. Parathyroid carcinoma: Current management and outcomes - A systematic review. Am J Otolaryngol. 2023;44(4):103843.

Caso 86

Camila Vicente dos Santos

Síndrome do osso faminto

Paciente do sexo masculino, 51 anos, foi admitido na emergência com desidratação e intensa dor lombar e em membros inferiores. Exames laboratoriais da admissão revelaram: cálcio 16,5 pg/mL (valor de referência [VR] 8,8-10,2 pg/mL), fósforo 2,6 mg/dL (VR 2,5-4,5 mg/dL), albumina 3,4 g/dL (VR 3,5-4,5 g/dL), magnésio 2,1 mg/dL (VR 1,7-2,6 mg/dL), taxa de fitração glomerular 59 mL/min (VR > 90 mL/min).

A radiografia de coluna lombar revelou sinais radiológicos de osteíte fibrosa cística (coluna vertebral em camisa "*rugger jersey*"). Foi solicitada investigação adicional evidenciando PTH 2900 pg/mL (VR 12-88 pg/mL) e calciúria em urina de 24 horas 796,5 mg/dL (VR 100-300 mg/dL). Realizada cintilografia de paratireoides que revelou presença de adenoma em paratireoide inferior direita. O paciente foi submetido a paratireoidectomia inferior direita e no pós-operatório, apresentou os seguintes exames laboratoriais: PTH 128 mg/dL (VR 12-88 mg/dL), cálcio 7,1 mg/dL (VR 8,8-10,2 mg/dL), fósforo 2,5 mg/dL (VR 2,5-4,5 mg/dL), albumina 3,6 g/dL (VR 3,5-4,5 g/dL), magnésio 1,7 mg/dL (VR 1,7- 2,6 mg/dL).

Qual a hipótese diagnóstica?

Comentários

Trata-se de paciente com hiperparatireoidismo primário com hipercalcemia grave e osteíte fibrosa cística, além de disfunção renal com taxa de filtração glomerular abaixo de 60 mL/min, sendo indicado tratamento cirúrgico. No pós-operatório, o paciente evoluiu com síndrome do osso faminto ou síndrome da fome óssea, que se caracteriza por hipocalcemia sintomática grave e prolongada, que ocorre após a resolução de condições que levam a um alto *turnover* ósseo. A causa mais comum é o pós-operatório de paratireoidectomia para tratamento de hiperparatireoidismo, sendo os principais fatores precipitantes relacionados o envolvimento ósseo acentuado (osteíte fibrosa cística) e níveis muito elevados de PTH e fosfatase alcalina no pré-operatório. Outros fatores relacionados são a deficiência de vitamina D, calcemia > 12 mg/dL no pré-operatório, hiperplasia de paratireoides, carcinoma ou adenoma gigante de paratireoide e idade avançada. A síndrome também pode ocorrer na resolução do hipertireoidismo por cirurgia e correção da deficiência de vitamina D na osteomalácia e raquitismo. Em todos esses casos, ocorre uma ávida e rápida captação de cálcio e fósforo pelos ossos para formação de cristais de hidroaxipatita, numa tentativa de rápida mineralização do tecido ósseo previamente desmineralizado. Nos pacientes em pós-operatório de paratireoidectomia, a hipocalcemia por síndrome de fome óssea costuma ocorrer de três a sete dias após a cura cirúrgica, durar de 3 a 30 dias e diferencia-se do hipoparatireoidismo pós-cirúrgico pela fosfatemia (fósforo sérico aumentado no hipoparatireoidismo e baixo na síndrome de fome óssea).

Literatura Recomendada

1. Forestalling Hungry Bone Syndrome after Parathyroidectomy in Patients with Primary and Renal Hyperparathyroidism. Diagnostics 2023,13, 1953: 1-31.
2. Hungry bone syndrome: still a challenge in the post-operative management of primary hyperparathyroidism: a systematic review of the literature. European Journal of Endocrinology 2013; 168: R45–R53.

Caso 87

Camila Vicente dos Santos

Osteoporose

Paciente do sexo feminino, 64 anos, procura atendimento na emergência por queda da própria altura e lombalgia. Relata ter diagnóstico de osteoporose. Sua mãe tinha osteoporose e faleceu por tromboembolismo pulmonar ocorrido após tratamento cirúrgico de fratura de fêmur direito, que aconteceu após queda da própria altura. Sua menopausa ocorreu aos 50 anos e a paciente relata ingerir três copos de leite e duas fatias de queijo minas diariamente. Ao exame físico, apresenta altura de 160 cm e relata que quando jovem, sua altura era de 165 cm. Foi solicitada radiografia de coluna toracolombar que evidenciou redução da altura dos corpos vertebrais D6, D7, D8 e D12; sem sinais de fraturas agudas. Apresenta exames laboratoriais realizados ambulatorialmente dentro da normalidade, incluindo hemograma, função tireoidiana, função renal, hepatograma, cálcio, fósforo, paratormônio, 25-hidroxivitamina D e calciúria de 24 horas. Trouxe densitometria óssea com o seguinte resultado:

	Densidade mineral óssea (g/cm^2)	T-score	Z-score
Coluna lombar L1-L4	0,817	-3,1	-1,5
Colo femoral	0,789	-1,8	-0,4
Fêmur total proximal	0,646	-2,9	-1,7

Qual a sua conduta em relação ao tratamento farmacológico da osteoporose?

Comentários

O tratamento farmacológico da osteoporose deve se basear na estratificação do risco de fraturas. Os pacientes que apresentam história de uma fratura por fragilidade, T-score menor ou igual a -2,5 ou T-score entre -1,1 e -2,4 e alta probabilidade de fratura pelo Frax (probabilidade de fratura nos próximos 10 anos maior que 20% para fraturas maiores ou 3% para fraturas de quadril) são classificados como de alto risco de fraturas, recomendando-se o tratamento inicial com bisfosfonatos orais (alendronato de sódio ou risedronato sódico)sódico), bifosfonato venoso (ácido zolendrônico) ou denosumabe. Escolhemos tais opções pois todos estes medicamentos descritos são eficazes em reduzir o risco de fraturas vertebrais, não vertebrais e de quadril. Aqueles que apresentam fratura por fragilidade recente (nos últimos 12 meses), múltiplas fraturas, ocorrência de fratura durante o tratamento farmacológico para osteoporose, fraturas em pacientes em uso de corticoides a longo prazo e aqueles com T-score menor que -3,0 são considerados como muito alto risco de fraturas e devem iniciar medicamentos antiosteoporose injetáveis (ácido zoledrônico, denosumabe, teriparatida ou romozosumabe), dando-se prioridade aos agentes com ação anabólica (teriparatida ou romozosumabe).

A paciente do caso apresenta múltiplas fraturas vertebrais, além de T-score menor que -3, o que a classifica como de muito alto risco para novas fraturas. Dessa forma, idealmente, o tratamento deveria ser iniciado com um agente antiosteoporose com ação anabólica (teriparatida ou romozosumabe). Não há necessidade de suplementar cálcio e vitamina D neste caso, pois a paciente apresenta consumo alimentar suficiente de cálcio e apresenta níveis normais de vitamina D.

Literatura Recomendada

1. American Association of Clinical Endocrinologists/American College of Endocrinology Clinical Practice Guidelines for the Diagnosis and Treatment of Postmenopausal Osteoporosis—2020 Update. Endocr Pract. 2020;26 (Suppl 1):1-44.

Caso 88

Daniel Barretto Kendler e Maria Caroline Alves Coelho Amaral

Fratura atípica do fêmur

Feminino, 78 anos, diagnóstico de osteoporose, quando iniciado tratamento com alendronato. Tabagista de longa data (25 maços-ano). Após 16 anos de uso do alendronato, teve uma fratura atípica do fêmur (FAF) esquerdo, tratada cirurgicamente. Antes da fratura, apresentou quadro doloroso na face lateral da coxa esquerda e dificuldade para deambular. Manteve o uso da medicação e após cinco anos da FAF iniciou pródromos semelhantes ao apresentado na primeira fratura, na coxa contralateral. Solicitada radiografia da coxa direita que identificou traço de descontinuidade na cortical lateral da diáfise do fêmur direito, com características compatíveis com uma FAF incompleta. Indicado tratamento cirúrgico profilático.

Comentários

O risco absoluto de FAF em pacientes em tratamento com bifosfonato (BF) varia de 3,2 a 50 casos por 100.000 pessoas-ano com uso de curto prazo (< 5 anos) e aproximadamente 113 por 100.000 pessoas-ano com uso de longo prazo (> 5 anos). É uma fratura que ocorre na região subtrocanteriana ou diafisária femoral, sendo definida por critérios clínicos e radiográficos. Cerca de 30%-70% dos pacientes com FAF apresentam queixa de dor na face lateral da coxa ou virilha antes de evoluírem com a fratura propriamente dita e 28%-44,2% podem apresentar lesão óssea contralateral. O exame inicial a ser utilizado é a radiografia da coxa, visando identificar fraturas atípicas completas ou incompletas do fêmur. Quando identificadas precocemente, é possível optar pela fixação cirúrgica profilática. O risco de FAF deve ser analisado juntamente com os benefícios da prevenção de fraturas osteoporóticas. Em geral, para cada 100 fraturas típicas do fêmur prevenidas pelo uso de BF, ocorre uma fratura atípica. Portanto, podemos concluir que a análise risco-benefício favorece a terapia com BF para mulheres com alto risco de fratura.

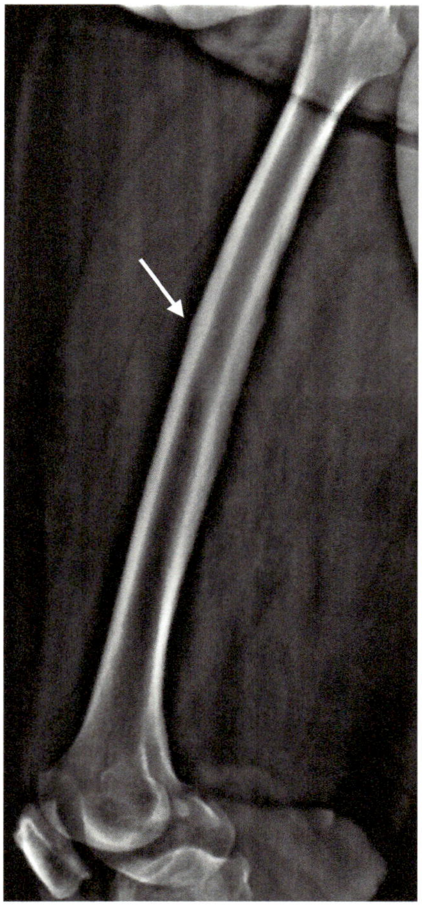

Figura 88.1. Fratura transversa incompleta na diáfise do fêmur, com discreta reação periosteal.

Literatura Recomendada

1. Black DM, Geiger EJ, Eastell R, et al. Atypical Femur Fracture Risk versus Fragility Fracture Prevention with Bisphosphonates. N Engl J Med. 2020;383(8):743-753.

Parte 4

Neuroendocrinologia

Caso 89

Leandro Kasuki, Elisa Baranski Lamback e Christhiane Fialho Gonsalves

Cefaleia aguda

Paciente com 38 anos relata evento agudo de cefaleia retro-orbital, súbita, intensidade 10/10 e associada à ptose em olho esquerdo, náuseas e vômitos. A paciente afirma que é a pior dor de cabeça da vida. Nega perda visual, mas alega turvação visual bilateral anterior ao início da dor. Nega comorbidades ou uso de medicamentos. Tabagista. Nega traumas cranioencefálicos recentes.

Qual a melhor abordagem?

Comentários

A apoplexia é um evento raro na população em geral, no entanto as queixas da paciente, demonstrando uma alta intensidade de dor e sobretudo as alterações neuro-oftalmológicas associadas, indicam necessidade de realização de exame de imagem durante o atendimento na emergência. A Tomografia Computadorizada (TC) de crânio é o exame habitualmente realizado nessas condições e que pode demonstrar sinais de sangramento em topografia hipofisária. Uma vez que isso aconteça devemos realizar um exame de Ressonância Magnética (RM) com janela para sela túrcica, que possui uma sensibilidade maior para esse tipo de evento. A imagem inicial precoce da RM de sela pode não evidenciar todo o volume de sangue presente, porém vai elucidar a presença do adenoma o que aumenta a chance de haver um evento vascular intratumoral. Pode ser visualizado hipersinal na sequência ponderada em T1 sem contraste e pode haver nível líquido no interior da lesão (Figura 19).

Cerca de 60% dos pacientes com apoplexia hipofisária possuem um fator desencadeante como Traumatismo Cranioencefálico (TCE), hipertensão arterial sistêmica (HAS) ou uso de medicamentos como anticoagulantes. Uma vez identificada a possiblidade de apoplexia, a terapia com corticoide deve ser instituída imediatamente pelo risco de insuficiência adrenal central aguda. Recomendamos o uso de hidrocortisona 100 mg em situações de instabilidade hemodinâmica. Após a dose inicial deve haver redução gradual de dose, caso o quadro clínico do paciente seja favorável. A retirada completa do corticoide deve feita com muita cautela após documentação de que o paciente não apresenta insuficiência adrenal. O tratamento da apoplexia pode ser conservador, porém em casos de comprometimento visual persistente ou rebaixamento do nível de consciência é necessário a realização da abordagem cirúrgica para a descompressão das estruturas adjacentes à hipófise.

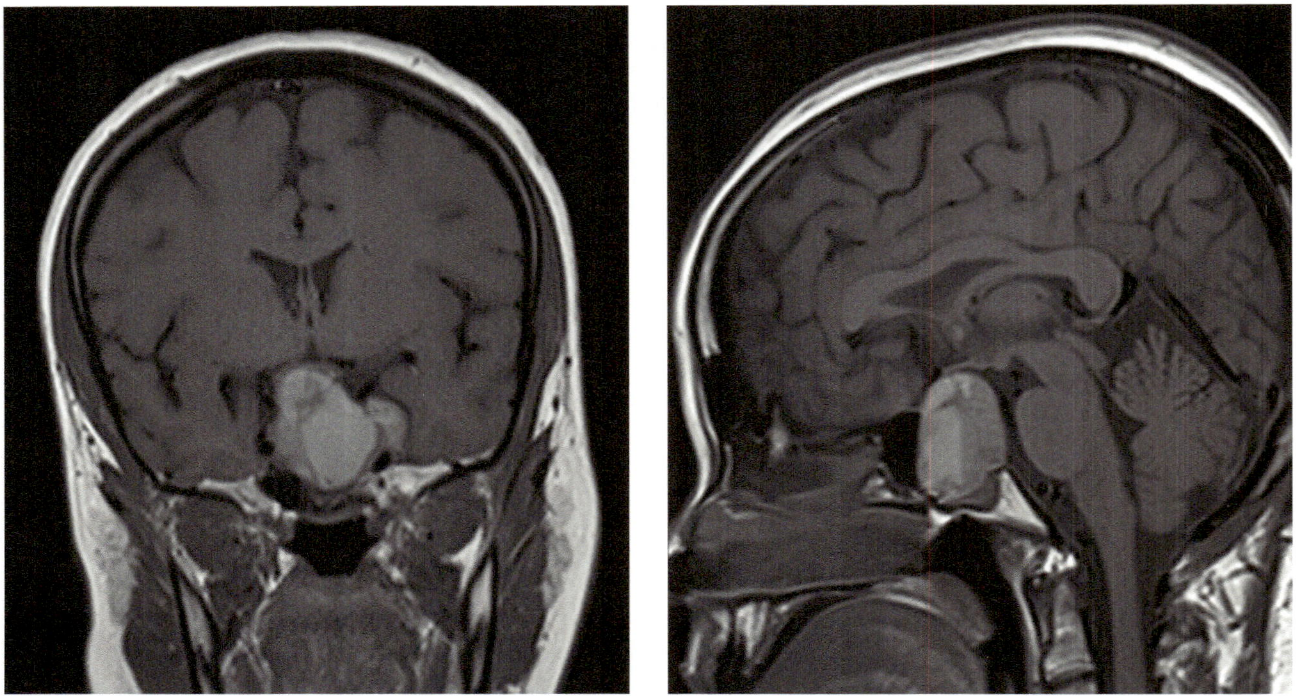

Figura 89.1. Ressonância magnética de sela túrcica.

Literatura Recomendada

1. Fialho C, Barbosa MA, Lima CHA, Wildemberg LEA, Gadelha MR, Kasuki L. Apoplexy in sporadic pituitary adenomas: a single referral center experience and AIP mutation analysis. Arch Endocrinol Metab. 2021 Nov 3;65(3):295-304. doi: 10.20945/2359-3997000000358.

Caso 90

Leandro Kasuki, Elisa Baranski Lamback e Christhiane Fialho Gonsalves

Artralgia e hipertensão

Paciente de 51 anos relata que é hipertensa há 10 anos e desde então queixa-se de artralgia recorrente. Foi iniciado tratamento para Hipertensão Arterial Sistêmica (HAS), porém as queixas articulares persistiram. Notou que ao longo desse período foram surgindo alterações na face e notou aumento de extremidades (Figura 20), como observado pelo aumento do número do sapato que passou no número 38 para o 44. Relata também importante sonolência diurna e presença de roncos noturnos, além do aumento significativo da língua. A paciente apresentava perda visual bitemporal. Os exames laboratoriais mostram IGF-1 > 1000 ng/mL; com os demais eixos hipofisários dentro da normalidade. Resultado de RM de sela túrcica com evidência de macroadenoma com 1,4 cm no maior diâmetro, tocando quiasma óptico. Paciente foi internada para tratamento cirúrgico.

Qual o melhor manejo para o caso?

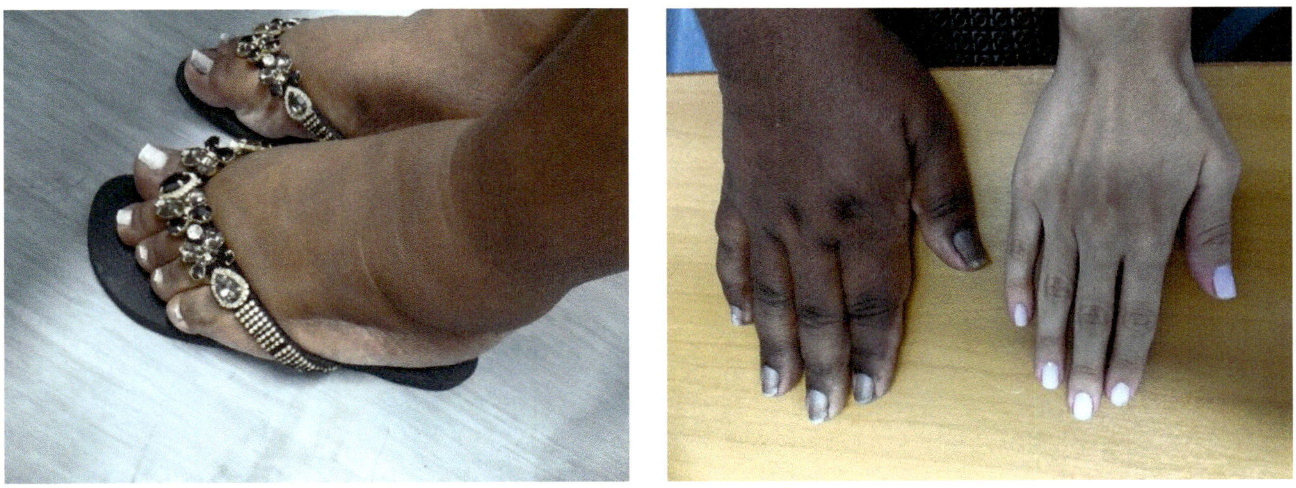

Figura 90.1. Imagens de mãos e pés evidenciando aumento de extremidades.

Comentários

A paciente possui diagnóstico de acromegalia e o tratamento primário deve ser cirúrgico, objetivando a cura após a retirada do tumor. A via cirúrgica na maior parte dos casos é a transesfenoidal por ser a que apresenta menor risco de complicações. Antes da cirurgia devemos nos certificar que a paciente não possui deficiência em outro eixo hipofisário. Para isso devem ser dosados TSH, T4L, FSH, LH e o cortisol sérico matinal. No primeiro e segundo dia do pós-operatório devem ser dosados o cortisol para avaliar se houve o surgimento de insuficiência adrenal central. A cura cirúrgica é avaliada no pós-operatório com dosagem de IGF-I 30 e 90 dias após a cirurgia. Consideramos que houve cura cirúrgica quando se obtém normalização dos níveis de IGF-I para faixa etária (pode ser atingido com um mês de cirurgia, mas frequentemente demora três meses para ser observado). Com 3-4 meses de cirurgia deve-se realizar também ressonância magnética de sela túrcica.

Literatura Recomendada

1. Giustina A, Barkhoudarian G, Beckers A, Ben-Shlomo A, Biermasz N, Biller B, Boguszewski C, Bolanowski M, Bollerslev J, Bonert V, Bronstein MD, Buchfelder M, Casanueva F, Chanson P, Clemmons D, Fleseriu M, Formenti AM, Freda P, Gadelha M, Geer E, Gurnell M, Heaney AP, Ho KKY, Ioachimescu AG, Lamberts S, Laws E, Losa M, Maffei P, Mamelak A, Mercado M, Molitch M, Mortini P, Pereira AM, Petersenn S, Post K, Puig-Domingo M, Salvatori R, Samson SL, Shimon I, Strasburger C, Swearingen B, Trainer P, Vance ML, Wass J, Wierman ME, Yuen KCJ, Zatelli MC, Melmed S. Multidisciplinary management of acromegaly: A consensus. Rev Endocr Metab Disord. 2020 Dec;21(4):667-678. doi: 10.1007/s11154-020-09588-z. Epub 2020 Sep 10. PMID: 32914330; PMCID: PMC7942783.
2. Antunes X, Ventura N, Camilo GB, Wildemberg LE, Guasti A, Pereira PJM, Camacho AHS, Chimelli L, Niemeyer P, Gadelha MR, Kasuki L. Predictors of surgical outcome and early criteria of remission in acromegaly. Endocrine. 2018 Jun;60(3):415-422. doi: 10.1007/s12020-018-1590-8.

Caso 91

Leandro Kasuki, Elisa Baranski Lamback e Christhiane Fialho Gonsalves

Pré-operatório de adenoma hipofisário não funcionante

Paciente do sexo feminino de 42 anos, portadora de adenoma hipofisário não funcionante, com quadro de hemianopsia bitemporal e amenorreia há dois anos. Interna para cirurgia transesfenoidal e apresenta os seguintes exames da função hipofisária no pré-operatório:

Dosagem	Valor	Referência
TSH (mcUI/mL)	1,2	0,4-4,8
T4 livre (ng/dL)	0,9	0,7-1,8
IGF-I (ng/mL)	50	63-223
Cortisol (mcg/dL)	9	Vide comentário

Quais eixos hormonais precisam ser repostos antes da cirurgia?

Comentários

A paciente apresenta hipogonadismo já que apresenta amenorreia mesmo em idade fértil, porém não é necessária a reposição neste momento de pré-operatório. Os exames laboratoriais evidenciam função tireoidiana normal, deficiência de GH pelo IGF-I baixo e cortisol no valor indeterminado (5-15 mcg/dL). Ou seja, ela tem duas disfunções hipofisárias (do eixo gonadotrófico e do eixo somatotrófico). No pré-operatório, se o paciente tem cortisol sérico acima de 15 mcg/dL, não fazemos reposição no peroperatório nem no pós-operatório. Se os níveis estiverem abaixo de 5 mcg/dL iniciamos a reposição no pré-operatório e fazemos também nos períodos peroperotório e pós-operatório.

Diante de um cortisol no valor indeterminado, não fazemos teste de estímulo nos pacientes para avaliar reserva adrenal, por serem testes não isentos de risco e que podem atrasar a cirurgia. Além disso, teremos que testar no pós-operatório. Como não fazemos o teste, olhamos os outros eixos. Na presença de cortisol no valor indeterminado e deficiência de dois ou mais setores hipofisários, ou na presença de cortisol no valor indeterminado e hipotireoidismo central isolado, repomos glicocorticoide.

Segue o esquema de reposição de glicocorticoide:

Na indução anestésica	Hidrocortisona 100 mg EV
Na noite da cirurgia (20h)	Hidrocortisona 50 mg EV
Na manhã do dia seguinte (8h)	Hidrocortisona 50 mg EV
Na noite do dia seguinte (20h)	Hidrocortisona 25 mg EV
A partir da manhã seguinte (8h)	Prednisona 5 mg

No pré-operatório, na presença de hipotireoidismo central (T4 livre baixo e TSH baixo, inapropriadamente normal, ou alto), a reposição de levotiroxina se faz necessária na dose de 1,2-1,6 mcg/kg/dia.

Atentar para a ordem de reposição: a de glicocorticoide precisa começar três dias antes da reposição de levotiroxina para não precipitar uma crise adrenal.

Literatura Recomendada

1. Garmes HM, Boguszewski CL, Miranda PAC, et al. Management of hypopituitarism: a perspective from the Brazilian Society of Endocrinology and Metabolism. Arch Endocrinol Metab. 2021 Nov 1;65(2):212-230.

Caso 92

Leandro Kasuki, Elisa Baranski Lamback e Christhiane Fialho Gonsalves

Confusão mental e vômitos em pós-operatório de cirurgia hipofisária

Paciente de 70 anos, no sétimo dia de pós-operatório de cirurgia para exérese de adenoma hipofisário clinicamente não funcionante reinterna trazido por seus familiares com confusão mental e vômitos. Tem função hipofisária normal. Não apresenta sinais de hipovolemia nem de hipervolemia. Nega uso de diurético. Os exames iniciais evidenciam função renal normal, cortisol de 19,2 mcg/dL, T4 livre de 1,23 ng/dL (0,7–1,8), sódio de 123 mEq/L (referência 135-145) e osmolalidade sérica de 270 mOsmol/kg (>275).

Qual é o diagnóstico e a conduta a ser tomada?

Comentários

Em pacientes com hiponatremia no pós-operatório de cirurgia hipofisária, a síndrome de secreção inapropriada do hormônio antidiurético (SIADH) é a causa mais provável de hiponatremia. Geralmente acontece entre o sexto e o 12º dia de pós-operatório, é transitória (dura cerca de cinco dias) e é provocada pela liberação de vasopressina causada pela manipulação cirúrgica.

A SIADH cursa com hiponatremia hipotônica, mediada pela liberação não osmótica de vasopressina. Outras causas de SIADH incluem: malignidades (pulmão, nasofaringe, linfoma), patologias pulmonares (infecção, asma, fibrose cística) e medicamentos (antidepressivos, anticonvulsivantes, antipsicóticos). Como a insuficiência adrenal e o hipotireoidismo também podem ser causa de hiponatremia e podem ocorrer no pós-operatório da cirurgia hipofisária, é essencial excluir essas deficiências para fechar o diagnóstico de SIADH.

A hiponatremia pode ser classificada como leve (Na 130- 135 mEq/L), moderada (Na < 125 mEq/L) ou grave (Na <125 meq/L), e aguda (< 48h) ou crônica (> 48h).

Em caso de hiponatremia leve, o tratamento se faz com restrição hídrica de 1000 L/dia. Se houver refratariedade nessa medida, pensar em terapias de segunda linha. No Brasil, os antagonistas do receptor de vasopressina não são disponíveis. Há opção de administrar ureia (dose inicial 15-30 g/dia), inibidor de SGLT2 (empaglifozina 25 mg/dia) ou, em último caso, furosemida associada a cloreto de sódio (3 g).

Em caso de hiponatremia moderada a grave ou sintomática (vômitos, convulsão, coma), administra-se solução salina NaCl 3% EV 100 mL em 15 minutos. A natremia é reavaliada após 30 minutos. Se os sintomas não resolverem e/ou o sódio não subir 4-6 mmol/L, pode-se repetir mais duas vezes o *bolus*. Manter a monitorização do sódio a cada 1-2 horas.

Se o paciente tiver hiponatremia crônica ou assintomático, nenhum tratamento adicional é necessário.

Atentar para a correção da hiponatremia não exceder 8 mmol/dia para não levar à síndrome de desmielinização osmótica.

Literatura Recomendada

1. Warren AM, Grossmann M, Christ-Crain M, Russell N. Syndrome of Inappropriate Antidiuresis: From Pathophysiology to Management. Endocr Rev. 2023 Sep 15;44(5):819-861.

Caso 93

Leandro Kasuki, Elisa Baranski Lamback e Christhiane Fialho Gonsalves

Hipernatremia no pós-operatório de cirurgia de tumores da região selar

Paciente feminina de 46 anos, previamente diagnosticada com pan-hipopituitarismo, foi encaminhada à neurocirurgia por suspeita de craniofaringioma volumoso. Foi submetida à cirurgia transcraniana para ressecção do tumor e no terceiro dia de pós-operatório apresentou elevação da natremia associada à diurese intensa e clara. A paciente estava em uso regular da levotiroxina e hidrocortisona no pós-operatório.

Qual a principal hipótese diagnóstica?

Comentários

Hipernatremia no pós-operatório de cirurgia de tumores da região selar sugere a possibilidade de deficiência de arginina vasopressina (AVP) (anteriormente denominada *diabetes insipidus* central). Comprometimento da haste hipofisária ou manipulação do hipotálamo e/ou da neuro-hipófise levam a alterações na liberação da AVP e sua deficiência cursa com hipernatremia associada a poliúria. O diagnóstico de deficiência de AVP requer que o sódio esteja acima do valor de referência combinado a diurese > 200 mL/h por mais de quatro horas consecutivas, com osmolalidade urinária reduzida (Figura 21). As funções da adeno-hipófise devem estar ajustadas porque insuficiência adrenal não corrigida pode mascarar o quadro de deficiência de AVP. Os pacientes experimentam uma sensação de sede intensa e o acesso à água deve ser liberado porque assim pode haver compensação da água perdida pela urina volumosa. Deve-se evitar muita hidratação venosa, pois isto pode confundir o diagnóstico da deficiência de AVP, dando-se preferência para hidratação oral, conforme a demanda, nos pacientes com nível de consciência normal. Pacientes com rebaixamento do nível de consciência ou sem acesso à água livre ficam mais expostos aos riscos de hipernatremia grave e nesses casos a hidratação venosa com soluções hipo/isotônicas estaria indicada.

Nas situações não compensadas por hidratação oral, deve ser administrada dose única de 1 mcg de desmopressina venosa e monitorizar se vai haver a reversão da diurese hipotônica e normalização da natremia. Nos casos em que for necessária a administração da desmopressina, ela deve ser feita em dose única e nunca com intervalos regulares. A dose só deve ser repetida, caso o paciente apresente retorno da poliúria hipotônica e elevação da natremia. Esse cuidado é importante pois em 90% dos casos a deficiência de AVP é transitória e se reverte em poucas horas/dias. Ocasionalmente a resposta desse quadro segue um padrão trifásico, acontecendo um período de SIADH seguido de um retorno ao quadro de deficiência de AVP. Os pacientes no geral recebem alta sem alterações da natremia.

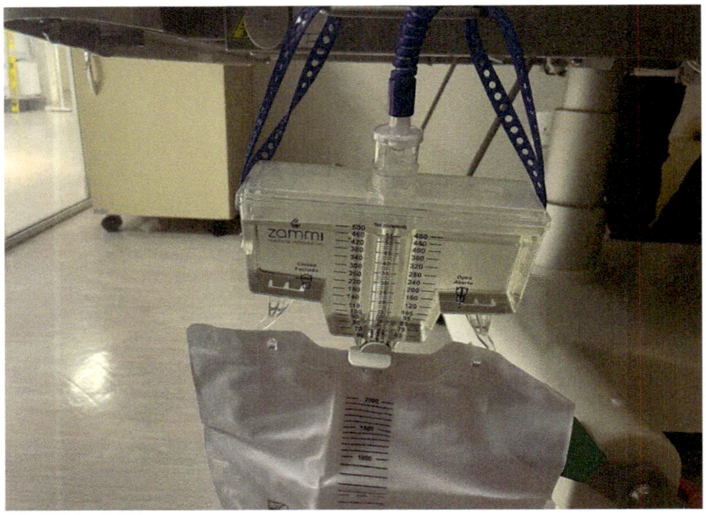

Figura 93.1. Avaliação de diurese.

Literatura Recomendada

1. Garrahy A, Thompson CJ. Management of central diabetes insipidus. Best Pract Res Clin Endocrinol Metab. 2020 Sep;34(5):101385. doi: 10.1016/j.beem.2020.101385. Epub 2020 Jan 31. PMID: 32169331.

Caso 94

Giovanna Aparecida Balarini Lima

Hiponatremia

Paciente masculino, 66 anos, admitido na emergência com história de fraqueza, anorexia, perda de peso e tosse seca há três semanas. Relato de tabagismo com carga tabágica de 40 maços/ano. Nega uso regular de medicações. Ao exame físico, apresentava-se emagrecido e dispneico. Após internação, foi iniciada hidratação venosa com soro fisiológico 0,9%. Evoluiu no terceiro dia com sonolência, náuseas e vômitos. Exames laboratoriais demonstraram hiponatremia (Tabela 13). Tomografia do tórax evidenciou uma massa pulmonar em lobo superior direito com características malignas.

Qual a causa da hiponatremia?

Tabela 94.1. Exames laboratoriais

	Internação	Terceiro dia	Valor referência
Glicemia	85	90	Até 99 mg/dL
Ureia	12	10	10-40 mg/dL
Creatinina	1,0	0,9	0,6-1,30 mg/dL
Sódio	135	124	135-145 mEq/L
Potássio	3,6	3,4	3,0-5,0 mEq/L
TSH		2,5	0,35-5,5 µU/mL
T4 Livre		1,2	0,89-1,76 ng/dL
Cortisol		13	mcg/dL
Sódio urinário		110	30-90 mEq/L
Osmolalidade urinária		650	mOsm/kg

Comentários

O paciente apresenta quadro de hiponatremia hipotônica, tendo como causa mais provável a *síndrome de secreção inapropriada de hormônio antidiurético* (SIADH). A SIADH é definida pela presença de hiponatremia com euvolemia clínica, urina inapropriadamente concentrada (osmolalidade urinária >100 mOsm/kg), sódio urinário aumentado (> 30 mEq/L) e exclusão de outras causas (medicamentos, insuficiência adrenal e hipotireoidismo). A neoplasia maligna mais frequentemente associada à SIADH é o câncer de pulmão, sendo a etiologia mais provável nesse caso.

O tratamento urgente da SIADH é necessário para pacientes com sintomas graves (como sonolência, convulsões ou coma) e é feito com administração de salina 3% para aumentar o sódio sérico em até 8 mEq/L nas primeiras 24 horas e até 18 mEq/L em 48 horas. Para os casos sem urgência, deve-se identificar e tratar a causa, sempre que possível. A restrição hídrica é o principal elemento no tratamento crônico da SIADH, sendo que outras terapias incluem o uso de ureia e os vaptanos (antagonistas do receptor da vasopressina).

Literatura Recomendada

1. Adrogué HJ, Tucker BM, Madias NE. Diagnosis and Management of Hyponatremia: A Review. JAMA. 2022 Jul 19;328(3):280-291.
2. Adrogué HJ, Madias NE. The Syndrome of Inappropriate Antidiuresis. N Engl J Med. 2023 Oct 19;389(16):1499-1509.

Caso 95

Ana Beatriz Winter Tavares e Luiz Guilherme Kraemer de Aguiar

Síndrome de antidiurese inadequada

Paciente 56 anos, sexo masculino, deu entrada na emergência com rebaixamento do nível de consciência e dispneia aos grandes esforços. Comorbidades: cirrose hepática (Child B), tabagismo (>100 maços/ano) e etilismo de longa data. Paciente não apresentava sinais de hipervolemia ao exame físico (edema ou ascite). Exames laboratoriais evidenciaram: Na^+ 107 mEq/L, K^+ 3,6 mEq/L, creatinina 0,75 mg/dL, ureia 40 mg/dL, função tireoidiana normal, cortisol 13,4 µg/dL. Tomografia de tórax evidenciou duas lesões pulmonares à direita, com invasão da artéria pulmonar por uma delas, linfonodomegalias mediastinais volumosas.

Qual a síndrome causadora da hiponatremia em um paciente com suspeita de neoplasia pulmonar?

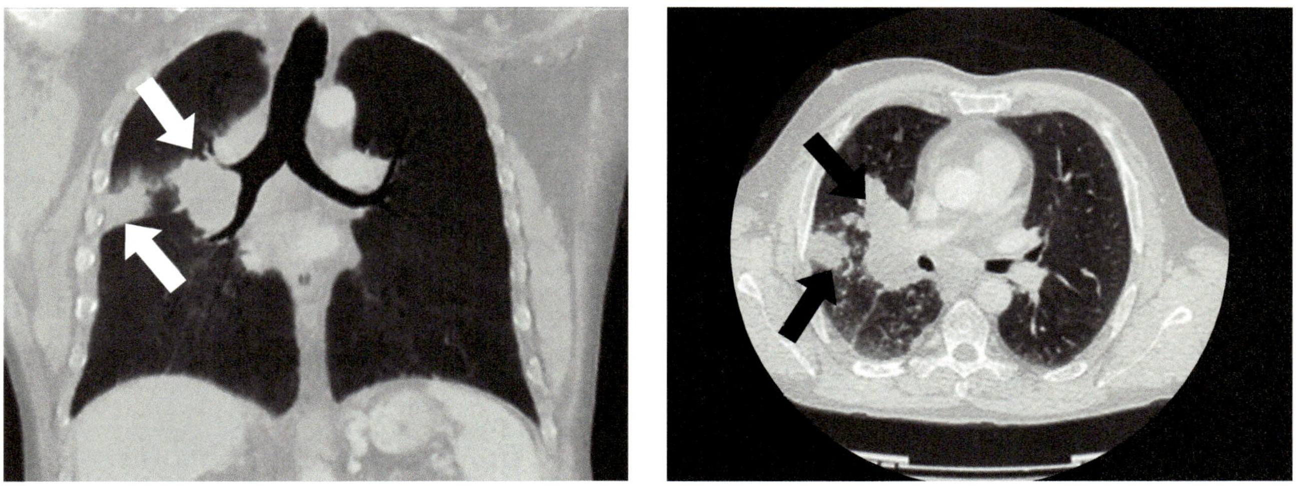

Figura 95.1. Tomografia computadorizada (TC) de tórax.

Comentários

O diagnóstico é síndrome de andidiurese inapropriada (SIAD) ou síndrome de secreção inapropriada de ADH (SIADH); pode estar presente em 15%-35% das internações hospitalares e ser subdiagnosticada. É caracterizada por hiponatremia euvolêmica, com concentração urinária inapropriada e redução de excreção de água livre, relacionado ao aumento da arginina vasopressina (AVP). Pode ocorrer por aumento da produção hipofisária ou por produção ectópica de AVP, além do uso de medicações (antidepressivos tricíclicos, carbamazepina, valproato, lamotrigina, ciprofloxacina, entre outros). Algumas neoplasias causam SIAD por secreção ectópica de AVP pelo tumor, dentre as quais os carcinomas pulmonares, como no caso em questão (SIAD ocorre em 15% dos casos de carcinomas de pequenas células). Critérios diagnósticos de SIAD são: (1) osmolaridade plasmática efetiva < 275 mOsm/kg/H_2O; (2) osmolaridade urinária >100 mOsm/kg/H_2O; (3) euvolemia clínica; (4) sódio urinário >30 mEq/L (com ingesta usual de água e sal); (5) exclusão de insuficiência adrenal, doença renal ou hipotireoidismo; (6) ausência de uso recentes de diurético tiazídico. Nos casos de hiponatremia com alteração neurológica moderada a grave deve ser feito infusão de solução salina 3% 100 mL EV em 20-30 minutos, que pode ser repetido até dose máxima 300 mL. Na hiponatremia crônica e/ou leve é indicado restrição hídrica. Caso essa restrição não seja suficiente para normalizar a natremia e/ou nos casos de hiponatremia crônica grave, ureia 15-60 g/dia pode ser adicionada ao tratamento por promover diurese osmótica. Os vaptanos, antagonistas dos receptores de AVP, ainda não foram aprovados no Brasil, têm custo elevado e potenciais complicações hepáticas. Estudos com empaglifozina (inibidor de SGLT-2) têm mostrado resultados promissores no tratamento de SIAD.

Literatura Recomendada

1. Adrogué HJ, Madias NE. The Syndrome of Inappropriate Antidiuresis. N Eng J Med 2023; 389 (16): 1499-1509.
2. Cuesta M, Thompson CJ. The syndrome of inappropriate antidiuresis (SIAD). Best Pract Res Clin Endocrinol Metab 2016; 30 (2): 175-187.
3. Refardt J, Imber C, Nobbenhuis R, et al. Treatment Effect of the SGLT2 Inhibitor Empagliflozin on Chronic Syndrome of Inappropriate Antidiuresis: Results of a Randomized, Double-Blind, Placebo-Controlled, Crossover Trial. J Am Soc Nephrol 2023;34(2):322-332.

Caso 96

Leandro Kasuki, Elisa Baranski Lamback e Christhiane Fialho Gonsalves

Síndrome de Cushing e hipocalemia

Um paciente de 46 anos, masculino, iniciou quadro de piora do controle pressórico, ganho ponderal de 10 kg em três meses, edema em membros inferiores e câimbras. Apresentava diagnóstico de síndrome de Cushing. Durante investigação da etiologia da síndrome, apresentou confusão mental associado a agitação psicomotora, tendo procurado a emergência médica. Os exames iniciais evidenciavam função renal normal e hipocalemia de 2,0 mmol/L (referência 3,5-4,5).

Qual seria a conduta nesse caso?

Comentários

O hipercortisolismo afeta múltiplos órgãos e sistemas, podendo levar a hipocalemia quando grave; alterações psiquiátricas; trombose; infecção, e crise hipertensiva, que necessitam de internação hospitalar.

A hipocalemia deve ser reposta de modo venoso. E o tratamento do hipercortisolismo nesses casos é feito com inibidores da esteroidogênese adrenal.

Têm casos em que a correção da hipocalemia ou do hipercortisolismo pode ser feita mais gradativamente, o cetoconazol pode ser prescrito (normaliza os níveis de cortisol em dias). O comprimido do cetoconazol é de 200 mg e a dose inicial é de 400 mg/dia nas refeições (dose máxima de 1200 mg/dia). Monitorizar as transaminases e o intervalo QTc.

Em casos muito graves, o etomidato venoso pode ser usado, em UTI, por equipe treinada (0,04-1 mg/kg/h EV). Pode levar à insuficiência adrenal por sua alta potência e deve ser associado à hidrocortisona venosa.

Literatura Recomendada

1. Schernthaner-Reiter MH, Siess C, Micko A, Zauner C, Wolfsberger S, Scheuba C, Riss P, Knosp E, Kautzky-Willer A, Luger A, Vila G. Acute and Life-threatening Complications in Cushing Syndrome: Prevalence, Predictors, and Mortality. J Clin Endocrinol Metab. 2021 Apr 23;106(5):e2035-e2046.
2. Fleseriu M, Auchus R, Bancos I, et al. Consensus on diagnosis and management of Cushing's disease: a guideline update. Lancet Diabetes Endocrinol. 2021 Dec;9(12):847-875.
3. Gadelha M, Gatto F, Wildemberg LE, Fleseriu M. Cushing's syndrome. Lancet. 2023 Nov 17:S0140-6736(23)01961-X.

Caso 97

Leandro Kasuki, Elisa Baranski Lamback e Christhiane Fialho Gonsalves

Pós-operatório de cirurgia hipofisária para doença de Cushing

Paciente masculino de 34 anos apresenta ganho ponderal (20 kg em três anos), aparecimento de equimoses espontâneas, estrias violáceas em abdome, e edema em membros inferiores, associado à hipertensão arterial sistêmica. Ao exame físico, nota-se face em lua cheia, pletora facial, giba dorsal, gordura supraclavicular, estrias violáceas > 1 cm em abdome e região interna de braços, edema em membros inferiores 2+/4+ com cacifo positivo, e hematomas dispersos nos membros.

Os exames laboratoriais evidenciam:

Dosagem	Valor	Referência
Cortisol salivar noturno (mcg/dL) – primeira amostra	0,926	< 0,200
Cortisol salivar noturno (mcg/dL) – segunda amostra	1,280	< 0,200
Cortisol livre urinário (mcg/24h) – primeira amostra	633	< 213
Cortisol livre urinário (mcg/24h) – segunda amostra	549	< 213
ACTH (pg/mL)	59,1	< 46

Diante do diagnóstico de síndrome de Cushing ACTH-dependente, uma ressonância de sela túrcica é solicitada e evidencia um microadenoma hipofisário de 6×6×5 mm, hipocaptante, na porção lateral direita da sela, e, então, é indicada a cirurgia transesfenoidal.

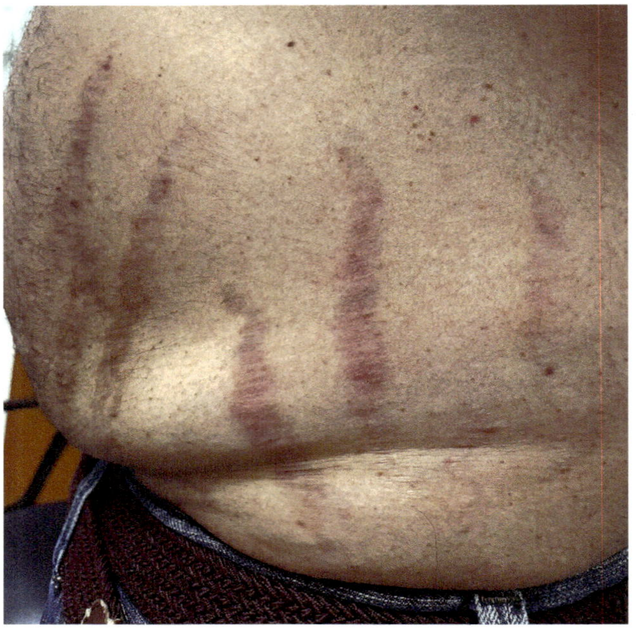

Figura 97.1. Estrias violáceas em abdome.

Como conduzir o pós-operatório?

Comentários

O paciente apresenta sinais e sintomas compatíveis com hipercortisolismo, confirmado por duas amostras elevadas de cortisol salivar e cortisol urinário, configurando o quadro de síndrome de Cushing. A dosagem de ACTH acima de 20 pg/mL fecha o diagnóstico de síndrome de Cushing ACTH-dependente. A ressonância de sela confirma a origem hipofisária da hipersecreção de ACTH (microadenoma ≥ 6 mm), configurando a Doença de Cushing.

No pós-operatório de doença de Cushing, caso ocorra ressecção completa do adenoma, o paciente desenvolverá insuficiência adrenal, pois os corticotrofos normais estarão inibidos. Na maioria dos centros que não terão pessoal treinado na UTI para reconhecer rapidamente sinais de insuficiência adrenal, a reposição rotineira de glicorticoides é mais prudente no pós-operatório imediato. Em centros altamente especializados, é possível deixar o paciente sem reposição rotineira de glicocorticoide, em Unidade de Terapia Intensiva (UTI), para avaliar critério de remissão (cortisol sérico < 2-5 mcg/dL no primeiro e segundo dia de pós-operatório coletado às 8h). Se o paciente apresentar sinais ou sintomas sugestivos de insuficiência adrenal (náuseas, vômitos, dor abdominal, hiporexia, hipotensão), a reposição imediata de hidrocortisona na dose de 100 mg intravenoso (IV) em *bolus* é feita, seguida de desmame gradual. Na alta, a hidrocortisona é trocada por prednisona 5 mg via oral dois comprimidos às 8h.

Em relação a tromboprofilaxia, é recomendado usar heparina de baixo peso molecular 2-4 dias antes da cirurgia até a alta hospitalar, com sua suspensão 12h antes da cirurgia. Alguns centros suspendem também o uso de estrogenioterapia em mulheres para tentar amenizar o risco de trombose.

Literatura Recomendada

1. Varlamov EV, Vila G, Fleseriu M. Perioperative Management of a Patient With Cushing Disease. J Endocr Soc. 2022 Jan 28;6(3):bvac010.
2. Fleseriu M, Auchus R, Bancos I, et al. Consensus on diagnosis and management of Cushing's disease: a guideline update. Lancet Diabetes Endocrinol. 2021 Dec;9(12):847-875.

Parte 5

Adrenal

Caso 98

Carolina da Rocha Aloan, Julia Magarão Costa e Leonardo Vieira Neto

Síndrome de Cushing

Paciente de 49 anos, sexo masculino, portador de hipertensão arterial, pré-diabetes e obesidade, chega à emergência com quadro respiratório, sendo diagnosticado com infecção por coronavírus com critérios de internação.

Na história, destaca-se que o paciente refere ganho de 40 kg em cinco meses, além de surgimento de fraqueza nos membros inferiores, piora do controle pressórico e estrias violáceas na região abdominal. No exame físico, apresentava obesidade central com estrias violáceas de aproximadamente 1 cm. Nega uso de corticosteroides.

Após avaliação pela equipe de endocrinologia do hospital, foi considerada a suspeita clínica de síndrome de Cushing e iniciada investigação diagnóstica. Os exames laboratoriais evidenciaram:

Cortisol sérico após 1 mg de dexametasona	15,6 µg/dL	VR < 1,8 µg/dL
Cortisol salivar às 23h (2 dosagens)	143 ng/dL e 242 ng/dL	VR até 100 ng/dL
Cortisol livre na urina de 24h	276 µg	VR 17-141 µg
ACTH sérico (2 dosagens)	< 1 pg/mL	VR 7-63 pg/mL

VR: valor de referência

A Tomografia Computadorizada (TC) de abdome revelou espessamento difuso das adrenais, de aspecto nodular, apresentando áreas com baixa densidade de permeio e impregnação levemente heterogênea pelo meio de contraste, sugerindo lesões de origem adenomatosas.

Quais características clínicas alertaram para a hipótese diagnóstica?

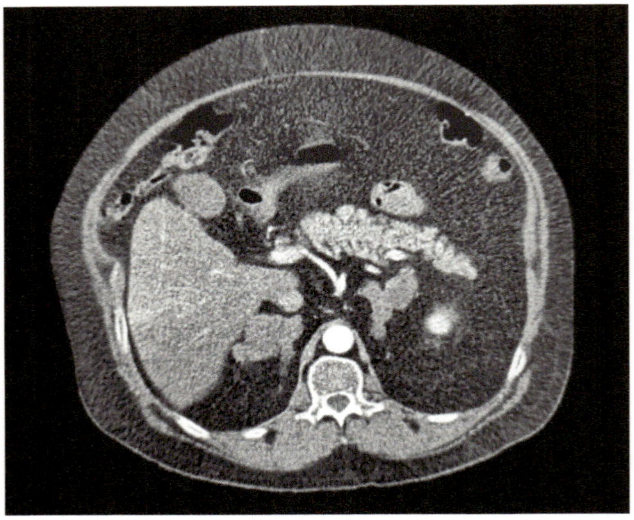
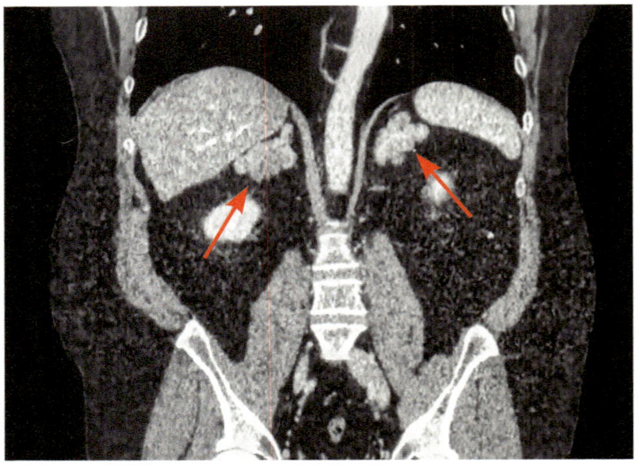

Figura 98.1. Corte transversal evidenciando o aumento bilateral das adrenais com aspecto nodular. As setas apontam para as adrenais de aspecto nodular.

Comentários

Paciente deu entrada no hospital com infecção por COVID e como comorbidades obesidade, hipertensão e pré-diabetes com agravamento das condições clínicas. É importante pontuar que nesse caso aparecem sinais e sintomas discriminatórios que sugerem não se tratar de uma obesidade simples. A fraqueza muscular e as estrias violáceas maiores que 1 cm sugerem o diagnóstico de síndrome de Cushing, confirmado com mais de dois exames laboratoriais de rastreio apontando o hipercortisolismo endógeno. Continuando a investigação com dosagens de ACTH baixo, evidenciamos tratar-se de uma síndrome de Cushing ACTH independente e, seguindo com uma tomografia computadorizada de abdome, chegamos no diagnóstico de uma condição rara que é a hiperplasia adrenal macronodular bilateral. Essa doença costuma ser uma doença subclínica e, recentemente, 25-30% dos casos foram associados a variantes alélicas patogênicas germinativas do gene *ARMC5*. O diagnóstico costuma ser um achado no exame de imagem e o tratamento de escolha padrão é a adrenalectomia bilateral, que foi o tratamento escolhido para o paciente citado. Essa abordagem garante um melhor controle da doença, sem risco de recidiva. Contudo, a adrenalectomia unilateral com ou sem ressecção subtotal da glândula remanescente já é descrita na literatura como uma opção terapêutica, apesar do risco de recorrência a longo prazo.

Literatura Recomendada

1. Bouys L, Chiodini I, Arlt W, Reincke M, Bertherat J. Update on primary bilateral macronodular adrenal hyperplasia (PBMAH). Endocrine. 2021;71(3):595-603.
2. Vassiliadi DA, Tsagarakis S. Diagnosis and management of primary bilateral macronodular adrenal hyperplasia. Endocr Relat Cancer. 2019;26(10):R567-R581.
3. Assié G, Libé R, Espiard S, et al. ARMC5 mutations in macronodular adrenal hyperplasia with Cushing's syndrome. N Engl J Med. 2013;369(22):2105-2114.

Caso 99

Julia Magarão Costa e Aline Barbosa Moraes

Incidentaloma Adrenal

Paciente, sexo masculino, 90 anos, hipertenso, coronariopata, portador de estenose aórtica, insuficiência cardíaca de fração reduzida e *diabetes mellitus*. Internado com quadro de fibrilação atrial. Durante a internação, foi realizada tomografia computadorizada de abdome e pelve para investigação de quadro de distensão abdominal. Tomografia Computadorizada (TC) de abdome e pelve demostrou massa na adrenal esquerda, de contorno lobulado, heterogênea com áreas densas, medindo 8,5×6,2 cm; distensão gasosa de alças intestinais (Figura 25).

Como deve ser realizada investigação da massa adrenal esquerda?

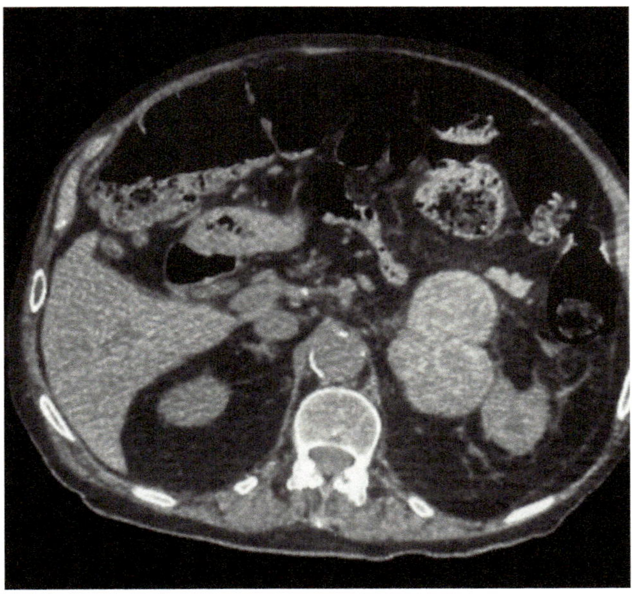

Figura 99.1. Tomografia computadorizada de abdome e pelve.

Comentários

O Incidentaloma Adrenal (IA) pode ser definido como tumores adrenais maiores que 1 cm diagnosticados de forma acidental, através da realização de exames de imagem solicitados por outras razões não relacionadas a glândula adrenal.

Diante de um paciente com IA é fundamental levar em consideração duas questões: se há suspeita para malignidade e avaliar se há hipersecreção hormonal.

Em geral, pacientes com tumores adrenais maiores que 6 cm costumam ser encaminhados para a cirurgia e esse tamanho pode ser observado em 25% nos carcinomas. Além do tamanho, outras características podem sugerir malignidade: massas heterogêneas, margens mal definidas, crescimento rápido, baixo conteúdo lipídico da lesão, presença de calcificações e hemorragia ou necrose.

O índice de atenuação é um dado que dispomos pela TC para quantificar densidades. Se o índice de atenuação é < 10 UH (ou seja, uma lesão rica em lipídios) sugere benignidade; valores altos (p. ex.: > 25 UH), podem sugerir malignidade ou presença de paraganglioma adrenal (antigamente denominada de feocromocitoma). No entanto, adenomas pobres em lipídios (> 10 UH) são observadas em aproximadamente 30% dos casos. O cálculo do índice de clareamento (*washout*) através da TC pode ser usado de forma complementar na avaliação de massas adrenais, quando se observam lesões com índice de atenuação > 10 UH. Nos casos suspeitos de malignidade ou de paraganglioma adrenal, ocorre o retardo da eliminação do contraste venoso enquanto nos adenomas, ocorre de forma rápida.

Uma vez que esse paciente apresenta várias comorbidades que colocam em situação de maior risco para a abordagem cirúrgica em detrimento dos benefícios, neste caso, devemos adotar uma conduta conservadora.

Quanto a investigação da hipersecreção hormonal, a única que deve ser pesquisada é para paraganglioma adrenal (antigamente denominada de feocromocitoma). São realizadas dosagens de metanefrinas totais e fracionadas (metanferinas e normetanefrinas) na urina de 24h ou dosagens das metanefrinas plasmáticas. Essa avaliação é fundamental pois trata-se de uma doença potencialmente fatal e que leva a inúmeras comorbidades cardiometabólicas, porém, em alguns casos, a doença pode se manifestar de forma assintomática. É importante destacar que, caso a doença seja confirmada, a conduta poderá ser conservadora realizando o reajuste do esquema terapêutico da hipertensão arterial com o uso de um alfaloqueador.

O rastreio para hiperaldosteronismo primário não trará mudança na conduta enquanto o rastreio para secreção autônoma leve do cortisol não estaria indicado pois só haveria utilidade na possibilidade de remoção da massa adrenal, pelo risco de insuficiência adrenal no pós-operatório nos casos confirmados.

Literatura Recomendada

1. Fassnacht M, Tsagarakis S, Terzolo M, Tabarin A, Sahdev A, Newell-Price J, Pelsma I, Marina L, Lorenz K, Bancos I, Arlt W, Dekkers OM. European Society of Endocrinology clinical practice guidelines on the management of adrenal incidentalomas, in collaboration with the European Network for the Study of Adrenal Tumors. Eur J Endocrinol. 2023;189(1):G1-G42.
2. Iñiguez-Ariza NM, Kohlenberg JD, Delivanis DA, Hartman RP, Dean DS, Thomas MA, Shah MZ, Herndon J, McKenzie TJ, Arlt W, Young WF Jr, Bancos I. Clinical, Biochemical, and Radiological Characteristics of a Single-Center Retrospective Cohort of 705 Large Adrenal Tumors. Mayo Clin Proc Innov Qual Outcomes. 2017;2(1):30-39.

Caso 100

Julia Magarão Costa, Carlos José Andrade e Leonardo Vieira Neto

Massa adrenal bilateral

Paciente de 85 anos portador de hipertensão arterial sistêmica e *diabetes mellitus* há 20 anos, com história de câncer de próstata operado há nove meses, já realizada radioterapia e, atualmente, vem em uso de hormonioterapia adjuvante, é internado com quadro de infecção urinária e descompensação do diabetes.

Na admissão realizou exames de sangue e urina, e ultrassonografia de vias urinárias que evidenciou lesão em adrenal esquerda medindo 6 cm. Realizada Ressonância Magnética (RM) de abdome e pelve que mostrou: lesão expansiva heterogênea da adrenal direita de 10,9 × 9 cm com extensão superior ao segmento VII do fígado, extensão inferior ao polo superior do rim homolateral, estando indissociável dele, e apresentando contato em cerca de 30% com a veia cava intra-hepática, não podendo ser afastada a possibilidade de invasão vascular; nódulo adrenal esquerda medindo 1,9 × 2,3 cm de características semelhantes; fígado com cerca de 13 lesões sugestivas de implantes secundários, sendo a maior de 3,4 cm no segmento VII em contato com a lesão da adrenal; próstata com aspecto de manipulação cirúrgica e alterações compatíveis com radioterapia, sem lesões expansivas.

Quais hipóteses diagnósticas?

Comentários

O paciente apresenta uma volumosa massa em topografia de adrenal direita, heterogênea, rechaçando as estruturas adjacentes, em paciente com história de doença oncológica de base. As lesões adrenais devem ser avaliadas quanto a sua funcionalidade e risco de malignidade.

As causas mais comuns de massas adrenais bilaterais não funcionantes são: metástases, carcinoma, mielolipomas, linfomas, infecções (micose, tuberculose), hemorragia e amiloidose. No caso de lesões funcionantes bilaterais, as causas mais comuns são: feocromocitoma, hiperplasia adrenal macronodular primária, adenomas, hiperplasia adrenal congênita.

No caso apresentado, a hipersecreção mais importante a ser avaliada é a de catecolaminas (paraganglioma adrenal, antes chamado de feocromocitoma), que deve ser realizada por meio da dosagem das metanefrinas fracionadas no plasma ou das metanefrinas urinárias (urina de 24 horas). Procedimentos invasivos como biópsia da lesão ou ressecção cirúrgica devem ser realizados apenas após a exclusão de feocromocitoma.

Também deve ser realizada investigação para insuficiência adrenal, sobretudo em pacientes com metástases bilaterais, linfoma, doença infiltrativa e hemorragias. A prevalência de insuficiência adrenal primária é de cerca de 20% em pacientes com metástases adrenais bilaterais, especialmente quando > 4 cm. Para avaliar a função adrenal, a dosagem do cortisol sérico matinal e do ACTH plasmático é o primeiro passo. Em caso de insuficiência adrenal, o cortisol estará baixo e o ACTH plasmático claramente elevado. Naqueles casos em que não é possível confirmar ou excluir o diagnóstico de insuficiência adrenal com as dosagens basais, um teste de estímulo está indicado (teste do ACTH sintético ou teste de tolerância à insulina).

As características da massa ao exame de imagem (fenótipo da imagem) podem ajudar a determinar se o tumor é benigno ou maligno. A tomografia computadorizada é o método de imagem mais utilizado para avaliação dos tumores adrenais, devido a sua elevada acurácia na caracterização do fenótipo da imagem.

Determinar se a massa é homogênea e rica em lipídios (baixo índice de atenuação) são as principais características de benignidade de uma lesão adrenal. Tumores com aspecto homogêneo e índice de atenuação à tomografia computadorizada sem contraste (ou pré-contraste) ≤ 10 unidades Hounsfield são benignos. Todavia, cerca de 30% dos adenomas de córtex de suprarrenal são pobres em lipídios e, portanto, podem ter índice de atenuação acima de 10 unidades Hounsfield, geralmente entre 11 e 20. Por outro lado, há risco relevante de que uma massa adrenal ≥ 4 cm e heterogênea ou índice de atenuação > 20 seja maligna.

De fato, no presente caso, a lesão na adrenal direita é heterogênea e > 4 cm. Embora a lesão na adrenal esquerda não seja tão volumosa quanto a direita, também é heterogênea e, em paciente com doença oncológica de base e a bilateralidade da lesão adrenal, tornam o diagnóstico de metástase bastante provável. Nesse caso, a lesão adrenal corresponde a metástase de um tumor neuroendócrino, conforme descrito a seguir. A RM apresenta como principal vantagem em relação a tomografia computadorizada o fato de não utilizar radiação, sendo o exame de primeira escolha em gestantes, crianças ou em pacientes com alergias ao contraste iodado. A RM com desvio químico (*chemical shift*) pode diferenciar as lesões benignas de malignas. Os adenomas ricos em lipídios têm queda do sinal nas imagens fora da fase (*out of phase*) pesadas em T1 em comparação com o fígado (sem esteatose) ou o baço, o que não ocorre com as outras lesões. Os adenomas são isointensos nas imagens pesadas em T2 em relação ao fígado. Por outro lado, carcinoma de córtex de suprarrenal, metástases e, principalmente, feocromocitoma são hiperintensos nas imagens pesadas em T2.

Evolução do Caso

Após exclusão de paraganglioma adrenal, foi realizada a biópsia da adrenal direita que evidenciou um adenocarcinoma pouco diferenciado com diferenciação neuroendócrina, apresentando a seguinte avaliação de imuno-histoquímica: marcadores positivos = AE1/AE3, cromogranina, sinaptofisina, Ki-67 positivo em 40% das células neoplásicas; marcadores negativos = CK7, CK20, GATA 3, PAX-8, RCC, NKx3.1, PSA; índice de proliferação celular (kI67%): 40%.

Na sequência da investigação foi confirmado o sítio primário pulmonar.

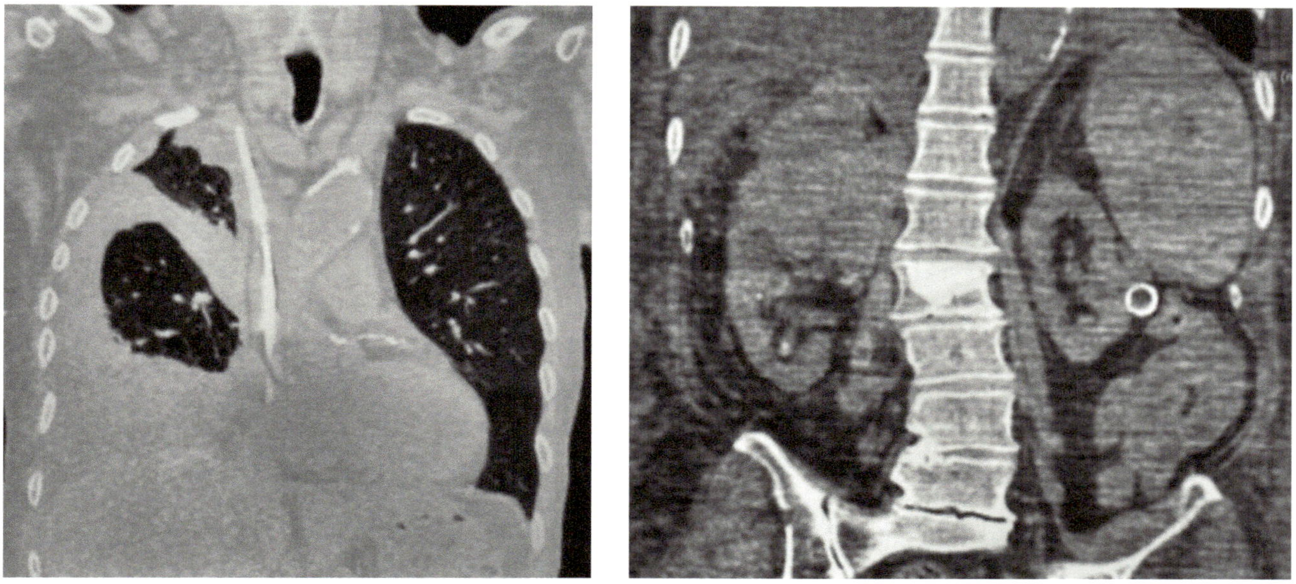

Figura 100.1. Tomografia computadorizada de tórax, abdome e pelve.

Tomografia computadorizada realizada após 8 meses do diagnóstico (Figura 26) mostra volumoso derrame pleural, massa em ápice pulmonar direito com íntimo contato com a parede torácica e lesão lítica na segunda costela, sugerindo invasão direta. Espessamento dos septos interlobulares e dos feixes broncovasculares no ápice direito, sugere linfangite carcinomatosa. Volumosa formação expansiva heterogênea centrada na loja de adrenal direita com invasão do lobo direito do fígado e indissociável do polo superior do rim direito.

Literatura Recomendada

1. Fassnacht M, Tsagarakis S, Terzolo M, Tabarin A, Sahdev A, Newell-Price J, Pelsma I, Marina L, Lorenz K, Bancos I, Arlt W, Dekkers OM. European Society of Endocrinology clinical practice guidelines on the management of adrenal incidentalomas, in collaboration with the European Network for the Study of Adrenal Tumors. Eur J Endocrinol. 2023;189(1):G1-G42.
2. Bancos I, Prete A. Approach to the Patient with Adrenal Incidentaloma. J Clin Endocrinol Metab. 2021;106(11):3331-3353.
3. Elsayes KM, Emad-Eldin S, Morani AC, Jensen CT. Practical Approach to Adrenal Imaging. Radiol Clin North Am. 2017;55(2):279-301.
4. Expert Panel on Urological Imaging; Mody RN, Remer EM, Nikolaidis P, Khatri G, Dogra VS, Ganeshan D, Gore JL, Gupta RT, Heilbrun ME, Lyshchik A, Mayo-Smith WW, Purysko AS, Savage SJ, Smith AD, Wang ZJ, Wolfman DJ, Wong-You-Cheong JJ, Yoo DC, Lockhart ME. ACR Appropriateness Criteria® Adrenal Mass Evaluation: 2021 Update. J Am Coll Radiol. 2021;18(11S):S251-S267.

Caso 101

Ana Beatriz Winter Tavares e Fernanda Vieira Ramalho de Azevedo

Carcinoma adrenocortical

Paciente 58 anos, foi diagnosticada com pneumonia comunitária com indicação de antibioticoterapia venosa. Comorbidades: HAS, diabetes recém-diagnosticado. Durante internação hospitalar, realizou tomografia computadorizada de tórax que evidenciou lesão na adrenal esquerda, lobulada, parcialmente delimitada, 6,9 × 5,2 cm, 38 UH, realce heterogêneo e áreas hipocaptantes de permeio, com *washout* absoluto 32%; lesão com íntimo contato com porção posterior da cauda pancreática e polo superior do rim adjacente. Ao exame físico, paciente sem estigmas de Cushing. Durante internação, houve necessidade de insulinoterapia e correção de hipocalemia recorrente. Exames evidenciaram: HbA1c 8,1%, cortisol após 1 mg dexametasona *overnight* 41,58 µg/dL, ACTH 2,5 pg/mL [valor de referência (VR) 7-63 pg/mL], sulfato de DHEA 2.739,0 µg/dL (VR 18,9 a 205 µg/dL); testosterona 72 ng/dL (VR 2,5-40,8 ng/dL), LH e FSH suprimidos; aldosterona 6,31 ng/dL, renina 31,6 mUI/L (relação aldosterona/renina 0,19).

Qual o provável diagnóstico e conduta?

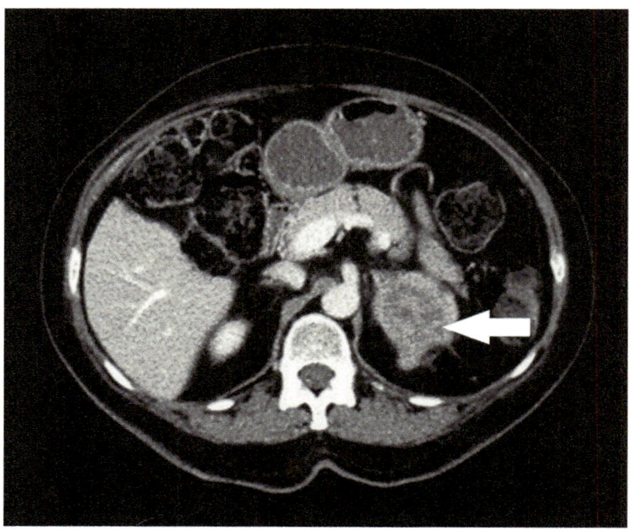

Figura 101.1. Tomografia computadorizada de abdome e pelve.

Comentários

O diagnóstico é Carcinoma Adrenocortical (CAC), e a conduta deve ser adrenalectomia (no caso descrito: 7/9 pontos nos critérios de Weiss, pT3). A frequência de CAC nos incidentalomas adrenais, como no caso em questão, é de 11%. São carcinomas raros, com incidência estimada de 0,7-1,3/1.000.000 habitantes/ano. Apresentam-se como lesões adrenais comumente > 4 cm (tamanho médio 10 cm), com alto índice de atenuação (> 10 UH), *washout* relativo < 40% e absoluto < 60%. CAC tem o potencial de secretar cortisol, esteroides sexuais e aldosterona, sendo a síndrome de Cushing a síndrome endócrina mais comum (com elevados níveis sulfato de DHEA, e ACTH suprimido).

Os critérios de Weiss consistem em nove parâmetros morfológicos que determinam se a lesão adrenal é um adenoma (< 2) ou carcinoma (≥ 3). O acesso cirúrgico é preferencialmente aberto, com adrenalectomia total, incluindo gordura retroperitoneal periadrenal/peritumoral e linfonodos periadrenais e do hilo renal. Deve ser feita a reposição de glicocorticoide no pós-operatório, em doses suprafisiológicas, pela supressão do eixo hipotálamo-hipófise-adrenal e supressão da glândula adrenal contralateral.

Literatura Recomendada

1. Fassnacht M, Dekkers O, Else T, et al. European Society of Endocrinology Clinical Practice Guidelines on the management of adrenocortical carcinoma in adults, in collaboration with the European Network for the Study of Adrenal Tumors. Eur J Endocrinol 2018; 179(4): G1-46.
2. Fassnacht M, Tsagarakis S, Terzolo M, et al. European Society of Endocrinology clinical practice guidelines on the management of adrenal incidentalomas, in collaboration with the European Network for the Study of Adrenal Tumors. Eur J Endocrinol 2023; 189: G1-42.
3. Terzolo M, Fassnacht M. Our experience with the management of patients with non-metastatic adrenocortical carcinoma. Eur J Endocrinol 2022; 187(3): R27-40.

Caso 102

Julia Magarão Costa e Andrea Fragozo Peroso

Desafios na dosagem de esteroides adrenais no ambiente hospitalar

Paciente de 33 anos, sexo masculino, admitido no hospital para investigação de oscilação do nível pressórico, recorrência de sintomas de baixo débito, como vertigem, turvação visual e pré-síncope. Realizou *Tilt-test* que mostrou intolerância ortostática importante com hipotensão sintomática, taquicardia reflexa e baixo débito cardíaco. A dosagem de cortisol foi realizada para rastreio de insuficiência adrenal. A coleta foi feita junto com os exames laboratoriais da rotina hospitalar e apresentou o seguinte resultado: cortisol: 1,4 mcg/dL.

Os exames laboratoriais de rotina foram coletados às 21h, com os objetivos de não atrapalhar o ciclo sono e vigília dos pacientes e prevenir *delirium.*

Como interpretar o resultado obtido e qual a conduta?

Comentários

O resultado de cortisol obtido não poderá nesse contexto confirmar nem excluir Insuficiência Adrenal (IA). A conduta seria iniciar a investigação IA com a dosagem de cortisol sérico basal coletado de manhã.

O paciente internou para investigação de um quadro clínico com achados inespecíficos, mas primordialmente consequentes a hipotensão arterial e baixo débito. Sendo assim, uma das hipóteses diagnósticas seria IA de etiologia primária em sua forma de apresentação crônica. O paciente não internou agudamente em um quadro de choque hipovolêmico irresponsivo a reposição de volume e aminas, o que poderia levar à suspeita de IA aguda, conhecida como crise adrenal (crise Addisoniana).

Essa reflexão sobre o contexto da internação é fundamental visto que, diante de um quadro suspeito de IA primária aguda grave com choque hipovolêmico, a Diretriz mais recente sobre o assunto (BORNSTEIN et al., 2016) recomenda que na própria emergência, independentemente do horário de chegada do paciente, deve ser coletada amostra de sangue para dosagens séricas de cortisol basal e ACTH e, logo após a coleta, deve-se iniciar a reposição de corticoide, ante a gravidade do quadro. Nesse contexto, um cortisol sérico basal < 5 mcg/dL associado a ACTH > 2 vezes o limite superior da normalidade seria altamente sugestivo de IA. Entretanto, a Diretriz sugere a realização de um teste de estímulo do cortisol assim que o paciente estiver estável, para confirmação diagnóstica, preferencialmente o teste de estímulo com cortrosina (ACTH sintético) 250 mcg (SST, do inglês, *Standard Short Synacthen Test*).

Essa Diretriz foi publicada em 2016 e desde então inúmeros trabalhos se propuseram a discutir o papel do cortisol sérico basal nessa investigação da IA também na sua forma crônica, visto que é um exame laboratorial amplamente disponível, de fácil execução, baixo custo e seguro. Já os testes de estímulo possuem baixa disponibilidade, execução de maior complexidade, maior custo e riscos. A maioria dos trabalhos recentes comparou a acurácia do cortisol sérico basal com o cortisol após testes de estímulo e concluíram que é possível usar essa ferramenta no diagnóstico da IA, desde que essa dosagem seja realizada no contexto adequado e interpretada de acordo com o ensaio de dosagem utilizado.

O contexto adequado para dosagem do cortisol basal é em pacientes com suspeita clínica de IA e a coleta deve ser realizada de manhã, sendo o exame conhecido como Cortisol Sérico Basal Matinal (CSBM). Essa recomendação se justifica pois o ACTH e por consequência o cortisol possuem um ritmo de secreção circadiano, com o pico de secreção e as maiores concentrações de cortisol circulante (10-20 mcg/dL) ocorrendo por volta da hora de acordar (06:00 às 10:00 horas da manhã) enquanto o nadir, resultando na menor concentração circulante (5 mcg/dL), é observado à noite. Dessa forma, para a investigação de condições que cursam com a falta de cortisol, com a IA, a dosagem de cortisol deve ser realizada no momento do dia que teríamos a sua maior concentração circulante que seria pela manhã, por volta da hora de acordar (06:00 às 10:00 horas da manhã). Concentrações reduzidas de cortisol nesse momento do dia indicariam pela lógica deficiência hormonal.

Um estudo brasileiro demonstrou que no contexto adequado e usando ensaios de dosagem de cortisol mais modernos os melhores valores de corte de CSBM para confirmar IA foram < 3,65 mcg/dL, < 2,35 mcg/dL e < 1,5 mcg/dL com especificidade de 98%, 99% e 100%, respectivamente. Já niveis de CSBM >12,35 mcg/dL, >14,2 mcg/dL e >14,5 mcg/dL tiveram sensibilidade de 98%, 99% e 100%, respectivamente, sendo os melhores valores de corte para excluir IA. No caso de resultados de cortisol em níveis intermediários, seria necessária realização de teste de estímulo do cortisol.

Literatura Recomendada

1. Bornstein SR, et al. Diagnosis and treatment of primary adrenal insufficiency: An endocrine society clinical practice guideline. J Clin Endocrinol Metab. 2016;101(2): 364-389.
2. Weitzman ED, et al. Twenty-four hour pattern of the episodic secretion of cortisol in normal subjects. J Clin Endocrinol Metab. 1971; 33(1):14-22.
3. Fragoso Perozo AFD, et al. Morning serum cortisol role in the adrenal insufficiency diagnosis with modern cortisol assays. J Endocrinol Invest. 2023;46(10):2115-2124.

Caso 103

Elaine Maria dos Santos Gomes, Flávia Regina Pinho Barbosa, Igor Silva Mançano, Marcia Helena da Costa e Suely Rodrigues dos Santos

Adrenoleucodistrofia

P.P.H.M., 51 anos, sexo masculino com quadro de crises convulsivas tônico-clônicas generalizadas desde os 9 anos de idade, disfunção cognitiva com piora lenta e progressiva. Diagnosticado como portador de epilepsia, encontra-se em terapia anticonvulsivante desde então, atualmente em uso de acetazolamida, fenobarbital, clobazam e fenitoína. Nos últimos três meses, devido à piora significativa dos sintomas neurológicos, além de perda ponderal importante e fraqueza excessiva, foi internado para investigação. Ao exame clínico, apresentava bradipsiquismo, desequilíbrio e ausência de pêlos pubianos com redução do volume testicular. Realizou ressonância magnética de crânio com áreas confluentes de hipersinal em T2 e FLAIR envolto a substância branca profunda com hiposinal em T1 e atrofia dos lobos parietais bilateralmente. Aventada a hipótese diagnóstica de adrenoleucodistrofia pela neurologia, foi solicitado parecer clínico para endocrinologia. Entre os exames realizados: cortisol sérico matinal = 2,0 μg/dL, ACTH > 1250 pg/mL (valor de referência [VR]: até 46 pg/mL), aldosterona 2,1 ng/dL (VR: até 19,9 ng/dL) e renina 51,8 ng/mL (VR: 2,8 - 39,9 ng/mL).

Como interpretar e proceder a investigação nesse caso?

Comentários

A Insuficiência Adrenal (IA) deve ser pesquisada em indivíduos com sinais e sintomas sugestivos e/ou com outras condições clínicas que possam indicar uma associação com a IA. A investigação inicial é realizada com a dosagem de cortisol sérico basal pela manhã ao acordar (06:00 às 10:00 horas da manhã). Diante da suspeita clínica, o cortisol sérico matinal < 5 μg/dL é sugestivo de IA, enquanto níveis de cortisol sérico matinal mais elevados devem ser confirmados. A confirmação se faz através de testes de estímulo do cortisol, sendo o teste da cortrosina 250 μg o mais utilizado na literatura. Todavia, devido à dificuldade de aquisição da cortrosina no Brasil, o Teste da Tolerância Insulínica (ITT), o teste da cortrosina 1 μg e o teste do glucagon podem ser considerados. Para todos os testes, um pico do cortisol após estímulo > 18 μg/dL em qualquer tempo descarta IA, enquanto resultados do cortisol após estímulo entre 15 μg/dL e 18 μg/dL devem ser reavaliados de forma individualizada. Confirmada a IA, a presença de ACTH sérico elevado, acima de 2 vezes o limite superior da normalidade é condizente com o diagnóstico de IA primária (IAP) de origem adrenal.

Uma vez estabelecido o diagnóstico de IAP é importante identificar a etiologia, sendo possíveis causas: autoimune (Doença de Addison), infecciosas (como tuberculose, HIV, vírus e fungos), infiltrativas (como hemocromatose, amiloidose), neoplásicas (massas infiltrativas; tumor metástático para adrenais como pulmão, mama e melanoma), hemorrágicas, cirúrgicas (adrenalectomia bilateral), genéticas (hiperplasia adrenal congênita), medicamentosas (drogas que inibem esteroidogênese) ou causas primárias mais raras como adrenoleucodistrofia (ADL). Tendo em vista que a etiologia autoimune é a mais comum, recomenda-se a dosagem dos anticorpos anti-21-hidroxilase, associado a exames de imagem para avaliação das demais causas. Caso a investigação etiológica inicial seja negativa, causas mais raras devem ser avaliadas, devendo ser considerada a dosagem de ácidos graxos de cadeia muito longa (AGCMLs), para a investigação de ADL. Nas mulheres, para evitar falso-negativos, deve-se complementar investigação de ADL através da pesquisa de variante patogênica no gene *ABCD1*, em caso de suspeita clínica.

A ADL é um distúrbio genético, com herança ligada ao X, causada por mutações no gene *ABCD1*, localizado no cromossomo Xq28. Nesta doença, há um acúmulo de AGCMLs nos tecidos, entre eles cérebro, região cortical da adrenal, fígado, testículos e no plasma. Resulta de uma alteração enzimática intraperoxissomal que compromete a oxidação dos AGCMLs, com consequente acúmulo destes. Classicamente descrita entre os indivíduos do sexo masculino, pode também ocorrer entre as mulheres na fase adulta.

As manifestações clínicas assim como a gravidade da doença são diferentes, mesmo entre as famílias com a mesma variante *ABCD1*. As apresentações clínicas mais comumente encontradas são: ADL cerebral (infantil, da adolescência ou da fase adulta, dependendo do momento do início dos sintomas), a adrenomieloneuropatia (AMN) e a IAP isolada. Os homens podem ter os três fenótipos descritos, enquanto as mulheres, a AMN.

Ainda não é possível prever a evolução da doença em cada indivíduo. A ADL cerebral pode ser estabilizada com transplante de células-tronco hematopoiéticas em estágio inicial. Todavia, para a AMN o tratamento é suporte clínico, enquanto a IAP isolada deve ser feita a reposição com glicocorticoides, mineralocorticoides e considerar a reposição de androgênios adrenais em pacientes do sexo feminino.

Literatura Recomendada

1. Engelen M, van Ballegoij WJC, Mallack EJ, et al. International Recommendations for the Diagnosis and Management of Patients with Adrenoleukodystrophy: A Consensus-Based Approach. Neurology. 2022;99(21):940-951.
2. Turk BR, Theda C, Fatemi A, Moser AB. X-linked adrenoleukodystrophy: Pathology, pathophysiology, diagnostic testing, newborn screening and therapies. Int J Dev Neurosci. 2020;80(1):52-72.
3. Bornstein SR, Allolio B, Arlt W, Barthel A, et al. Diagnosis and Treatment of Primary Adrenal Insufficiency: An Endocrine Society Clinical Practice Guideline. J Clin Endocrinol Metab. 2016;101(2):364-89.

Caso 104

Julia Magarão Costa e Andrea Faria Dutra Fragozo Peroso

Insuficiência adrenal secundária a uso de corticoide por infecção pulmonar

Paciente de 77 anos, sexo masculino, hipertenso, obeso, portador de dislipidemia e *diabetes mellitus* (HbA1c da admissão: 6,4%), ex-tabagista, em uso domiciliar de metformina 1 g/dia, losartana 50 mg 12/12h, hidroclorotiazida 25 mg, atelonol 50 mg 12/12h e atorvastatina 40 mg/dia. Internado com quadro grave de COVID, sendo necessários suporte ventilatório com ventilação mecânica e suporte pressórico com drogas vasoativas. Fez uso de doses altas de corticosteroides durante 20 dias. Nesse período, apresentou hiperglicemia e fez uso de insulina de longa ação e inibidor de DPP4 para controle glicêmico. Após melhora clínica, foi procedida extubação com sucesso e foram suspensos o corticoide e a insulina.

Após 72 horas, o paciente queixou-se de sudorese e mal-estar. Ao exame clínico: pressão arterial: 90×60 mmHg, sem uso de anti-hipertensivos. Glicemia capilar: 60 mg/dL Exame laboratorial: sódio: 133 mEq/L, potássio: 5,7 mEq/L, dosagem de cortisol basal às 8 horas da manhã: 7,92 mcg/dL.

Qual o diagnóstico suspeito e conduta?

Comentários

Provável Insuficiência Adrenal Central (IAC), secundária à interrupção súbita do uso prolongado de alta dose de glicocorticoide (GC) exógeno. A conduta será confirmar o diagnóstico e tratar com reposição de GC exógenos e acompanhamento para desmame adequado.

Durante o uso de GC exógenos, pode ocorrer a supressão do eixo Hipotálomo-Hipófise-Adrenal (HHA) levando à inibição da secreção de ACTH e por consequência do cortisol. Não existe via de administração, dosagem, duração do tratamento ou doença subjacente que estejam totalmente livres do risco de IAC ao se suspender o uso dos GC exógenos. A supressão do eixo HHA depende de inúmeras outras variáveis, além das características do GC, como idade do paciente (idosos têm maior risco), polimorfismos do receptor dos GC, entre outras. Existem alguns fatores que ajudam a prever maior risco de supressão do eixo com uso de GC exógenos: GC em doses maiores, uso mais prolongado e pacientes mais idosos. O paciente do caso possuía os três fatores.

Devemos presumir apresença de supressão do eixo na presença dos seguintes fatores: prednisona (PDN) > 20 mg/dia (ou equivalentes, no caso a dose de metilprednisolona utilizada equivale a quase 160 mg/dia de PDN) por mais de três semanas.

No caso em questão, a conduta foi apropriada, tendo sido iniciada a investigação de IAC com a solicitação da dosagem de cortisol sérico basal matinal (CSBM). Diante do resultado com um CSBM de 7,92 mcg/dL foi possível confirmar a IAC. Porém, diante de um contexto de alta probabilidade do diagnóstico e como tratava-se de paciente em contexto hospitalar e recém-recuperado de quadro grave com internação em CTI, a conduta poderia ter sido iniciar o tratamento, presumindo a presença de IAC, com a reposição de GCs de curta duração (p. ex.: PDN 5 mg pela manhã), realizar teste de estímulo do cortisol para confirmação diagnóstica de IAC. Importante reforçar que nesses casos de IAC o quadro pode ser revertido e cabe ao médico ir realizando o desmame paulatino com acompanhamento médico regular.

Literatura Recomendada

1. Broersen LH, et al. Adrenal Insufficiency in Corticosteroids Use: Systematic Review and Meta-Analysis. J Clin Endocrinol Metab. 2015; 100: 2171-2180.

Caso 105

Julia Magarão Costa e Andrea Faria Dutra Fragozo Peroso

Insuficiência adrenal primária pós-COVID

Paciente de 32 anos, obesa, chega à emergência com quadro de hipotensão postural.

Refere internação prévia por quadro de COVID-19. Nega uso de corticosteroides.

Solicitado cortisol basal e dosagem de ACTH. Cortisol basal: 4,04 mcg/dL, ACTH: 29 pg/mL

Qual o diagnóstico suspeito e conduta?

Comentários

Possível Insuficiência Adrenal Primária (IAP) pós-COVID-9. A conduta será prosseguir a investigação para confirmar o diagnóstico através da realização de teste de estímulo do cortisol.

A COVID-19 é uma infecção causada pelo vírus SARS-CoV-2, que apresenta genoma de RNA de fita única protegido por um capsídeo. A sua entrada na célula se dá através da Enzima Conversora de Angiotensina-2 (ECA2) e este processo é mediado pela glicoproteína *spike* SARS-CoV-2 (S) localizada na superfície e envolvida por envelope externo derivado da célula do hospedeiro. As adrenais estão entre os órgãos do sistema endócrino que expressam a ECA2 e, portanto, são potenciais alvos do SARS-CoV-2. Estudos de autópsia em pacientes que morreram de SARS (o surto original em 2003) revelaram degeneração e necrose das células corticais adrenais e o RNA do SARS-CoV foi identificado no tecido adrenal, sugerindo um efeito citopático direto do vírus. Devido a plausibilidade biológica e homologia entre os CoVs, seria possível que o SARS-CoV-2 também atinja as adrenais levando a danos celulares e possivelmente alterações hormonais como a IAP. Apesar de passados mais de 3 anos da COVID-19 os estudos ainda são conflitantes quanto a incidência de IAP pós-COVID-19. Um recente trabalho de revisão sobre o assunto (COZZOLINO et al.) afirma que a infecção por SARS-CoV-2 tem sido associada a danos adrenais e a IA é uma complicação rara na doença COVID-19, porém grave e, portanto, exigindo rápida suspeita e diagnostico.

Para diagnóstico da IAP, a Diretriz mais recente (BORNSTEIN et al., 2016) recomenda que seja realizado diretamente teste de estímulo do cortisol, preferencialmente o teste de estímulo com cortrosina (ACTH sintético) 250 mcg (SST, do inglês, *Standard Short Synacthen Test*) com dosagem de cortisol após estímulo para permitir a confirmação dessa suspeita.

Essa Diretriz foi publicada em 2016 e desde então inúmeros trabalhos se propuseram a discutir o papel do Cortisol Sérico Basal Matinal (CSBM) nessa investigação da IA também na sua forma crônica, visto que é um exame laboratorial amplamente disponível, de fácil execução, baixo custo e seguro. Já os testes de estímulo possuem baixa disponibilidade, execução de maior complexidade, maiores custo e riscos.

Sendo assim, a maioria desses trabalhos comparou a acurácia do cortisol sérico basal com o cortisol após testes de estímulo e concluíram que, sim, é possível usar essa ferramenta no diagnóstico da IA. O contexto adequado para dosagem do cortisol basal é em pacientes com suspeita clínica de IA e a coleta deve ser realizada de manhã, sendo o exame conhecido como cortisol sérico basal matinal.

Literatura Recomendada

1. Cozzolino A, et al. COVID-19 pandemic and adrenals: deep insights and implications in patients with glucocorticoid disorders. Endocrine 2023; 83:1-14.
2. Bornstein SR, et al. Diagnosis and treatment of primary adrenal insufficiency: An endocrine society clinical practice guideline. J Clin Endocrinol Metab. 2016;101(2): 364-389.
3. Fragoso Perozo AFD, et al. Morning serum cortisol role in the adrenal insufficiency diagnosis with modern cortisol assays. J Endocrinol Invest. 2023;46(10):2115-2124.

Caso 106

Flavia Lucia Conceição

Síndrome de retirada de glicocorticoides

Paciente 28 anos, em uso de corticoide oral e inalatório para tratamento de asma brônquica, apresenta náuseas, vômitos, e hipotensão postural nas tentativas de redução da dose de corticoide oral, mesmo em uso de doses consideradas suprafisiológicas.

Como deve ser o manejo desse caso?

Comentários

Glicocorticoides (GCs) são amplamente utilizados na prática clínica para tratamento de doenças autoimunes, inflamatórias e alérgicas, e doses terapêuticas elevadas são comumente prescritas para o controle dessas condições.

Descrevemos um caso de Síndrome de Retirada de Glicocorticoide (SRG) em uma paciente com asma grave que necessitou de doses elevadas de corticoide oral para o controle da doença de base. Cabe lembrar aqui alguns aspectos muito importantes na hora da suspensão da prescrição de GCs: a doença de base pode sofrer exacerbação; pode ocorrer supressão do eixo corticotrófico com o desenvolvimento de insuficiência adrenal central; possibilidade de ocorrência da síndrome de retirada, além da dependência psicológica aos glicocorticoides.

A SRG foi descrita há muitas décadas e ocorre após a redução rápida ou suspensão do glicocorticoide em pacientes expostos às doses elevadas a longo prazo; é caracterizada por sintomas similares aos da insuficiência adrenal, que ocorrem quando se reduz rapidamente a dose de glicocorticoide em pessoas que estão em uso crônico delas. Pode ocorrer também após cirurgia de sucesso para tratamento de Cushing endógeno. Os sintomas mais descritos são dor e fraqueza muscular, artralgias, fadiga, letargia, náuseas, dor abdominal, fraqueza, bem como sintomas neuropsiquiátricos e hipotensão postural. O grau de dependência física ou psicológica pode não se correlacionar com o grau de supressão do eixo corticotrófico, ocorrendo mesmo em uso de doses ainda suprafisiológicas e em pacientes sem supressão do eixo corticotrófico. Acredita-se que a síndrome ocorra pelo desenvolvimento de tolerância aos glicocorticoides e ativação de inflamação. Já foi demonstrado que na fase aguda da retirada de glicocorticoides ocorre aumento de interleucinas-6 e 1β, bem como fator de necrose tumoral α, sugerindo que a supressão do sistema imune mediada pelo corticoide é liberada na SRG e essas citocinas induzem um estado *flu-like*.

Como descrito acima, o diagnóstico diferencial é com insuficiência adrenal que deve ser descartada.

Essa condição pode durar várias semanas ou meses e seu manejo envolve a redução gradual e individualizada da dose de glicocorticoide.

Literatura Recomendada

1. He X, Findling JW, Auchus RJ Glucocorticoid Withdrawal Syndrome following treatment of endogenous Cushing Syndrome. Pituitary. 2022;25(3):393-403.
2. Baker EH. Is there a safe and effective way to wean patients off long-term glucocorticoids? Br J Clin Pharmacol. 2020 Dec 1. doi: 10.1111/bcp.14679.
3. Theiler-Schwetz V, Prete A. Glucocorticoid withdrawal syndrome: what to expect and how to manage. Curr Opin Endocrinol Diabetes Obes. 2023 Jun 1;30(3):167-174.

Caso 107

Flavio Eduardo Nácul

Uso de corticoide no paciente crítico

Paciente masculino 77 anos, portador hipertensão arterial, *diabetes mellitus*, doença arterial coronariana e gota úrica, fazendo uso regular de losartana, dapaglifozina, metformina, samaglutida, alopurinol, atenolol e rosuvastatina. Apresenta quadro de hipotensão arterial, febre (38,3ºC), insuficiência respiratória, anúria, leucocitose importante (27.000 /mm^3) e hiperlactatemia (6 mMol/L), no quarto dia após ser submetido à apendicectomia. Recebeu hidratação venosa com ringer lactato, doses crescentes de noradrenalina (0,5 mcg/kg/min) e vasopressina (0,01 U/min), intubação endotraqueal, ventilação mecânica e antibioticoterapia (piperaciclina com tazobactam).

Qual a sua hipótese diagnóstica e conduta mais adequada?

Comentários

Trata-se um paciente que apresenta choque séptico (evidência de infecção associada a disfunção de órgão, uso de vasopressores e hiperlactatemia). Além do tratamento da causa e do suporte clínico, o uso de corticoides (hidrocortisona 200 mg ao dia intravenoso (IV) contínuo ou em quatro tomadas de 50 mg) deve ser considerado. Eles potencializam o efeito dos vasopressores, reduzindo o tempo de choque sem necessariamente diminuir a mortalidade. A recomendação dos especialistas é usar hidrocortisona no choque séptico quando a dose de noradrenalina for superior a 0,25 mcg/kg/min, independentemente de qualquer dosagem da concentração plasmática de cortisol ou do teste da cortrosina. Alguns pacientes com sepse apresentam *critical illness-related cortisteroids insufficiency* (CIRCI) que consiste numa insuficiência do eixo hipotálamo-hipófise-adrenal (insuficiência adrenal primária, secundária e terciária), que se manifesta por redução da produção de cortisol e resistência à sua ação nos tecidos causada pela tempestade de citocinas que ocorre na sepse.

Literatura Recomendada

1. Nedel W, Lisboa T, Salluh JIF. What Is the Role of Steroids for Septic Shock in 2021? Semin Respir Crit Care Med. 2021 Oct;42(5):726-734.

Caso 108

Giselle Fenandes Taboada

Hiperaldosteronismo primário

Mulher de 56 anos é trazida à emergência hospitalar com relato de súbita perda de força nos quatro membros e consequente queda da própria altura. Ao chegar à emergência evoluiu com parada cardiorrespiratória assistida e prontamente revertida. Os exames laboratoriais da admissão revelaram hipocalemia (K 1,8 mEq/L). O marido da paciente informou que ela tinha diagnóstico de Hipertensão Arterial Sistêmica (HAS) há cerca de 13 anos e usava regularmente duas vezes ao dia losartana 50 mg e anlodipino 5 mg. Além disso, nos últimos quatro anos apresentava queixas de paresia e parestesias em membros, sem elucidação diagnóstica.

É pertinente investigar Hiperaldosteronismo Primário (HAP) nessa paciente? De que forma iniciar esta investigação?

Comentários

A presença de hipocalemia espontânea ou mesmo induzida por diurético em paciente com HAS é uma das indicações de rastreamento de HAP elencada nas diretrizes das Sociedades de Endocrinologia e de Cardiologia. A sensibilidade da hipocalemia para o diagnóstico de HAP é muito baixa, uma vez que apenas até 1/3 dos pacientes com HAP apresenta este achado. Por outro lado, a presença de hipocalemia em paciente em investigação para HAP pode dispensar a realização de testes confirmatórios (ver Figura 28) e ainda melhorar a acurácia dos exames de imagem convencionais (ressonância magnética e tomografia computadorizada).

Alguns cuidados devem ser tomados antes da realização dos exames de rastreamento (aldosterona e Atividade Plasmática de Renina(APR). É necessário que o paciente seja orientado a coletar o exame entre 8 e 9 horas da manhã, em jejum e que tenha levantado da cama ao menos duas horas antes da coleta. Isso é importante para garantir que tenha havido tempo suficiente para estimular o Sistema Renina-Angiotensina-Aldosterona (SRAA) após uma noite em decúbito e que, caso sejam encontrados níveis baixos de APR estes sejam efetivamente por supressão desta. Em paciente com hipocalemia é necessária sua correção antes da realização dos testes, uma vez que a hipocalemia pode inibir a secreção de aldosterona. Não é obrigatória a suspensão/substituição de nenhum anti-hipertensivo em uso pelo paciente. O achado de APR suprimida na vigência de antagonista do receptor mineralocorticoide, que é o maior interferente com o SRAA, é altamente sugestivo de HAP. Caso a APR não esteja suprimida e o paciente esteja em uso desta ou outras medicações interferentes, aí sim é necessária sua retirada por ao menos duas a quatro semanas para a repetição dos testes.

Tradicionalmente, é utilizada a relação aldosterona/APR para considerar o rastreio positivo ou negativo. Uma abordagem mais recentemente proposta é a de verificar se a APR está suprimida (< 0,6 ng/mL/h) e a partir deste achado analisar o resultado da aldosterona conforme Figura 28.

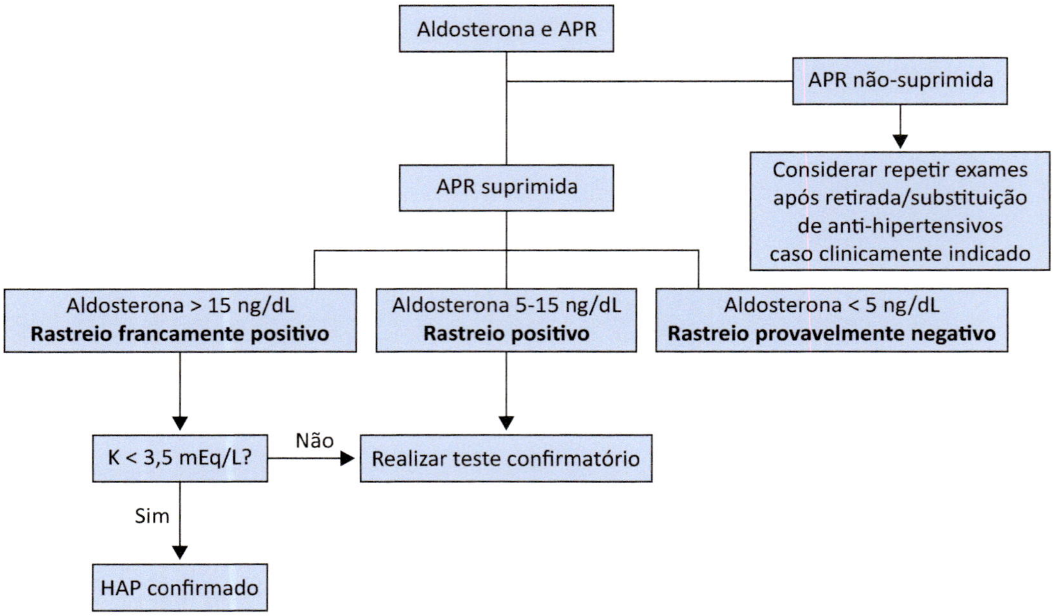

Figura 108.1. Algoritmo de rastreamento simplificado de hiperaldosteronismo primário.

Adaptado de Vaidya A, Carey RM. J Clin Endocrinol Metab. 2020;105:1-13.

Evolução do Caso

A paciente recebeu alta hospitalar após alguns dias de internação em uso de espironolactona 25 mg/dia, além dos anti-hipertensivos de uso habitual. Exames laboratoriais realizados ambulatorialmente em vigência do antagonista do receptor mineralocorticoide revelaram: K 2,6 mEq/L; aldosterona 27,2 ng/dL; APR 0,04 ng/mL/h. Nota-se que a APR está maximamente suprimida, mesmo em vigência de espironolactona o que torna o resultado bastante sugestivo de HAP. Além disso, a aldosterona encontra-se maior do que 15 ng/dL mesmo em vigência de hipocalemia (que teoricamente deveria inibir a secreção deste hormônio). Diante desses resultados, foi considerado o rastreamento positivo para HAP e, pela concomitância de hipocalemia, foi dispensada a realização de teste confirmatório. A tomografia computadorizada de abdome revelou nódulo hipodenso de 1,2 cm em adrenal direita. A paciente foi encaminhada para adrenalectomia direita e evoluiu com critérios clínico e bioquímico de remissão do HAP. Para entender o motivo pelo qual foi dispensado o cateterismo de veias adrenais em paciente com idade maior do que 35 anos, recomenda-se a leitura das referências 4 e 5.

Literatura Recomendada

1. Funder JW, Carey RM, Mantero F, et al. The management of primary aldosteronism: case detection, diagnosis, and treatment: an Endocrine Society clinical practice guideline. J Clin Endocrinol Metab. 2016;101:1889-1916.
2. Vaidya A, Malchoff CD, Auchus RJ; AACE Adrenal Scientific Committee. An individualized approach to the evaluation and management of primary aldosteronism. Endocr Pract. 2017;23:680-9.

3. Vaidya A, Carey RM. Evolution of the Primary Aldosteronism Syndrome: Updating the Approach. J Clin Endocrinol Metab. 2020;105:1-13.

4. Lee SH, Kim JW, Yoon HK, Koh JM, Shin CS, Kim SW, Kim JH. Diagnostic Accuracy of Computed Tomography in Predicting Primary Aldosteronism Subtype According to Age. Endocrinol Metab. 2021;36:401-412.

5. Burrello J, Burrello A, Pieroni J, et al. Development and Validation of Prediction Models for Subtype Diagnosis of Patients With Primary Aldosteronism. J Clin Endocrinol Metab. 2020;105:e3706–e3717.

Caso 109

Marcelle Snaider Briller, Julia Magarão Costa e Aline Barbosa Moraes

Fraqueza muscular e câimbras

Paciente feminina, 49 anos, admitida ao pronto-socorro com queixa de fraqueza muscular e câimbras.

Hipertensão arterial sistêmica diagnosticada há 20 anos. Estava em uso de: olmesartana 40 mg ao dia e anlodipino 5 mg 12/12h; porém há um mês, por descontrole pressórico, foi associado hidroclorotiazida 25 mg pela manhã.

Exames laboratoriais: ureia: 29 mg/dL (valor de referência [VR]: 19 a 43 mg/dL), creatinina: 0,8 mg/dL (VR: 0,7 a 1,2 mg/dL), sódio: 144 mmol/L (VR: 137 a 145 mmol/L), potássio: 2,7 mmol/L (VR: 3,5 a 5,1 mmol/L)

Qual a hipótese diagnóstica e como prosseguir investigação?

COMENTÁRIO 1

A hipótese diagnóstica principal é Hiperaldosteronismo Primário (HAP).

Todo paciente com hipertensão arterial que apresentar hipocalemia espontânea ou induzida por diurético deve realizar investigação para HAP que inclui a dosagem de Aldosterona Plasmática (AP) e da Atividade de Renina Plasmática (ARP) ou da renina direta para o cálculo da relação AP/ARP ou da relação AP/R, respectivamente. Uma relação AP/ARP maior que 30 indica que este diagnóstico é provável. Em geral, não há necessidade de realizar a substituição dos anti-hipertensivos por hidralazina, verapamil ou doxazosin, pois se a ARP estiver suprimida (ou seja, menor que 0,6 ng/mL/h) ou renina < 5 mU/L e com valor de AP ≥ 10 ng/dL, no contexto de alta probabilidade pré-teste para HAP, o rastreio para HAP deve ser considerado positivo. Além disso, para a correta interpretação dos resultados é importante destacar: (1) os níveis de potássio devem ser corrigidos; (2) orientar a dieta livre em sódio e; (3) a coleta deve ser realizada pela manhã após o paciente ter levantado por pelo menos duas horas e, antes do exame, permanecer sentado por, pelo menos, 5-15 minutos.

Evolução do caso

Resultado do rastreio para HAP (realizado após reposição e normalização dos níveis de potássio): Aldosterona plasmática: 10,2 ng/dL, ARP: 0,3 ng/mL/h, Relação AP/ARP: 34.

Como interpretar os resultados?

COMENTÁRIO 2

Nesse caso, uma ARP baixa na vigência de medicações (principalmente a olmesartana e a hidroclorotiazida), que promoveriam o seu "desbloqueio", ou seja, levariam a uma diminuição da relação AP/ARP (< 30) ou da relação AP/R (< 2) e associada a uma AP ≥ 10 ng/dL, o rastreio foi considerado positivo para HAP.

Os resultados apresentados nesse caso indicam que a paciente precisará prosseguir com a investigação para HAP com o teste confirmatório, preferencialmente o teste de infusão salina por estar disponível em nosso meio, ser de fácil execução e por apresentar boa sensibilidade e especificidade comparadas com os outros testes. No entanto, está contraindicado em pacientes com hipertensão grave sem controle adequado, doença renal crônica, insuficiência cardíaca, arritmia cardíaca e hipocalemia grave.

Evolução do caso

Foi realizado o teste confirmatório com infusão de soro fisiológico 0,9% 2.000 mL em bomba de infusão contínua no período de quatro horas. Dosagem de aldosterona no tempo 0': 46,1 ng/dL; dosagem de aldosterona no tempo 4h: 46,7 ng/dL.

Como interpretar os resultados e prosseguir investigação?

COMENTÁRIO 3

O resultado do teste da infusão salina mostrou que a AP não suprimiu, ou seja, o valor estava ≥ 10 ng/dL, confirmando o diagnóstico de HAP. Confirmado o diagnóstico, o próximo passo é determinar a etiologia. Um dado que deve ser lembrado é a existência de cossecreção de cortisol em pacientes com HAP, que pode chegar a 30%. Portanto, o teste de supressão noturna com 1mg de dexametasona deve ser realizado.

A investigação deve prosseguir com exames de complementares para localização.

Evolução do caso

Realizada Tomografia computadorizada (TC) de abdome e pelve que evidenciou imagem sugestiva de adenoma medindo 18×12 mm em adrenal esquerda.

COMENTÁRIO 4

A doença adrenal bilateral (denominada de Hiperplasia Adrenal Idiopática [HAI]) é a etiologia mais comum do HAP (60% dos casos) e a doença unilateral é representada principalmente pelos Adenomas Produtores de Aldosterona (APA) (35% dos casos de HAP). A TC de abdome é o exame de investigação inicial para detectar nódulos adrenais. No entanto, a acurácia em determinar a etiologia é de apenas 60% e que reduz principalmente após 40 anos (quando aumenta a frequência de incidentalomas). Em geral, os APAs se apresentam como nódulos que medem entre 1 e 3 cm; na HAI, os exames de imagem podem demonstrar glândulas normais, espessamento bilateral ou glândulas assimétricas (nódulo e espessamento). Apesar de o Cateterismo das Veias Adrenais (CVA) ser o exame padrão-ouro (acurácia de 99%), é pouco disponível em nosso meio, necessita de um radiologista intervencionista com expertise neste procedimento e não está isento de complicações (< 3%).

O escore SPACE (*Subtyping Primary Aldosteronism by Clinical Evaluation*) é um modelo preditivo com base em *learning machine* que foi criado para discriminar doença unilateral ou bilateral com base em seis informações contendo dados clínicos, laboratoriais e exame por imagem em situações nas quais a disponibilidade do cateterismo é limitada. Uma pontuação ≤ 8 é capaz de predizer doença bilateral, enquanto valores > 16 a doença unilateral é mais provável; pontuação entre 8,5 e 16, sugere a realização do CVA.

Considerando que a paciente teve o diagnóstico de hipertensão arterial com 29 anos, evoluiu com hipocalemia (mesmo induzida por diurético) e possui nódulo evidente (> 1,5 cm) na TC, associado ao escore SPACE pontuando 18,5 (o que aumentou a probabilidade pré-teste de ser um APA para 97,1%), podemos dizer que se trata de um caso de um paciente com APA e que o CVA poderia ser dispensado e, portanto, haveria indicação de adrenalectomia. Lembrando que, antes de realização da cirurgia, é necessário investigar a presença de cossecreção de cortisol e avaliar a reposição de glicocorticoides no peroperatório e no pós-operatório.

Literatura Recomendada

1. Arlt W, Lang K, Sitch AJ, et al. Steroid metabolome analysis reveals prevalent glucocorticoid excess in primary aldosteronism. JCI Insight. 2017;2(8):e93136.
2. Burrello J, Burrello A, Pieroni J, Sconfienza E, Forestiero V, Rabbia P, Adolf C, Reincke M, Veglio F, Williams TA, Monticone S, Mulatero P. Development and Validation of Prediction Models for Subtype Diagnosis of Patients With Primary Aldosteronism. J Clin Endocrinol Metab. 2020 Oct 1;105(10):dgaa379.
3. Funder JW, Carey RM, Mantero F, et al. The Management of Primary Aldosteronism: Case Detection, Diagnosis, and Treatment: An Endocrine Society Clinical Practice Guideline. J Clin Endocrinol Metab. 2016;101(5):1889-1916.
4. Vaidya A, Carey RM. Evolution of the Primary Aldosteronism Syndrome: Updating the Approach. J Clin Endocrinol Metab. 2020;105(12):3771–83. Erratum in: J Clin Endocrinol Metab. 2021;106(1):e414.

Caso 110

Julia Magarão Costa, Leonardo Vieira Neto, Laura Lino Passos Machado, Bruno Marques, Marcelo Ramalho, Claudio Tinoco Mesquita e Luiz Antonio de Almeida Campos

Paraganglioma cardíaco

Paciente de 65 anos chega à emergência referindo quadro de síncope com pródromos durante partida de futebol. Refere três episódios semelhantes nos últimos oito meses. Refere, ainda, sudorese intensa durante os episódios, com mal-estar, náuseas, turvação visual e dispneia. Nega cefaleia ou palpitação. Nega dor torácica. Apresenta hipertensão arterial sistêmica bem controlado em uso de enalapril 20 mg.

Realizada a seguinte investigação complementar durante a internação pela equipe de cardiologia:

- Eletrocardiograma: alteração dinâmica com elevação do segmento ST nas derivações V2 e V3.
- Ecocardiograma transtorácico: sem alterações cardíacas.
- Doppler de carótidas e vertebrais: sem lesões obstrutivas.
- Cineangiocoronariografia: sem doença coronariana obstrutiva; identifica-se ramo da coronária direita nutrindo massa circunscrita vascularizada.
- Angiotomografia computadorizada de Coronárias (Figura 29): formação expansiva predominantemente sólida, bem delimitada e provavelmente encapsulada, sem áreas evidentes de gordura, de conformação ovalada e localização extracardíaca de permeio à gordura epicárdica entre o teto do átrio esquerdo e a artéria pulmonar direita, medindo cerca de 22 × 21 × 14 mm de maiores diâmetros transversos.
- Cintilografia com octreotide-99mTecnecio: presença de tecido com expressão de receptores com afinidade para somatostatina inferiormente a artéria pulmonar direita.

Investigação diagnóstica sugerindo hipótese diagnóstica de paraganglioma cardíaco, com indicação de cirurgia.

Foi solicitado parecer à equipe da endocrinologia. Foi solicitada dosagem de metanefrinas plasmáticas que estava dentro da normalidade: metanefrina: inferior a 25 pg/mL (VR: inferior ou igual a 57 pg/mL); normetanefrina: 141 pg/mL (VR: inferior ou igual a 148 pg/mL).

Quais orientações devem ser fornecidas para preparo pré-operatório?

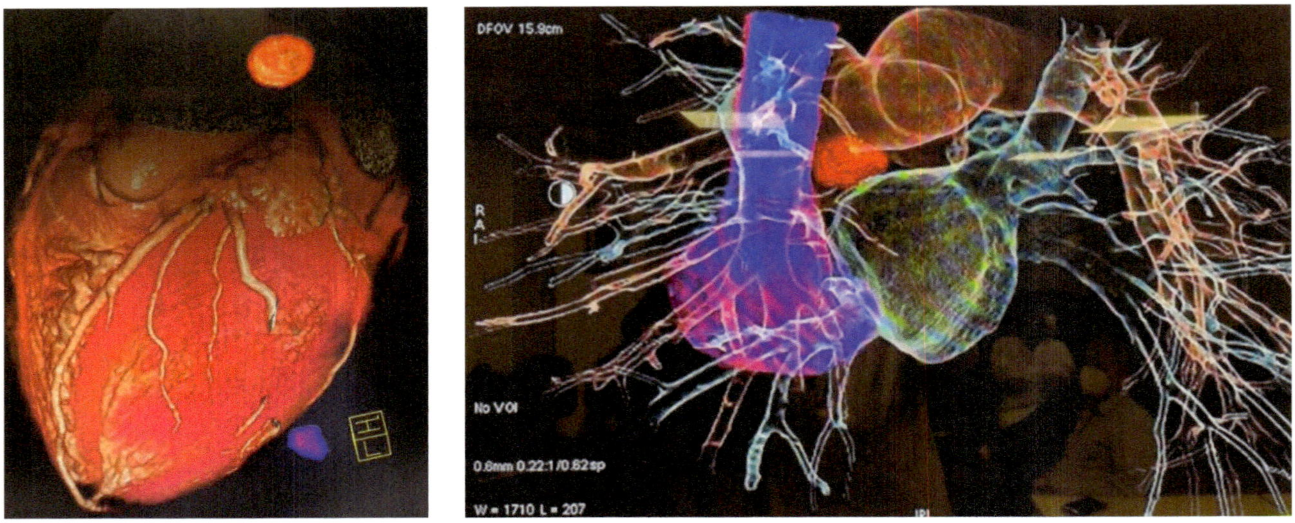

Figura 110.1. Angiotomografia computadorizada de coronárias.

Comentários

No caso em questão, trata-se de um Paragangliomas (PGL) torácico não produtor. Os PGLs são tumores neuroendócrinos derivados das células cromafins da medula adrenal (paraganglioma adrenal, antes chamado de feocromocitoma) ou dos gânglios simpáticos paravertebrais torácicos e abdominais ou dos gânglios parassimpáticos cervicais ou da base do crânio (paragangliomas).

Todos os pacientes com suspeita de PGL devem ser submetidos à avaliação bioquímica quanto à secreção de catecolaminas, mesmo em pacientes assintomáticos e/ou normotensos. A hipersecreção de catecolaminas em pacientes sem sintomas não é incomum e a sua não detecção pode causar grande morbidade e mortalidade durante os procedimentos invasivos. A ocorrência de hipersecreção de catecolaminas depende da localização do tumor: 5% dos tumores de cabeça e pescoço e >50% dos tumores abdominais. A interpretação dos níveis de metanefrinas fracionadas no plasma ou na urina de 24 horas requer cuidados, já que condições pré-analíticas podem cursar com resultados espúrios, especialmente falso-positivos, como, por exemplo, certas medicações.

O exame de imagem é fundamental não apenas para diagnóstico topográfico, mas também para avaliação de doença metastática, especialmente no contexto de PGL. Em tumores não secretores, as características ao exame de imagem permitem, em geral, um diagnóstico presuntivo de PGL, devido a localização e alto grau de vascularização da lesão. No caso em questão, a cintilografia com octreotide evidenciou a presença de tecido com expressão de receptores de somatostatina apenas em topografia inferiormente a artéria pulmonar direita (doença localizada). A biópsia pré-operatória da lesão está contraindicada em pacientes com suspeita de PGL.

A administração de bloqueadores dos receptores α-adrenérgicos é considerada historicamente de primeira escolha para o preparo pré-operatório dos pacientes com PGL secretores de catecolaminas. Apesar de uma parcela dos autores não recomendar o uso de alfabloqueador em PGL não secretor, alguns ainda defendem o seu uso, sobretudo em pacientes com hipertensão arterial. A doxazosina é o bloqueador dos receptores α-adrenérgicos mais comumente usados em nosso meio para controle pré-operatório da pressão arterial. De forma geral, o tratamento pré-operatório com a doxazosina é iniciado 7 a 14 dias antes da cirurgia, e sua dose titulada gradualmente de acordo com a pressão arterial.

Para auxiliar no diagnóstico de PGL com potencial metastático, pode ser utilizado o escore histológico do sistema PASS (do inglês, *Pheocromocitoma of the Adrenal gland Scales Score*), que contabiliza 12 características histológicas. Alguns estudos sugerem que uma pontuação PASS < 4 é capaz de predizer uma lesão benigna, enquanto valores > 6 são mais frequentemente encontrados em tumores metastáticos. No entanto, ainda não está claro se o sistema de pontuação PASS tem robustez em predizer o desenvolvimento de metástases em PGL.

Evolução do Caso

Realizada ressecção cirúrgica sem complicações.

Exame anatomopatológico mostrou: neoplasia epitelioide com aspecto sugestivo de paraganglioma, medindo 1,2×0,7 cm.

Imunohistoquímica: AE1 / AE3: positivo; CD56: positivo; cromogranina: positivo; proteína S100: positivo; sinaptofisina: positivo; GATA3: positivo

Compatível com paraganglioma com score de PASS menor que 4.

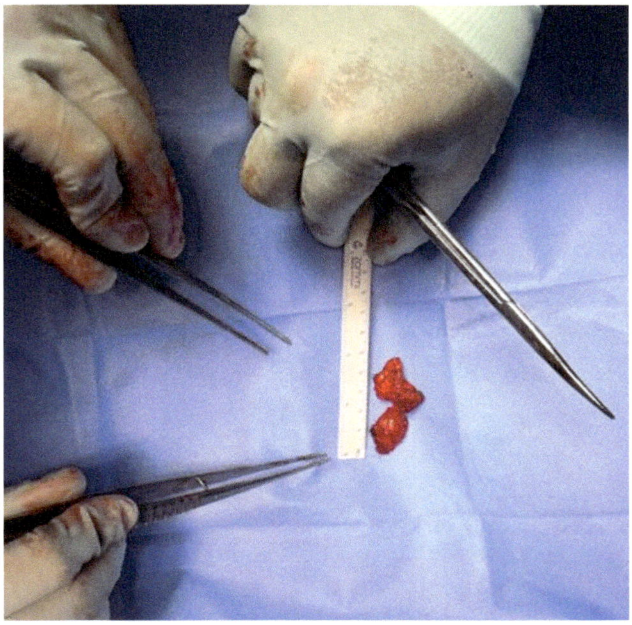

Figura 110.2. Ressecção cirúrgica de paraganglioma torácico.

Literatura Recomendada:

1. Lenders JW, Duh QY, Eisenhofer G, Gimenez-Roqueplo AP, Grebe SK, Murad MH, Naruse M, Pacak K, Young WF Jr; Endocrine Society. Pheochromocytoma and paraganglioma: an endocrine society clinical practice guideline. J Clin Endocrinol Metab. 2014;99(6):1915-42.
2. Lenders JWM, Kerstens MN, Amar L, Prejbisz A, Robledo M, Taieb D, Pacak K, Crona J, Zelinka T, Mannelli M, Deutschbein T, Timmers HJLM, Castinetti F, Dralle H, Widimský J, Gimenez-Roqueplo AP, Eisenhofer G. Genetics, diagnosis, management and future directions of research of phaeochromocytoma and paraganglioma: a position statement and consensus of the Working Group on Endocrine Hypertension of the European Society of Hypertension. J Hypertens. 2020; 38(8):1443-1456.
3. Berends AMA, Kerstens MN, Lenders JWM, Timmers HJLM. Approach to the Patient: Perioperative Management of the Patient with Pheochromocytoma or Sympathetic Paraganglioma. J Clin Endocrinol Metab. 2020;105(9): dgaa441.
4. Castinetti F, De Freminville JB, Guerin C, Cornu E, Sarlon G, Amar L. Controversies about the systematic preoperative pharmacological treatment before pheochromocytoma or paraganglioma surgery. Eur J Endocrinol. 2022;186(5): D17-D24.

Parte 6

Obesidade

Caso 111

Ana Carolina Nader

Pós-operatório de cirurgia bariátrica com perda de peso atípica

L.F.R.C., 49 anos, sexo masculino, encaminhado ao programa de cirurgia bariátrica. Obesidade há mais de 30 anos, tratamento medicamentoso e nutricional prévios com reganho progressivo. Além disso, apresentava diabetes tipo 2 em uso de droga oral e insulina, hipertensão arterial e esteatose hepática. Ao exame físico apresentava obesidade centrípeta, 120 kg de peso; 1,76 m de altura; IMC: 38,7 kg/m^2 (obesidade grau II). No programa pré-operatório foi tratado com P benzatina por uma sorologia VDRL 1/512; pesquisa para *T. pallidum* positiva. Ainda apresentava Anti HBs e AntiHBc positivos. Demais rotinas sem dados relevantes. Gastroplastia redutora com *bypass* em Y de roux sem intercorrências, alta com bom estado sem necessidade de medicações para controle glicêmico. Evoluiu com rápida perda do excesso de peso, no sétimo mês pós-operatório, apresentava vertigens, náuseas, astenia e úlceras orais associadas a quadro diarreico. Investigação diagnóstica inicial e tratamento da diarreia sem sucesso. No oitavo mês apresentava perda importante do peso, desnutrição proteico calórica, hipotensão postural, parestesias de membros inferiores e febre vespertina diária; foi internado para avaliação diagnóstica e possível reversão cirúrgica. Sorologia da internação foi positiva para vírus HIV e sífilis terciaria. Iniciado antibioticoterapia, antirretrovirais e terapia de suporte nutricional com recuperação do quadro e alta hospitalar.

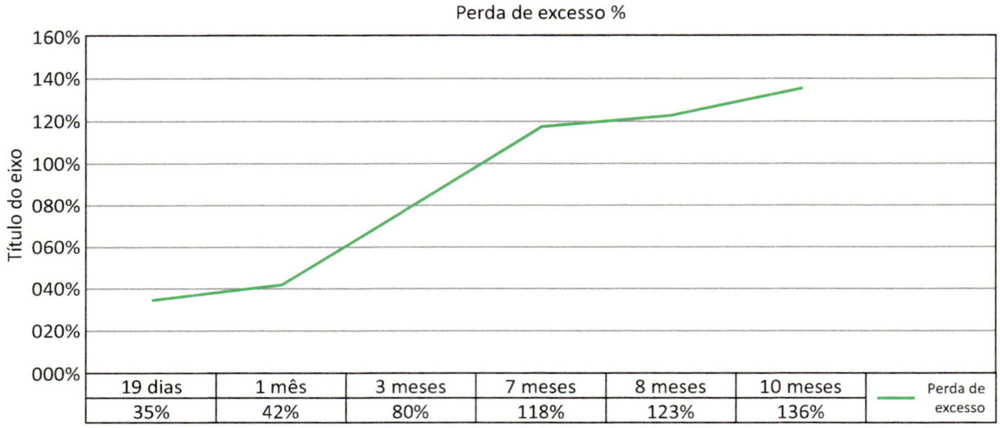

Figura 111.1. Evolução da perda do excesso de peso no pós-operatório calculada – perda total / excesso de peso no momento da cirurgia.

Comentários

A cirurgia bariátrica e metabólica é um tratamento muito eficaz para perda e manutenção de peso de pacientes com obesidade graus 2 e 3, principalmente naqueles com comorbidades associadas. A perda do excesso de peso é um parâmetro clínico utilizado para o acompanhamento desses pacientes no pós-operatório. Espera-se que, em média, pacientes com cirurgias mistas – restritivas e disabsortivas – alcancem pelo menos a perda de 50% do excesso em 18 meses de pós-operatório. A perda de peso rápida e acentuada deve ser um alerta para complicações cirúrgicas que levem a desnutrição proteica calórica e necessitem de reversão cirúrgica. Apresentamos um caso de um paciente com sorologias iniciais negativas que abriu quadro de síndrome de imunodeficiência adquirida pelo vírus HIV no pós-operatório de cirúrgica bariátrica e evolui com rápida perda do peso. A perda do excesso maior que esperado para período deve servir de alerta para complicações clínicas ou inerentes ao procedimento cirúrgico nesse grupo de pacientes.

Literatura Recomendada

1. Mahdieh G, Karamollah T, Roya F.The bariatric surgery and weight losing: a meta-analysis in the long- and very long-term effects of laparoscopic adjustable gastric banding, laparoscopic Roux-en-Y gastric bypass and laparoscopic sleeve gastrectomy on weight loss in adults. Surg Endosc. 2017;31(11):4331-4345.
2. O'Brien EP, Hindle A, Brennan L, Skinner S, Burton P, Smith A, et al. Long-Term Outcomes After Bariatric Surgery: a Systematic Review and Meta-analysis of Weight Loss at 10 or More Years for All Bariatric Procedures and a Single-Centre Review of 20-Year Outcomes After Adjustable Gastric Banding. Obesity Surgery. 2019; 29:3-14.
3. Pereira-Cunill JL, Piñar-Gutiérrez A, Martínez-Ortega AJ, Serrano-Aguayo P, García-Luna PP. Medium-term complications in patients undergoing gastric bypass. Endocrinol Diabetes Nutr 2022;69(4):240-246.

Caso 112

Márcio Balieiro Pinto Máximo

Cirurgia bariátrica e úlcera de bolsa anastomótica

Paciente masculino de 34 anos foi submetido a uma Gastroplastia em Y de Roux por Videolaparoscopia (GTP) há quatro meses, sem intercorrências com alta hospitalar em 24 horas e recuperação rotineira, incluindo progressão de dietas. Era portador de esteatose hepática moderada, hipertensão arterial em uso de apenas um medicamento e dores articulares, incluindo duas hérnias de disco em L3 e L4, que o limitava muito a realização de exercícios. Após o procedimento, apresentou melhora das comorbidades, em uso apenas de suplementos e vitaminas. Há cinco dias iniciou uma dor epigástrica, eventualmente em queimação e em pontadas, piorando com ingestão de alimentos sólidos ou líquidos. Há um dia apresentou um quadro de lipotimia e sudorese quando se levantou, logo depois apresentou quadro de melena em grande quantidade com focos de sangue vivo associado. Era tabagista importante de 30 maços/ ano, suspendeu um mês antes do procedimento, retornando no segundo mês de pós-operatório, apesar da orientação de suspender o tabagismo. Relato de uso de anti-inflamatórios não esteroides (AINEs) para dor lombar por conta própria há cinco dias. Deu entrada na emergência, sendo submetido a reposição volêmica e cuidados de suporte e prontamente solicitado uma endoscopia digestiva alta.

Qual o possível diagnóstico? Quais os principais fatores de risco para tal complicação? Qual a sequência de tratamento?

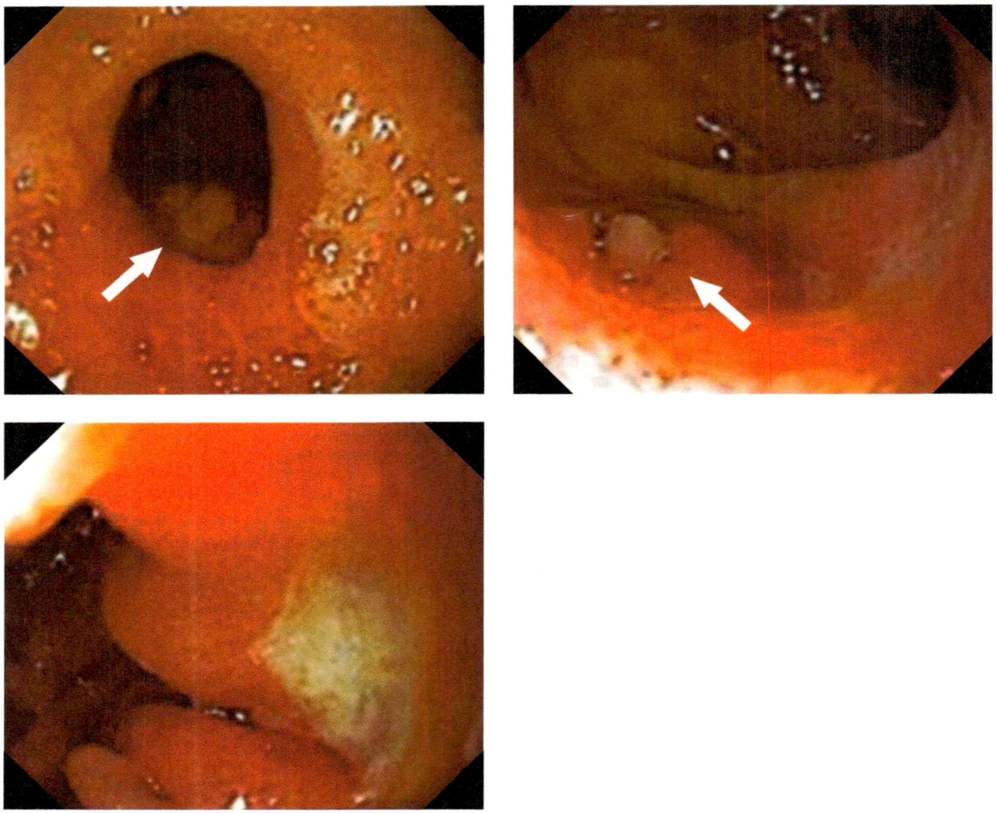

Figura 112.1. Úlcera marginal (seta) em atividade de boca anastomótica, na face jejunal com sangramento de baixo débito, tipo Forrest IIb, A1 de Sakita. Injeção de solução de adrenalina 1:20.000, com interrupção do sangramento. (Cortesia da endoscopista Dra. Ana Carolina Ayres).

Comentários

Trata-se de um paciente em pós-operatório tardio (> 30 dias) de GTP apresentando dores epigástricas, com piora recente, associado à lipotimia por provável hipotensão postural e melena/enterorragia. A hipótese diagnóstica foi de úlcera de boca anastomótica. Além da técnica cirúrgica utilizada, possuí como dois fatores de risco muito importantes para a hipótese diagnóstica o tabagismo e uso de anti-inflamatórios não esteroides (AINEs). A incidência das úlceras marginais encontra-se em torno de 12% pós-GTP e podem ser assintomáticas em 28% dos casos. Quando presentes, as úlceras podem ser sintomáticas e não é frequente evoluir com sangramentos ou perfurações. O diagnóstico e tratamento agudo são realizados ao mesmo tempo com o uso da endoscopia digestiva alta e uso de agentes como epinefrina e esclerosantes, terapias térmicas ou *clips* e cola de fibrina ou trombina. Posteriormente, mantém-se o tratamento com a parada total dos fatores de risco (tabagismo e AINEs), uso de inibidor de bomba de prótons e sucralfatos, com sucesso em torno de 68%. Algumas úlceras podem ser de difícil tratamento, não apresentando melhora ou com algumas recidivas, podendo ter etiologia isquêmica. Estas devem ser consideradas para tratamento cirúrgico com ressecção da porção envolvida do pouch/anastomose e confecção de nova anastomose gastrojejunal.

LEITURA RECOMENDADA

1. Boules M, Chang J, Haskins IN, Sharma G, Froylich D, El-Hayek K, Rodriguez J, Kroh M. Endoscopic management of post-bariatric surgery complications. World J Gastrointest Endosc. 2016 Sep 16;8(17):591-599.

Caso 113

Bruna Pedrosa, Paulo Roberto Falcão Leal

Cirurgia bariátrica e fístula gastrogástrica

Paciente feminina, 34 anos, submetida à cirurgia de gastroplastia redutora em Y de Roux sete anos antes, quando pesava 140 kg e IMC: 49,0 kg/m^2. Atingiu 88% de perda de excesso de peso (79 kg e IMC: 27,6 kg/m^2). Apresenta taxa de reganho de 64% (118 kg e IMC: 41,0 kg/m^2) e, mais recentemente, vem notando perda da sensação de saciedade, ingerindo grandes quantidades de alimentos sem sintomas de restrição gástrica que anteriormente apresentava.

Qual a hipótese diagnóstica, os exames para elucidação e o tratamento a ser proposto?

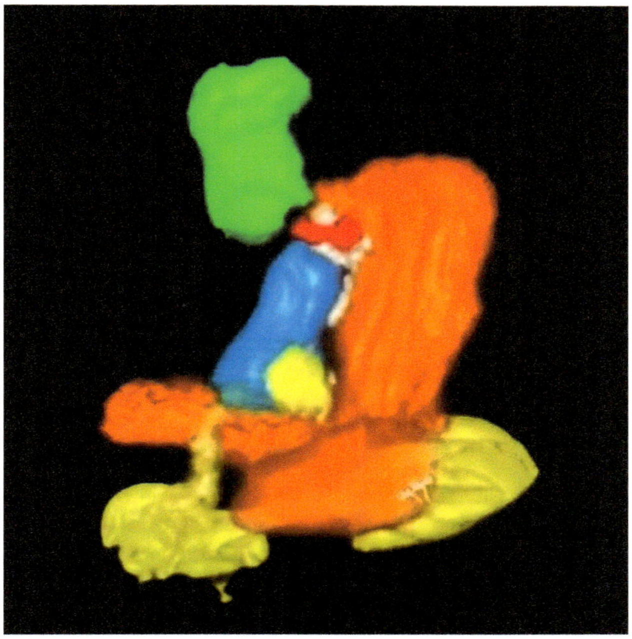

Figura 113.1. Tomografia computadorizada de abdome com contraste, reconstrução em 3D. Legenda: verde: esôfago; azul: bolsa (*pouch*) gástrica; laranja: estômago excluso; vermelho: fístula gastrogástrica.

Comentários

A fístula gastrogástrica é uma comunicação anormal entre o reservatório gástrico e o estômago excluído. Essa complicação acontece geralmente no pós-operatório tardio do *bypass* gástrico, com verdadeira incidência difícil de estimar já que muitos pacientes permanecem assintomáticos. Alguns dos fatores que levam ao desenvolvimento da formação dessa fístula são: falha técnica devido à separação incompleta do estômago proximal, deiscência da anastomose gastrojejunal ou presença de úlcera marginal prévia ao nível dessa anastomose. Entre os sintomas mais comuns encontram-se: reganho de peso, epigastralgia, náuseas e vômitos. O diagnóstico, na maioria dos casos, é realizado por endoscopia, seriografia esôfago, estômago e duodeno ou, mais recentemente, a tomografia computadorizada de abdome contrastada com reconstrução em 3D. Em relação ao manejo terapêutico, para as fístulas de menor tamanho, opta-se pelo uso de sucralfato e inibidores da bomba de prótons, além de técnicas endoscópicas. Já para fístulas de grandes dimensões ou após fracasso no tratamento endoscópico, o tratamento cirúrgico é o padrão ouro.

Literatura Recomendada

1. Alyaqout K, Almazeedi S, Alhaddad M, Efthimiou E, Loureiro MP. Fístula gastrogástrica após bypass gástrico em Y-de-Roux: relato de caso e revisão da literatura. ABCD Arq Bras Cir Dig. 2020;33(2):e1509. DOI: /10.1590/0102-672020190001e1509. 2.

Caso 114

Joana R. Dantas, João Regis Ivar Carneiro e Jorge Eduardo da Silva Soares Pinto

Cirurgia bariátrica e Wernicke Korsakoff

Paciente feminina, 42 anos, foi submetida à gastroplastia redutora com Y-de-Roux há quatro anos, sem acompanhamento regular, sem uso de vitaminas. Refere vômitos frequentes há três meses, com dor epigástrica e diminuição da ingestão alimentar. Chega ao setor de emergência em estado de franca confusão mental, nega febre. Seu marido refere que a paciente vinha com dificuldade de andar nas últimas semanas, desequilíbrio e descreve um padrão de marcha atáxica. Também apresentando amnésia anterógrada antes da admissão. Ao exame físico: regular estado geral, desidratada +/4, hipocorada +/4, anictérica, acianótica. IMC= 27,2 kg/m^2. PA = 110 ×70 mmhg, FC=104 bpm, saturação O_2= 96%, temperatura axilar 36,5%. Apresenta escala de coma de Glasgow com 10 pontos e oftalmoplegia. Ressonância nuclear magnética do encéfalo com hipersinal em porção pulvinar do tálamo e em corpos mamilares na ponderação FLAIR. Exames laboratoriais: Hb = 10,5 g/dL, hematócrito 33%, leucograma 7500/μL, plaquetas 320.000/μL, ureia = 55 mg/dL, creatinina 1,2 mg/dL, sódio = 140 mmol/L, potássio 4,5 mmol/L. Vitamina B12 = 112 pg/mL, índice de saturação de transferrina = 6%.

Qual o diagnóstico e como manejar o caso?

Comentários

Com o crescimento do número de cirurgias bariátricas, muitas sem o acompanhamento adequado, houve um aumento dos casos de múltiplas carências nutricionais. A ocorrência de vômitos recorrentes em pacientes bariátricos deve ligar um alerta de risco para desenvolvimento da encefalopatia de *Wernicke-Korsakoff*. Os vômitos podem ser decorrentes de complicações cirúrgicas (estenoses, hernias, úlceras de boca anastomótica), ou terem causas nutricionais (erros alimentares), sociais, emocionais e psicológicas (bulimia, ansiedade, uso abusivo de álcool). A reposição de tiamina deve ser iniciada antes mesmo do surgimento de qualquer sintoma, sobretudo porque as reservas dessa vitamina no organismo humano são limitadas e rapidamente consumidas, esgotando-se depois de alguns dias.

A encefalopatia de Wernicke foi descrita há mais de 100 anos, a partir de observações de Carl Wernicke sobre três pacientes, sendo dois alcoólatras e uma mulher que havia ingerido ácido sulfúrico e apresentava vômitos incoercíveis. Alguns anos depois, Korsakoff ressaltou a presença de distúrbios de memória irreversíveis, mais tardiamente, durante a evolução dos sintomas. Relacionada à deficiência de tiamina, a tríade característica da síndrome – ataxia, *oftalmoplegia* e distúrbios mentais – está presente nessa paciente. Antes mesmo de qualquer exame complementar, o diagnóstico deve ser considerado, sobretudo porque a reposição precoce de tiamina promove pronta e plena recuperação sem sequelas. Na paciente acima, o resultado do nível sérico de tiamina = 6 ng/mL (valor de referência 28-85 ng/mL).

Tratamento deve ser iniciado com tiamina 1500 mg/dia por via venosa por três dias, após mantendo dose de 300 mg/dia, podendo ser oral após a melhora dos vômitos. Reposição de vitamina B12: 5000 UI intramuscular 1 × semana por quatro semanas, após 1 × mês até retorno ambulatorial, além de reposição de ferro parenteral devido aos vômitos.

Com o tratamento, a paciente evoluíu com melhora do nível de consciência, das alterações oculares, da coordenação motora e da marcha, porém permaneceu com desorientação no tempo, confabulação e da amnésia anterógrada, configurando a evolução para o estágio descrito por *Korsakoff*.

Literatura Recomendada

1. Zubaran C, Fernandes J, Martins F, Souza J, Machado R,a Cadore M. *Clinical and neurophatological aspects of Wernicke-Korsakoff syndrome.* Rev Saúde Pública.30 (6): 602-608, 1996
2. Oudman E,W J. Mirjam van Dam W, Ulas L, Albert Postma B. Preventing Wernicke Encephalopathy After Bariatric Surgery. Obesity Surgery (2018) 28:2060-2068.
3. Glisana S, Khanb N. Wernicke Encephalopathy following Gastric Bypass: A Case Report. Case Rep Neurol 2022;14:179-184.

Caso 115

Ana Gabriela Guerreiro Nobre Lebourg, Luiz Guilherme Kraemer de Aguiar e Jorge Eduardo da Silva Soares Pinto

Obesidade e síndrome de hipertensão intracraniana idiopática- Pseudotumor cerebral

Paciente do sexo feminino, 42 anos, portadora de Obesidade Grau 3 (IMC 48 kg/m^2). Encaminhada pela neurocirurgia, apresentando perda da acuidade visual, evolução para amaurose bilateral em um período de três meses, além de cefaleia de forte intensidade refratária à analgesia comum. Punção liquórica com pressão maior do que 26 cm de H_2O (Valor de referência: até 20 cm de H_2O). Ressonância magnética do crânio sem alterações estruturais.

Qual a hipótese diagnóstica?

Comentários

A paciente apresenta hipertensão intracraniana idiopática (pseudotumor cerebral), síndrome de etiologia multifatorial, caracterizada pelo aumento da pressão intracraniana (PIC), na ausência de lesão estrutural em exame de neuroimagem ou outra doença justificável em sistema nervoso central. Dessa forma, é um diagnóstico de exclusão. Prevalência maior em pacientes do sexo feminino, jovens e portadoras de obesidade. Dentre a fisiopatogenia, estima-se que fatores como a resistência central à ação da leptina devido à obesidade, estejam envolvidos no aumento da secreção do liquor pelo plexo coroide. Logo, a punção lombar é um exame necessário para documentar a elevação da PIC. Manifestações clínicas mais comuns são: cefaleia, alteração do campo visual e edema de papila. O tratamento abrange a perda ponderal (redução de 6 a 10% do peso já pode levar à remissão), podendo ser utilizada acetazolamida, e a grande maioria dos pacientes apresenta estabilização ou melhora clínica com diagnóstico precoce.

Literatura Recomendada

1. Michael TM, Wang M. Tariq Bhatti and H.V. Idiopathic intracranial hypertension: Pathophysiology, diagnosis and management. Danesh-Meyer. Journal of Clinical Neuroscience 2022: 95- 172-179.